主编

朱 福　葛春林

执行主编

张 雄

智慧医院体系构建与实践

Construction and Practice of Intelligent Hospital System

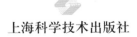

上海科学技术出版社

图书在版编目（ＣＩＰ）数据

智慧医院体系构建与实践 / 朱福，葛春林主编. --
上海 ：上海科学技术出版社，2023.2
ISBN 978-7-5478-6045-8

Ⅰ．①智… Ⅱ．①朱… ②葛… Ⅲ．①智能技术一应
用一医院一管理一研究 Ⅳ．①R197.32-39

中国版本图书馆CIP数据核字（2022）第236570号

智慧医院体系构建与实践

主　　编　朱　福　葛春林

执行主编　张　雄

上海世纪出版（集团）有限公司 出版、发行
上 海 科 学 技 术 出 版 社
（上海市闵行区号景路 159 弄 A 座 9F－10F）
邮政编码 201101　　www.sstp.cn
山东韵杰文化科技有限公司印刷
开本 787×1092　1/16　印张 19.25
字数 400 千字
2023 年 2 月第 1 版　2023 年 2 月第 1 次印刷
ISBN 978－7－5478－6045－8/R · 2687
定价：98.00 元

本书如有缺页、错装或坏损等严重质量问题,请向印刷厂联系调换

内容提要

本书从数字化医院建设、智能信息系统建设、互联网医院建设、数据集成与信息交互、数据平台与应用架构建设五个维度，系统阐述了智慧医院体系建设的基本信息化要素、关键技术、行业政策、行业标准，同时结合实际案例详细剖析智慧医院建设中遇到的问题与挑战，提出顶层设计、基本思路、重点内容及具体路径，为读者建设智慧医院提供借鉴及思路，为形成未来智慧医院的建设范式提供经验，在一定条件支撑下复制并推广到国内各级医疗机构，可望降低以往程式化智慧医院重复建设及应用探索的成本，可规模化地有效节省就医成本及医疗机构运行成本。

本书的读者对象是医疗机构领导及管理者、信息化专业人员、医疗信息化企业从业人员等，也可供各级卫生健康委员会管理专家、各级医疗机构管理负责人、医院信息管理人才、高等院校卫生管理等专业师生参考。

编者名单

主　编

朱　福　葛春林

执行主编

张　雄

编　委

（以姓氏笔画为序）

尹立志　冯东雷　周　祺　庞郁悦

孟　亚　胡　珺　程　捷　雷　萍

参编人员

（以姓氏笔画为序）

田净雯　范　春　施逸俊　高　靖

编委简介

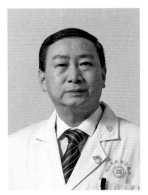

主编 朱 福

主任医师，教授，医学硕士，工商管理硕士，享受国务院政府特殊津贴。中国优秀医院院长，上海市领军人才，上海互联网医院工程技术研究中心主任，复旦大学附属中山医院徐汇医院原执行院长，上海首家公立互联网医院（上海徐汇云医院）创始人、总设计师。从事心内科专业 30 余年，智慧医疗领域探索实践 20 余年，主持国家级及上海市级项目 8 项。主编《上海徐汇云医院：智慧医疗实践与创新》及法文版《智慧医疗在中国上海的实践》等专著。2015 年建立首家智慧医疗平台"上海徐汇云医院"，即互联网医院，开创了"视频看医生"模式，将线下医疗服务与线上同步无缝对接，打造"医生无边界、患者无疆域"的"医院＋互联网"的新医疗模式，提出智慧医院建设理念并积极实践。获上海医学科技奖二等奖及上海医院管理创新奖，2021 年率领团队荣获中共中央、国务院颁发的"全国脱贫攻坚先进集体"荣誉称号。

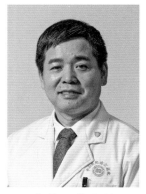

主任医师,教授,复旦大学附属中山医院徐汇医院副院长、麻醉科主任。上海市麻醉质量控制中心委员,中国医疗保健国际交流促进会 OTO 慢性病综合管理分会常委,*Anesthesiology* 中文版编委,上海市医院协会医学人工智能管理专业委员会委员,上海互联网医院工程技术研究中心副主任。曾在美国哈佛大学公共管理学院学习进修,并在北京大学高级管理人员工商管理硕士(EMBA)课程班学习。长期从事医务管理、医院信息化管理工作,负责推进互联网医疗及智慧医院建设,推进医院 5G＋医疗健康的应用与实践。

主编　葛春林

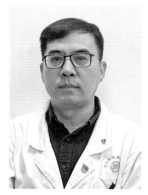

高级工程师,复旦大学附属中山医院徐汇医院信息中心主任,上海互联网医院工程技术研究中心副主任,国家远程医疗与互联网医学中心医疗 5G 网络建设工作委员会委员,上海市医院协会信息管理专业委员会委员。从事智慧医院方向的医院信息化管理与建设工作,领衔完成国家电子病历系统功能应用水平及医院信息互联互通标准化成熟度测评建设与评价工作。以主要技术负责人身份,推进"徐汇智慧医疗服务平台"的建设,并于 2020 年获上海首家互联网医院和首家医保线上结算资质"双牌照";申报 5G＋医疗健康项目并列入国家工信部应用试点,成功组织、参与及主持上海市经济和信息化委员会重大建设课题 2 项。获上海医学科技奖二等奖。

执行主编　张　雄

序 一

近年来,各行各业频频闪现"智慧"一词,医疗卫生领域也不例外,诸如"智慧医院""智慧诊断""智慧医疗""智慧就医""智慧病房"等。的确,智慧医院的建设和发展,创新了医疗健康服务模式,改善了患者就医体验,提升了医院综合管理能力和水平,促进了医院现代化和智能信息化建设步伐。"智慧医院"面世至今十年有余,国内外相关机构的专家学者和先行者,纷纷对其进行了研究、探索和实践,积累了许多可圈可点的经验方法和智能可行的典型案例。纵观智慧医院建设现状和发展轨迹,以及与之相关的研究与探索、理论与实践、技术与方法等,还存在着概念不明确、标准不统一、顶层设计定位不准、建设路径不清等瓶颈与问题。

本书主编及其团队来自复旦大学附属中山医院徐汇医院,作为上海徐汇区-复旦大学附属中山医院医疗联合体的成员单位,一直致力于互联网医院、智慧医院研究与建设,创建了上海的第一家公立互联网医院,智慧医院建设在上海及全国形成了自己的特色。他们的建设经验及建设模式,得到了同行、医院医护职工及人民群众的认可,同时更是得到了政府及上级部门的认可。2021年,"上海徐汇云医院医疗健康中心"获得了中共中央、国务院颁发的"全国脱贫攻坚先进集体"的荣誉称号。复旦大学附属中山医院徐汇医院在智慧医院建设中,坚持以医院信息系统智能化为基础核心,以互联网医院建设为切入点,通过技术与思维重构医疗服务管理等院内院外一体化的业务场景,建设基于互联网生态的智慧医院。通过智慧医院建设实践,"院内院外一体化"服务质量明显提升,更好地支撑了医院各项业务的开展,给患者就医服务带来明显便捷,医院的医疗、教学及科研水平得到了整体提升。

智慧医院并非是一成不变的,它是一个不断创新、充实和完善的过程。现阶段的"智慧医院"是医院信息化、互联网化、智能化建设过程中的高级阶段,而未来的"智慧医院"应该具备本书总结的七大特征:全面透彻的感知、泛在融合的连接、主动预警的服务、智能进化的应用、以人为本的创新、绿色高效的运营、业务赋能的共赢等。

我很赞同本书主编的理念,从发展的角度看,智慧医院建设要通过以互联移动技术为代表的物联网、云计算及人工智能等新一代信息技术应用,实现人与人、人与物、物与物的全面互联、互通、互动，为医疗健康的供给侧和需求方的各类人员提供随时、随地、随需、随意的智能的应用条件和需求，最终能让看病就医变得简单方便，让智能化的医疗健康服务能够随时随地进入人们的日常生活中。

　　智慧医院建设已成为赋能传统医院可持续发展的不可逆转的历史潮流。希冀广大读者和相关领域的同行能从本书之中汲取经验和分享其中成果，以共同推进未来智慧医院的建设和发展。

中国科学院院士

复旦大学附属中山医院院长

2022 年 9 月

序　二

科技改变生活，智能信息技术的发展日新月异，对卫生健康领域产生了重大的影响。近年来，互联网、物联网、大数据等信息技术与医疗相融合，催生了医疗卫生信息化的蓬勃发展，医院信息化建设进入了智慧化阶段。

"智慧医院"这个概念在全球提出来只有10年左右的时间，许多国家的医院都进行了不同程度的探索，我国在这方面的探索与全球基本同步。国家卫生健康委员会圈定的智慧医院的范围主要包括三大领域：第一个领域，即面向医务人员的"智慧医疗"，主要以电子病历为核心的信息化的建设，国际上通行的做法也是以电子病历为核心进行分级，通过分级来引导。第二个领域，即面向患者的"智慧服务"，如很多医院的一体机、自助机，包括手机结算、预约挂号、预约诊疗、信息提醒，以及衍生出来的一些服务，如停车信息的推送、提示等。第三个领域，即面向医院管理的"智慧管理"，主要包括财务结算、物资与耗材、医疗废弃物、水电气等行政与后勤管理视角。

《智慧医院体系构建与实践》基于复旦大学附属中山医院徐汇医院多年的实践及探索，从智慧医院体系化建设的独特角度，针对上海乃至我国医疗机构智慧医院建设存在的瓶颈与问题，系统地为读者介绍了智慧医院整体建设推荐方案，包含数字化医院建设、互联网与智慧云医院建设、数据集成与信息交互、数据平台与应用架构建设等多个方面，并提出了建立智慧医院的基本原则和具体的建设方法、建设流程及建设关键点。本书同时用较大篇幅做了实例分析，例如对互联网医院平台如何建立及其他方面都进行了细致的阐述，内容科学严谨，值得借鉴。编者旨在结合自己医院多年实践经验，力争从技术与管理角度，梳理出适合中国大中型医疗机构智慧医院建设的一般规律与模式，给同行提供整体参考方案。

本书编委会的各位行业专家，作为智慧医院的一线实践者、管理者和规划者，多年来积累了丰富的实践经验和翔实的案例数据，对我国智慧医院标准化及前瞻性建设方向有深刻独到的见解。编者通过对各类文献的分析与整理,从医院系统与现代信息技术的交点出发,为读者提供了一个如何在智慧医院建设中进行医院信息化、智能化建设的较为清晰、完整的路径及视角。特别推荐此书给医疗行业的领导和管理人员,以及从事智慧医院方向实践及研究的各类人员参考和借鉴。

复旦大学附属中山医院副院长

复旦大学附属中山医院徐汇医院院长

2022 年 9 月

前　言

　　传统的智慧医院建设一般都围绕智慧医疗应用展开。近年来以患者为中心的医疗数据网络快速形成，真正进入智慧医疗时代并向智慧医院整体建设迈进，智慧医院体系建设随着移动互联网的发展正在迎来爆发期。本书借助复旦大学附属中山医院徐汇医院（上海市徐汇区中心医院）丰富的智慧医院建设实践经验，历经五年多编写而成。

　　智慧医院建设目前仍处于实践探索阶段，如何更好地通过以医疗信息的智能化和互联网化赋能智慧医院建设，实现以患者为中心的服务理念，是医疗行业亟待解决的问题。复旦大学附属中山医院徐汇医院坚持以医院信息系统智能化作为基础核心，以互联网医院建设为切入点，通过技术与思维重构医疗服务管理等"院内院外一体化"的业务场景，建设基于互联网生态的智慧医院，不断优化患者服务体验、提高医生诊疗效率、提升医院的管理精细度。在具体方法路径上，医院充分利用互联网、物联网、智能信息化、人工智能等技术大力推动智慧医院建设，从数字底座、集成平台、互联互通、数据集成交互、安全体系等方面完成院内智能化和院外互联网一体化智慧医院构建。通过不断改进和创新智慧医院建设，在优化资源配置、创新服务模式、提高服务效率、降低服务成本等方面取得了显著成绩。

　　主编及编者都在该领域一线工作，深耕智慧医院建设，非常了解传统医疗模式的痛点，自2010年创建诊治高血压的专家系统，建立了通过网络诊断、处理、管理高血压的诊疗模式，开创了上海做单病种互联网医疗的先河。2015年12月16日上海第一家互联网医院即"上海徐汇云医院"落成，并于2020年2月26日获上海第一家公立互联网医院牌照。本书深入剖析复旦大学附属中山医院徐汇医院在智慧医院建设过程中的迂回路径，以及在此过程中碰到的问题、失败的教训、经验的总结，结合国家和上海市的政策，比较了国内外及上海等我国各大城市大中型医院的具体做法，从具体建设者的角度详细系统地介绍了复旦大学附属中山医院徐汇医院在智慧医院建设过程中的顶层设计、基本思路、重点内容及具体路径。全书旨在为智慧医院建设总结经验，同时为国内医院提供一套智慧医院建设模式的思路。

　　我们将此书呈现给读者，希望未来在国家级区域智慧医疗建设中，可为其顶层设计和系统规划提供经验与参考。希望我们探索的智慧医疗模式,为医护人员提供一个更好的载体,为人民群众提供更好的服务。

本书编写参考了相关学者、专家及技术人员的资料及研究数据,在此致敬并表示衷心感谢。智慧医疗是全新的理论与实践,鉴于研究团队及实践者理论及技术水平的限制,本书难免存在局限与不完善,恳请各位领导、管理者、专家、同道、读者提出意见与建议,这对我们弥足珍贵,我们不胜感激。

编　者

2022 年 9 月

目　录

第一章
智慧医院体系模型与架构
001

第二章
从数字化医院到智慧医院
014

第一节 · 医院数字化管理与概述 / 014

第二节 · 智慧医疗概述 / 031

第三节 · 国家政策与行业技术标准 / 033

第三章
智慧医院智能信息系统建设
037

第一节 · 医疗信息系统 / 037

第二节 · 电子病历与临床信息系统建设 / 064

第三节 · 辅助决策支持 / 110

第四节 · 医院资源管理与行政管理 / 117

第五节 · 智能运营支撑与管理平台 / 137

第四章
互联网医院与智慧云医院建设
—— 162 ——

第一节 · 概述 / 162

第二节 · 业务和服务 / 168

第三节 · 应用系统 / 176

第四节 · 关键技术与技术标准 / 184

第五节 · 案例分享 / 198

第五章
数据集成与信息交互
—— 204 ——

第一节 · 系统设计与基本原理 / 204

第二节 · 临床数据中心建设 / 226

第三节 · 运营数据中心建设 / 232

第四节 · 科研数据中心建设 / 234

第五节 · 互联互通标准化建设 / 236

第六章
数据平台与应用架构建设
—— 241 ——

第一节 · 数据中心与平台架构 / 241

第二节 · 系统综合运维管理 / 248

第三节 · 项目建设中的质量管理 / 253

第四节 · 信息安全与数字认证体系建设 / 283

第一章
智慧医院体系模型与架构

传统的智慧医院建设，一般都围绕智慧医疗应用展开。2009年，国际商业机器公司（International Business Machines Corporation，IBM）在"智慧地球"战略中首次提出"智慧医疗"的概念。智慧医疗作为IBM"智慧地球"战略的重要组成部分，致力于构建一个"以患者为中心"的医疗服务体系。近年随着IBM与大量机构展开合作，其人工智能系统Watson掌握越来越多的医疗相关数据，IBM智慧医疗战略正式向人工智能领域迈进。

智慧医疗是指在诊断、治疗、康复、支付、卫生管理等各环节，基于物联网、云计算等高科技，建设医疗信息完整、跨服务部门、以患者为中心的医疗信息管理和服务体系，实现医疗信息互联、共享协作、临床创新、诊断科学等功能。

近年来，互联网、移动互联网、云平台、大数据、传感器等飞速发展，快速推动以患者为中心的医疗数据网络快速形成，推动医疗服务真正进入智慧医疗时代，并向智慧医院整体建设迈进。智慧医院体系建设随着互联网特别是移动互联网的发展迎来暴发期。

■ 一、智慧医院理念

智慧医院建设的核心是智慧医疗。

智慧医疗从广义来说，是指扩展人们的医疗健康理念，以人的健康状况为核心，以人的健康活力为目标，以技术产品创新、商业模式创新、制度机制创新为带动，调动和激发社会医疗健康服务资源，提供便捷化、个性化、经济化、持续性的医疗健康服务。

从狭义来说，智慧医疗指综合应用大数据、云计算、互联网和物联网为代表的新一代信息技术，以及生物技术、纳米技术、整合卫生和健康委员会相关部门、医院、社区、服务机构、家庭的医疗资源和设备，创新医疗健康管理和服务，形成全息、全程的医疗健康及动态监测和服务体系。

从医疗健康服务获取的角度讲：智慧医疗，就是顶层设计下的区域医疗信息平台，以智能化的信息系统和互联网为载体和基础，利用第五代移动通信技术（5th generation mobile networks，5th generation wireless systems，5th-generation，5G）、移动互联网、云计算、大数据、物联网、人工智能及区块链等前沿新技术为手段，医患间、医患与机构、医患与设备,通过智能传感识别技术等,构建人与人、物与物、人类与物理社会间实时、时时的互联互通;达到让看病就医变得简单方便、让智能化的医疗健康服务能够随时随地进入人们日常生活的目的。

■ 二、传统智慧医院建设概念

传统智慧医院的建设主要包括三大领域:第一是面向医务人员的"智慧医疗"。以电子病历(electronic medical record,EMR)为核心的信息化建设,EMR 和影像、检验等其他系统的互联互通。第二个领域是面向患者的"智慧服务"。如很多医院在一体机、自助机上使用的手机结算、预约挂号、预约诊疗、信息提醒等服务,以及衍生出来的一些服务,如停车信息的推送、提示等,让患者感受更加方便和快捷的服务。第三个领域是面向医院的"智慧管理"。医院精细化管理很重要的一条是精细化的成本核算,用于这些医院内部后勤的管理,管理者用手机或在办公室的电脑上就可以看到全院的运转状态,包括办公自动化(office automation,OA)系统。这一大领域就是用于医院的精细化的信息化管理。

■ 三、新基建技术概述

(一)第五代移动通信技术

5G 技术是最新一代蜂窝移动通信技术,也是继 4G(LTE-A、WiMax)、3G(UMTS、LTE)和 2G(GSM)系统之后的延伸。5G 的性能目标是高数据速率、减少延迟、节省能源、降低成本、提高系统容量和大规模设备连接。

5G 技术所独有的增强移动宽带、海量机器通信和超高可靠低时延通信三项技术指标的大幅提升,创造了多元的应用场景,可以带动一批相关产业的发展。医疗行业本身的信息密度很高,但受制于当前网络传输带宽和时延,医疗行业信息化还主要用于医疗信息的存储、分析上,诊疗模式一直停留于面对面形式,在远程医疗也主要以咨询、初步诊断为主。5G 的正式商用,为传统医疗跨越时间及空间限制提供了强大的新技术支撑,将医学服务真正带入线上到线下(online to offline,OTO)时代。

(二)人工智能

人工智能(artificial intelligence),英文缩写为 AI。它是研究、开发用于模拟、延伸和扩展人的智能的理论、方法、技术及应用系统的一门新的技术科学。AI 是研究使计算机来模拟人的某些思维过程和智能行为(如学习、推理、思考、规划等)的学科,主要包括计算机实现智能的原理和制造类似于人脑智能的计算机,使计算机能实现更高层次的应用。AI 涉及计算机科学、心理学、哲学和语言学等学科。AI 实际应用于机器视觉、指纹识别、人脸识别、视网膜识别、虹膜识别、掌纹识别、专家系统、自动规划、智能搜索、定理证明、博弈、自动程序设计、智能控制、机器人学、语言和图像理解、遗传编程等。

AI 在医疗领域的深入应用,在解决医疗保健的诸多问题和挑战中将发挥极大的作用。如通过使用电脑,我们可以解释在诊断各种慢性疾病(如阿尔茨海默病、糖尿病、心血管疾病，以及各种类型的癌症，如乳腺癌、结肠癌等）时所获得的数据。它有助于各种慢性疾病的早期发现，从而减轻经济负担和疾病严重程度。另外，各种自动化系统和工具，如脑-机接口（BCI）、动脉自旋标记（ASL）成像、ASL-磁共振、生物标志物、自然语言处理（NLP）和各种算法，有助于减少错误和控制疾病进展。计算机辅助诊断、决策支持系统、专家系统可以帮助医生把诊治变异缩小到最低限度。其次，为了简化人工智能方法特别是人工神经网络（ANN）的诊断过程，可以采用模糊数学方法处理不同类型的医学数据。神经网络技术发现了医学数据中隐含模式和相关性，有效地设计了临床领域的支持系统。AI 的应用使得对诊疗结果的解释更加准确和快速。

（三）大数据

大数据（big data），IT 行业术语，是指无法在一定时间范围内用常规软件工具进行捕捉、管理和处理的数据集合，是需要新处理模式才能具有更强的决策力、洞察发现力和流程优化能力的海量、高增长率和多样化的信息资产。大数据也是一种规模大到在获取、存储、管理、分析方面大大超出了传统数据库软件工具能力范围的数据集合，具有海量的数据规模、快速的数据流转、多样的数据类型和价值密度低四大特征。

智慧医疗是医疗信息化的升级发展，通过与大数据、云计算技术的深度融合，以医疗云数据中心为载体，为各方提供医疗大数据服务，实现医生与患者、医生与护士、大型医院与社区医院、医疗与保险、医疗机构与卫生管理部门、医疗机构与药品管理之间的六个协同，逐步构建智慧化医疗服务体系。其中，健康大数据平台的搭建为智慧医疗奠定了基础，也为医学人工智能的发展提供了坚实的数据基础。

（四）云计算

云计算（cloud computing）是分布式计算的一种，指的是通过网络"云"将巨大的数据计算处理程序分解成无数个小程序，然后通过多部服务器组成的系统进行处理和分析这些小程序得到结果并返回给用户。云计算早期，简单地说，就是简单的分布式计算，解决任务分发，并进行计算结果的合并。因而，云计算又称为网格计算。通过这项技术，可以在很短的时间内（几秒钟）完成对数以万计的数据的处理，从而达到强大的网络服务。云计算的发展正在为社会各个部门的运行提供高效解决方案，医疗也不例外。对于医疗行业而言，分级诊疗、多点执业等政策的推进，以及其内部的成本控制需求，由传统数据中心向虚拟化和云端化发展也成为传统医院所寻求的转型方向。

（五）物联网

物联网（internet of things，IOT）是指通过各种信息传感器、射频识别技术、全球定位系统、红外感应器、激光扫描器等各种装置与技术，实时采集任何需要监控、连接、互动的物体或过程，采集其声、光、热、电、力学、化学、生物、位置等各种需要的信息，通过各类可能的网络接入，实现物与物、物与人的泛在连接，实现对物品和过程的智能化感知、识别和管理。物联网是一个基于互联网、传统电信网等的信息承载体，它让所有能够被独立寻址的普通物理对象形成互联互通的网络。近年来，国内物联网研发技术与应用发展迅速，遍及智能交通、智能家居、医疗健康、智能电网、智能物流、工业与自动化控制、精细农牧业、国防军事、环境与安全检测、金融与服务业等诸多领域。医疗卫生事业作为现代化程度较高的领域,应用物联网技术将对医院信息化、流程化、规范化建设起到深远影响。建设智慧医院的重要手段之一,就是利用物联网技术,实现患者、医护、药品、器械、医疗设备、医疗场所等资产系统之间的有效互动,按照一定的标准和管理规范进行有序的管理,在控制下进行运作,从而保障医院的基本医疗安全,提高医院的医疗质量、医疗水平和工作效率。

(六) 区块链

从科技层面来看,区块链(blockchain)涉及数学、密码学、互联网和计算机编程等很多科学技术问题。从应用视角来看,简单来说,区块链是一个分布式的共享账本和数据库,具有去中心化、不可篡改、全程留痕、可以追溯、集体维护、公开透明等特点。这些特点保证了区块链的"诚实"与"透明",为区块链创造信任奠定基础。而区块链丰富的应用场景,基本上都基于区块链能够解决信息不对称问题,实现多个主体之间的协作信任与一致行动。区块链是分布式数据存储、点对点传输、共识机制、加密算法等计算机技术的新型应用模式。区块链是比特币的一个重要概念,它本质上是一个去中心化的数据库,同时作为比特币的底层技术,是一串使用密码学方法相关联产生的数据块,每一个数据块中包含了一批次比特币网络交易的信息,用于验证其信息的有效性(防伪)和生成下一个区块。

区块链目前在各个互联网行业都引领着经济市场的潮流,而在医疗方面更加显著,加之区块链由于高冗余、无法篡改、低成本和能进行多签名复杂权限的管理,也许是目前人类能找到的数据保管最佳方案。随着医疗技术的发展,在患者身份背景、往期病史及医疗支付情况的记录等方面,医疗数据正在起着越来越重要的作用,因此医疗机构通过区块链技术,可有效实现对患者隐私信息的保密。区块链技术会在临床试验记录、监管合规性和医疗/健康监控记录领域发挥巨大价值,以及在健康管理、医疗设备数据记录、药物治疗、计费和理赔、不良事件安全性、医疗资产管理、医疗合同管理等方面都能发挥专长。区块链能最有效地消除医疗信息摩擦,包括信息不完善、信息风险和信息无法访问等。

区块链应用中智能合约的标准化是关键一环,在医疗行为的监管中有重大价值。当出现非合规事件,智能合约会自主跟踪合规情况,实时向相关方发送通知,有效去除检查环节,简化执行流程,降低监管成本。在数据保密且质量可靠的基础上,各组织、机构、企业都能加入该系统,利用数据开展合作。采用个人健康数据、医疗设备数据、医护人员采集的数据,开发新的医疗应用或提供服务,实施健康管理并创建新的数据源,由此构成更大的区块链生态,形成良性循环。

■ 四、新基建集约技术对智慧医院建设的促进

基于新基建集约技术为驱动构建未来智慧医院,将以新发展理念为引领,以技术创新为驱动,以信息网络为基础,面向区域医疗中心高质量发展需要,围绕新基建基础设施体系建设为基础,以创新应用为主导,实现医院诊疗、服务、管理业务的数字转型、智能升级、

融合创新。新基建集约技术的综合实现,将对智慧医院建设的以下几个方面产生积极促进。

(一) 大数据

不仅推进了基于健康信息网络城市化的医改进程,满足大发展环境下数据共享、互联互通的需求。在满足互联互通评测、EMR 评级对数据服务支撑的需求的同时,健康大数据平台的搭建可以有效转换为专家知识,形成医疗健康共性化临床诊疗及公共卫生管理决策引擎,从而为智慧医疗奠定基础,更为医学人工智能的发展提供了坚实的数据基础。例如,新型冠状病毒疫情期间,基于智慧城市大脑大数据平台的公民健康码,为快速反映个人疫情风险级别,帮助政府和个人做出更精准的判断起到了积极作用。

(二) 云计算平台

是未来医疗机构的数据运算基础。医院各业务应用系统的密集"上云",可以保证不同医疗机构之间相关数据的安全互联互通,从而保证了其相互之间的高效协作。同时,业务应用数据及电子健康档案的数据沉淀,在云计算平台下依托大数据平台建设,借助数据清洗、脱敏、特征提取等人工智能和大数据技术,形成医院数据中台及知识中台,并回归应用于智慧医疗、服务、管理、互联网医疗、物联网应用等泛在场景,提供人工智能下的辅助决策与管理,有效促进医院的智慧化赋能。

(三) 人工智能

可以在诊前、诊中、诊后等医疗场景,围绕诊疗、健康管理业务,通过建设各类 AI 应用系统以医护数字助理的角色,协助医护人员自动化或半自动化开展诊疗工作,在提供医疗工作效率的同时,可以有效缓解目前的医疗资源紧缺问题。例如,在此次新冠肺炎疫情中,医疗 AI 精准、快速筛查等业务特性,在不占用大量医疗资源的同时为助力抗"疫"、提高抗"疫"效率提供了强大保障。

(四) "互联网+医疗"

催生了智慧医疗大量早期的应用,为医疗大数据的快速发展驶入了快车道。例如,依托于传统互联网的互联网医院和在线健康咨询的典型规模化应用,让国内外用户可以足不出户,享受专业的互联网诊疗和健康管理服务。随着移动互联网跨入 5G 时代,医疗的各个细分领域如诊断、监护、治疗,通过融合医学人工智能应用,都将进入智能化时代。

(五) 第五代移动通信技术 5G

基于低时延、高速率、高可靠性、高带宽特征,5G 技术可保障移动急救、无线监测、远程诊断、远程会诊、移动查房、虚拟示教培训、导航定位、远程超声、远程机器人手术等场景数据安全与网络的高效连接,5G 技术能在智慧医疗中发挥关键作用。具体来说,5G 技术在生命体征监护数据采集、医疗设备运行数据采集、患者信息数据采集与核对、医疗环境数据采集、可穿戴设备数据采集、体温红外筛查监测、病患转运急救系统、麻醉过程生命支持设备数据采集、安防监测,基于视频 AI 的特殊人群人脸识别、患者定位、设备定位、耗材定位、患者导航导诊、机器人导航导诊、机器人物流、机器人消毒、机器人查房、远程探视、视频会诊、远程病理、远程阅片、远程超声、远程听诊,基于 VR 的影像实时重建会诊、直播教学/指导、远程临床决策协作、远程手术研究,以及其他医疗应用场景的深入应用,在有效解决传统网络瓶颈、提供医疗工作时效性的同时,也为医患人员带来无可比拟的新技术融合应用体验。

(六)物联网技术

在互联网协议(第 6 版)(internet protocol version 6,IPv6)的支撑下,为万物互联提供了无限可能。在医疗工作场景中,物联网技术为医生-设备-患者的健康信息数据搭建了跨越时间及空间信息通路,实现可感知的、可互动的、可控制的智慧医疗全程全网管理场景体系。另外,物联网技术所特有的"一物一码,物码同追"特性,可有效建立起药品、医用耗材、医疗废弃物的信息化追溯体系,实现药品、疫苗、耗材、医疗废弃物的全品种、全过程可追溯。利用这类智慧化追溯系统,可最大限度保证药品、疫苗、耗材、医疗废弃物在流通全链路的安全性。

未来,基于移动互联网、5G 网络和数字技术,城市居民全生命周期的电子健康档案实现,将逐渐成为医生和个人诊断管理身体健康的有效数字化工具。

综上所述,智慧医院的智慧化特性,其建设主线必须依赖大数据、云计算、移动互联网、物联网、5G 网络和数字技术为基础,以人工智能在医疗、服务、管理等多场景全栈式融合的方式来推进。因此,新基建集约技术是智慧医院建设最为重要的构成元素,整个构建过程首先应该是技术驱动的,项目的建设不仅是单一方面完成智慧医院应用系统的功能迭代,更要在医疗、服务、管理层面给不同的应用角色带来智慧化赋能,有效实现技术驱动下的医疗效率提升及医疗质量安全,在实现创新应用体系的同时,催生新的医疗服务模式。

■ 五、智慧医院建设目标

智慧医院以"赋能医疗新生命,创造健康新可能"为建设愿景,构建一个跨科研机构、高校、医院、企业联合的医疗健康大数据、云计算、AI 平台,即建设"医院大脑",并以"医院大脑"为核心,构建一个新基建技术为核心元素的新型智慧医院平台,实现未来智慧医院,徐汇南部医疗中心智慧医院建设布局见图 1-1。

(一)硬件平台建设目标

建成承载智慧医院大脑的大数据、云计算、人工智能中心;基于此平台基础实现成熟医疗智慧化应用的应用与集成。

(二)软件平台建设目标

在新基建集约技术支撑下,建成具备数字化、互联网化、智能化特征的医院。数字化,是指医院建立了不同业务场景的数字化应用系统及各维度数据的集成系统;互联网化,是指医院推出了移动应用,为医务人员及患者提供诊前、诊中、诊后环节数据的输入与输出;智能化,是指医院运用了大数据、云计算、人工智能、物联网技术、自动化设备、机器人等应

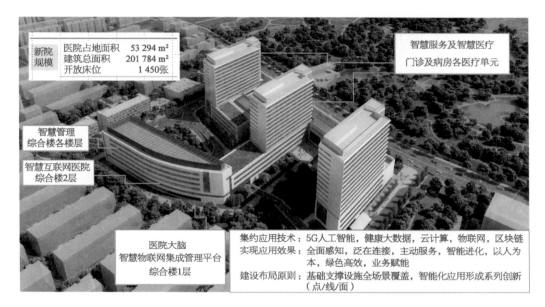

图 1-1　智慧医院建设布局

用技术,实现了智能服务工作流及智能运营、决策管理系统。

（三）服务功能建设目标

新基建集约技术下的智慧医院能够实现患者、医务人员、医疗机构、医疗设备之间智慧化互联互通,提高医院运营服务水平,在诊前、诊中、诊后等各个医疗服务环节,创新医患各个角色的应用或服务体验。

（四）应用效果

1. 全面感知·是指应用各类传感器和物联网技术,构成感知神经网络,采集院区各类状态数据和业务数据,主动感知变化和需求。通过全面感知,管理全面事务关口前移,实现院区内资源可视、状态可视、院区事件可控、业务可管的基础。

2. 泛在连接·是指借助多种连接方式（有线、无线）,连接院区内和院区外的管理系统、数据系统与生产系统等,是智慧医院建设的前提,是院区数据聚合的基础。通过泛在连接,实现院区内和院区外人、机、物、事及环境等,能随需、无缝、安全、即插即用的连接,进而打破数据和业务孤岛,打通垂直子系统,实现数据互通及业务和数据的融合,为智能化打下基础。

3. 主动服务·是指院区平台具有主动告警、自动控制调节和辅助决策等能力,院区不再是完全被动地响应需求。借助 AI 和大数据决策判断,实现对院区物、事及环境等对象的自动控制、自动调节、主动处置,对医患进行主动服务和关怀。

4. 智能进化·是指在 AI 和大数据等相关技术加持下,实现医院诊疗、服务、管理能力的自学习、自适应、自进化。通过智能进化,快速应用新技术,敏捷创新新型医疗服务模式。

5. 以人为本·是指以人的需求作为根本出发点,以人的发展为本,让医护工作效率、患者服务更高效。未来智慧医院的建设,一定是要满足人的健康、安全、舒适、便捷等各方面诉求。

6. 绿色高效·是指借助多种技术手段和新型节能环保材料,实现院区智能运营和精细化管理,资源和空间高效配置和充分共享,资源消耗可视、可诊、可优,运行最经济,院区绿色环保、低碳节能,可持续发展。

7. 业务赋能·是指通过智慧医院建设,赋能业务发展与创新,赋能业务增值。通过院内平台的数据共享、信息互通,将有效赋能医疗业务生态链建设与共赢,创新业务模式,带来新业务收益。例如,在互联网诊疗服务空间,基于用户历史医疗健康习惯、偏好行为等画像数据,精准推送医疗及健康管理服务,实现个性化精准管理,获取更大社会收益。

■ 六、智慧医院体系模型与架构

(一)建设思路

智慧医院体系建设的核心要素是以"创新、协调、绿色、开放、共享"为指导原则,通过新基建技术的全栈式融合集成,以医疗、服务、管理、互联网医疗健康、医疗物联网的集群式智慧化研发应用,有效突破传统智慧医疗、智慧服务、智慧管理的应用模式。通过新基建集约技术应用,医院将真正实现业务智能化、管理智慧化、平台安全化的智慧医院建设工作目标。建设智慧医院的功能框架与关系见图1-2和图1-3,其中智慧医院的功能细化见图1-4,技术实现路径见图1-5。

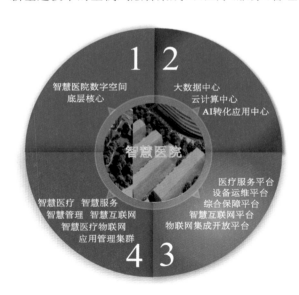

图1-2　未来智慧医院功能框架

1. 建设"医院大脑"·即建成承载智慧医院业务运行的大数据、云计算、医学人工智能中心。

所谓"医院大脑",是智慧医院建设伴随着21世纪现代信息网络技术的类脑化过程,逐步形成自己中枢神经(云计算)、医疗机构感觉神经(物联网)、医疗机构神经末梢发育(边缘计算)、医疗机构智能化的产生与应用(大数据与人工智能)、医疗机构神经纤维(5G、高速光纤等通信技术),在上述医疗机构类脑神经的支撑下,形成智慧医院建设的两大核心:第一是智慧医院神经元网络,实现医疗机构"人与人、

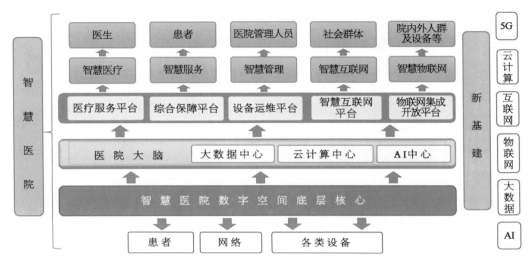

图 1-3　未来智慧医院功能关系

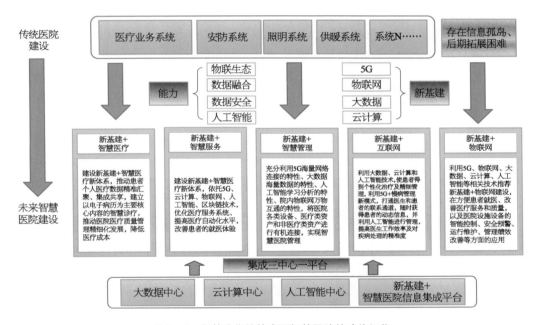

图 1-4　新基建集约技术下智慧医院的功能细化

人与物，物与物"的信息交互。第二是医院大脑的云反射弧，实现医院医疗、服务、管理的快速智能响应。其中，新基建集约技术在医疗机构的融合应用，是实现未来智慧医院的核心动力。这样基于智慧医院目标实现的类脑基础核心架构，称为"医院大脑"。

"医院大脑"的构建，第一要部署建立一个云计算中心，支持横向、动态扩展计算、存

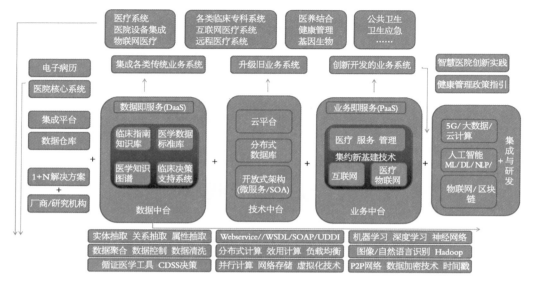

图 1-5 智慧医院建设技术实现路径

储、网络资源；第二是建设医疗数据库，支持数据采集、质控、预处理和特征提取功能；第三是建设一站式 AI 训练平台，支持批量部署 AI 应用，支持可视化编程环境，打造 AI 训练的自动化流水线，赋能医院全面开展 AI 研究。第四是建成一个医疗 AI 转化与应用服务中心，支持业务生态体系下 AI 成熟应用落地转化，基于医疗真实场景开设原创性应用研究与开发。

2. 基于智慧医院大脑底层核心·实现医疗结构化/非结构化数据传输交互与管理的医疗服务平台、设备运维平台、综合保障平台、智慧互联网平台、物联网集成开放平台；有效支撑异构环境中的服务、消息，以及基于事件的交互服务；为智慧医院集群化应用提供有效的中台支撑。

3. 基于智慧医院大脑底层核心构建智慧医疗集群应用平台·主要运用 5G＋智能终端＋云数据平台＋AI 辅助识别等技术，建立以 EMR 为主要核心内容的智慧诊疗。

4. 基于智慧医院大脑底层核心构建智慧服务集群应用平台·利用云计算、物联网、计算机终端、网络等科学手段和技术，优化医疗服务系统、提高医疗自动化水平，让患者在多场景享受智慧医疗服务，最大限度地改善患者的就医体验。

5. 基于智慧医院大脑底层核心构建智慧管理集群应用平台·支持构建新基建 5G 基站、大数据中心、人工智能、院内物联网建设，医院管理的方向可以充分利用 5G 海量网络连接的特性、大数据海量数据的特性、人工智能智能学习分析的特性、院内物联网万物互通的特性，将医院各类设备、医疗类资产和非医疗类资产进行有机连接，实现智慧医院人员管理、资产管理、绩效管理、设备状态管理、门禁安防管理等。

6. 基于智慧医院大脑底层核心构建智慧互联网集群应用平台·利用大数据、云计算、人工智能、物联网、5G等科学手段和技术，在传统互联网医疗服务平台基础上，实现诊疗、服务、健康管理等各场景的智慧化赋能。让患者在新一代互联网数字空间享受智慧化诊前、诊中、诊后医疗健康服务，在延伸医疗健康服务边界的同时，实现诊疗服务能级跃升。

7. 基于智慧医院大脑底层核心构建智慧医疗物联网集群应用平台·通过物联网、5G等技术，实现一个面向医院及医疗联合体（以下简称"医联体"）的区域性智慧医院支撑服务平台，实现患者、医联体医疗机构的医务人员，各医疗机构的医疗设备、计算机、手持终端等物联网设备之间的互联互通，实现医联体各医疗机构的在线问诊、在线会诊、远程阅片、移动查房、智能检查和检验预约、智能耗材管理及追溯、智能药柜、智能机器人运送、智慧门禁、智慧停车等功能的医联体智慧医院平台。

（二）建设原则

1. 与实施健康中国战略相结合·《"健康中国2030"规划纲要》确立了以促进健康为中心的大健康、大卫生观，并要求将这一理念融入所有政策，全方位、全生命周期地维护人民群众健康。在规划纲要提出的战略任务当中，建设健康环境是重要内容。要求我们针对影响健康的环境问题，大力开展污染防治，减少环境因素对健康的影响。目前，国家已经出台了《健康建筑评价标准》。医院的"新基建"应当积极参与健康建筑的创建，努力消除医院环境中的健康危害。同时加快推进"新基建"助力下的智慧医疗体系建设和医疗服务模式创新，为提高社区健康管理、疾病管理和健康知识普及的水平提供支撑，落实健康中国战略的各项要求。

2. 与优化区域卫生资源配置相结合·医院的"新基建"应在政府的统筹规划和顶层设计的框架内进行，以问题和需求为导向，特别是事关医院可持续发展，事关重大疫情医疗救治的关键问题和亟待满足的需求。通过"新基建"实现医院建设的升级换代，提高医院的整体实力。"新基建"项目也同样需要开展全面的成本效益分析，关注设施设备的全生命周期成本。

3. 与推进绿色医院建设相结合·充分认识到"新基建"是全面落实"创新、协调、绿色、开放、共享"新发展理念的具体举措。其中的绿色可持续发展，对医疗卫生体制改革大背景下的医院建设来说意义重大。"新基建"是驱动医院实现绿色可持续发展的新动力、新引擎，医院基本建设的管理者应当抓住机遇，顺势而为，积极推进绿色医院建设，为深化医疗卫生体制改革，提高医院运行管理水平提供有力的保障。

4. 与补齐疫情防控救治短板相结合·按照中央精神，运用大数据、人工智能、云计算等数字技术，在疫情监测分析、病毒溯源、防控救治、资源调配等方面更好地发挥支撑作用。解决跨部门数据对接效率低下、数据标准不统一、数据共享困难等问题。加快推进5G在疫情预警、院前急救、远程实时会诊、远程手术、无线监护、移动查房等方面的应用，提高应对重大公共卫生突发事件的能力。

5. 与加强网络安全相结合·医院"新基建"涉及的领域大都与网络相关,需要对网络安全问题格外加以重视。2017 年 6 月 1 日起实施的《中华人民共和国网络安全法》明确规定,在我国境内建设、运营、维护和使用网络,都要遵守相关的法律规定,承担网络所有者、管理者和服务提供者的主体责任。"新基建"项目的落地,将使医疗服务的提供和医院的运行更加依赖网络。因此,网络安全的重要性也更加凸显。医院需严格按照网络安全等级保护的标准建设医院网络。

(三) 建设内容

1. 智慧医疗·智慧医疗的核心是在医院信息化的基础上,通过物联网、云计算、大数据、移动计算、人工智能等新技术的应用,实现医疗服务的信息化和智能化。它需具备以下特点:① 互联性:经授权的医师能够随时查阅患者的病历、病史、治疗措施。② 协作性:把信息仓库变成可分享的记录,整合并共享医疗信息和记录,以期构建一个综合的专业的医疗网络。③ 预防性:实时感知、处理和分析重大的医疗事件,从而快速、有效地做出响应。④ 创新性:提升知识和过程处理能力,进一步推动临床创新和研究。⑤ 可靠性:使从业医师能够搜索、分析和引用大量科学证据来支持临床医师的诊断。

智慧医疗系统包括由信息化医疗和智能应用两部分组成。信息化医疗包括医院信息系统(HIS)、实验室信息管理系统(LIS)、医学影像信息的存储系统(PACS)和传输系统及医师工作站四个部分。实现患者诊疗信息的收集、存储、处理、提取及数据交换。医师工作站的核心工作是采集、存储、传输、处理和利用患者健康状况和医疗信息。医师工作站包括门诊和住院诊疗的接诊、检查、诊断、治疗、处方和医嘱、病程记录、会诊、转科、手术、出院、病案生成等全部诊疗过程的工作平台。智能应用包括:临床决策系统、智能影像、智能诊疗、智能处方等。

2. 智慧服务·智慧服务是智慧医院建设的重要内容,指医院针对患者的医疗服务需要,应用信息技术改善患者就医体验,加强患者信息互联共享,提升医疗服务智慧化水平的新时代服务模式。智慧服务依托互联网和计算机技术,利用云计算、物联网、计算机终端、5G 网络等科学手段和技术,优化医疗服务系统、提高医疗自动化水平,让患者在就诊前可查询医疗信息、智能辅助导诊、分时段预约挂号;就诊期间可智能候诊叫号、自助缴费、续交住院费用、查询就诊信息和余额等;就诊后检查检验结果智慧化推送、健康宣教等,最大限度地改善患者的就医体验。智慧服务不仅仅是实现面向患者的智能化服务,同时也包括实现面向医护人员的智慧服务,通过建立以人工智能为核心的临床辅助诊疗和决策系统,涵盖患者的预问诊,推荐挂号至相关科室,并针对其检验检测结果和图像结果运用人工智能的技术进行辅助诊疗的筛选识别和判断,辅助医生高效地完成诊断,减少漏诊、误诊的风险。

3. 智慧管理·智慧管理包括医院智慧能源管理系统、设备资产管理系统、绩效考核管理系统、人力资源管理系统,并把医院已有系统如楼宇自控系统、梯控系统、安防系统、停车系统等纳入管理,通过统一平台管理,构建智慧医院院区"数字大脑",基于院(园)区三维呈现,实现院(园)区运营可视、院(园)区状态可监、院(园)区管理可控。

4. 智慧互联网医院·互联网医疗作为网络信息技术在医疗领域的新应用,是指由医疗机构及具有医疗资质的人员通过互联网通信、计算机等信息化手段提供的一定范围内的医疗健康服务。互联网医院,就是以医院实体为基础,利用互联网通信、计算机等信息化手段,医疗机构及具有医疗资质的人员延伸或拓展医疗服务,从而可使医疗服务延伸至院外的患者,对他们提供一定范围内的医疗健康服务。

目前我国已经有数百家互联网医院,多个省市相继出台了促进"互联网＋医疗健康"发展的实施意见或行动方案。简单的"小毛病"不需要到医院跑一趟,动动手指就能接受专业的视频问诊,医生开的药还能送货上门。患者足不出户,就可以享受线上问诊、送药上门等服务。同时,为进一步方便居民就医,医疗健康数据共享通道,实现网上诊疗、线下挂号、排队叫号、检验和检查报告查询等医疗服务功能,还将开放居民个人健康档案查询、家庭医生签约等健康管理服务功能。

互联网医院的发展完善,有助于实现优质医疗资源的优化配置,提高医疗服务质量和效率,也将为偏远地区患者带来便利。在优质医疗资源相对稀缺的情况下,互联网医院的赋能让优质医疗资源变得触手可及,让求医问药的过程更加轻松和便捷。

智慧互联网医院可以看作是目前传统互联网医院的升级迭代,依托于传统线上就诊、视频看病、在线配药、线上随访等传统模式,从城市医疗健康信息化整体建设角度出发,加入新基建技术元素,更加提高运维速度,人工智能参与到智慧互联网医院的各个流程及角落,形成以人为本、整体优化的就医体系。

5. 智慧物联网医院·就是在传统物联网医院应用的基础上把人工智能、5G、智慧互联网等新型基础设施结合嵌入医院的各流程及系统中,通过现有基础设施结合 AI 的发展模式,立足于医院物理世界已有的基础设施之上,通过嵌入式智能算法,开辟传统基础设施的医院建设新空间,并打造形成适应智能医院社会发展需求的、神形兼备的基础设施体系,应该将之视为一个由许多智能化的基础元件和/或智慧物联技术及产品所组成的智慧医院系统。智慧物联网医院,是面向医院传统物联网的后端处理及应用,将人工智能向边缘移动,让更大的计算范围发生在医院物联网装置所在的位置;正在进行的 5G 等新型基础设施建设,则可以有效地解决资料传输延迟问题,大幅提升实时分析,以满足智慧物联网医院工作负载的要求;在这个超级网络中,医院物物间通过数据能够彼此进行"交流",而无须人的干预,进而实现医院万物互联,无限量地提高医院劳动的质量及效率,实现患者、医疗机构的医务人员,各医疗机构的医疗设备、计算机、手持终端等物联网设备之间的互联互通,实现医疗机构的在线问诊、在线会诊、远程阅片、移动查房、智能检查和检验预约、智能耗材管理及追溯、智能药柜、智能机器人运送、智慧门禁、智慧停车等功能,创造出更加美好的人类医疗生活。

第二章
从数字化医院到智慧医院

第一节 · 医院数字化管理与概述

■ 一、基本概念

数字化医院是顺应互联网时代趋势对现行传统体系的革命。其目的要实现医院内部医疗管理的高效性,并将信息数字化,实现医院无纸化的预想。并通过网络技术,实现医疗机构之间彼此的信息交流,打造以患者为中心的完整的电子病历体系(EMR),降低医院运营成本,提高医院医疗服务质量,优化医疗流程,实现医院以现代化信息体系为基础的高速发展,为患者提供更优质的医疗服务。

所谓数字化医院,指的是通过先进的计算机网络技术对患者的医疗信息、医院的管理信息等进行有效整合并收集,实现科学储存、传输和整合更完善的社会医疗数据库的医院。而目前由于网络技术的高度生活化和社会化,所以世界范围内的数字化医院的建设已经初步成形,并且在相关研究领域已经获得丰硕成果。在学术领域内,一般来说对数字化医院有狭义与广义两个层面的解析。狭义的数字化医院是利用网络及数字技术,对医院既有的业务信息和管理信息进行最大限度地采集、传输、储存、利用和共享,并通过这种方式实现医院内部资源的有效利用和业务流程的极致优化。狭义的数字化医院是从医院内部领域对数字化在医院管理中的作用进行详细的阐释;而广义的数字化医院则更多的是在医院与医院、医院与社区间建立卫生数字化体系,实现彼此之间数字化服务平台的建立与共享。

■ 二、国内外现状

(一)国内医院数字化现状

1. 发展历程 · 我国医院数字化发展历程见表 2-1。21 世纪初,一些医院在全面实施医院管理信息系统(hospital in formation system，HIS)之后，开始逐步实施部分专业化的信息系统，医院数字化建设迈入 HIS＋专业化信息系统阶段。我国医院数字化发展基本上都还处于由面向收费管理的简单管理模式向全院全流程管理推进发展的阶段。

表 2-1　我国医院数字化发展历程

发 展 阶 段	主 要 特 征
起步阶段 (20 世纪 60 年代至 80 年代中后期)	功能单一、单机应用、信息孤岛。以简单的管理应用为主，主要应用软件有收费管理、器械管理、药品管理、人事管理、病案首页管理与统计等
局部发展阶段 (20 世纪 80 年代后期至 90 年代中后期)	网络投入使用，业务模式成形，信息局部共享，应用产生效益。这一阶段网络开始投入使用，网络服务器多采用 Netware 和 UNIX 操作系统，软件功能基本都是面向管理的单部门业务，如门诊收费、住院收费、药品管理等，信息能够在使用部门实现共享
面向收费管理的 全院级应用阶段 (20 世纪 90 年代中开始)	从部门级应用向全院级应用发展；实现基于收费管理的数据融合；围绕收费管理的简单临床应用。这一阶段的系统俗称 HIS，也就是全院级的医院管理信息系统。最典型的主要有两个系统：一个是国家卫生健康委员会组织开发的医院信息系统，也就是后来的中邦信息系统。另一个是总后卫生健康委员会组织开发的国家金卫"军字一号"工程医院信息系统，也就是后来的军惠医院信息系统

2. 市场应用

(1) 数字化医疗和互联网医院的建设：近年来，全国各地都在数字化医疗方面创新发展：2015 年复旦大学附属中山医院徐汇医院(以下简称"上海市徐汇区中心医院")在上海率先创建了数字化医疗为基础的"徐汇云医院"暨上海首家公办互联网医院，并正式对社会提供医疗健康服务；广东省深圳市的区域数字化医疗建设，充分利用先进的 IT 技术和手段，与国家超级计算深圳中心(深圳云计算中心)合作，借助其丰富的资源为其数字化医疗工作提供强大的支持，打造健康平台；福建省厦门市卫生健康委员会基于健康档案的区域信息平台实现了居民健康档案和相关卫生信息资源的共享；江苏省无锡市建立了感知中国物联网，充分利用社会资源为数字化医疗服务；新疆维吾尔自治区开展远程会诊取得初步成效。目前，上海市级 23 个大型医疗机构实现了检验结果的互认，也取得了其他一些成果。例如，闵行区积极建立以居民电子健康档案为核心的区域卫生信息平台，创新医务人员绩效考核和居民健康管理相结合的管理思路；闸北区实现基于居民健康档案的区域信息协同、突发公共卫生事件实时预警、服务人群数字化动态管理等。同时，我国互联网医院建设数量也在高速增长，2014—2018 年数字医院建设数量见图 2-1，由 2014 年开始的 1 家增长至 2017 年的 51 家。

(2) 医院管理信息系统(HIS)：HIS 是以收费为中心，将门急诊的挂号、划价、收费、

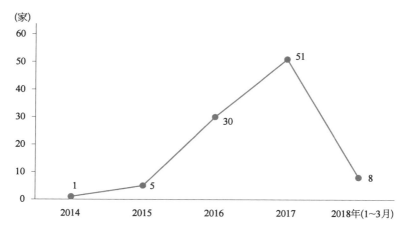

图 2 - 1　2014—2018 年数字医院建设数量

配药和住院患者的医嘱、配药、记账,以及医院的人、财、物等工作,用计算机网络进行管理,并将从各信息点采集的信息供管理人员查询、管理和决策。从图 2 - 2 可知,我国急诊、住院相关管理系统已实施和准备中的占比已接近 80％,仍有 20％的市场需求;物资材料、会计、固定资产、医疗统计和经济核算等管理系统已实施和准备中的约 70％;相较之下,制药类和客户关系管理系统已开发的份额较低,至少有一半的市场亟待升级。

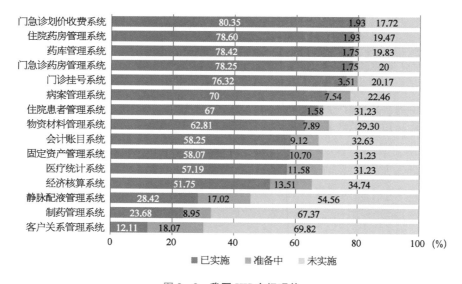

图 2 - 2　我国 HIS 市场现状

(3) 临床信息系统:目前我国医疗数字化整体处于第二个发展阶段,即临床信息系统(clinical information system,CIS)阶段。CIS 以患者为中心,以医生临床诊疗行为为导向,借助影像存档和传输系统(PACS)、放射信息系统(RIS)、检验信息系统(LIS)、病理信息系统(PIS)、手术信息系统(ORIS)等多种软件应用系统整合患者临床诊疗数据,完成电子化汇总、集成、共享,医务人员通过信息终端浏览辅助诊疗路径、发送医嘱、完成分析,实现全院级别的诊疗信息与管理信息集成,并在此基础上,不断延伸出各类信息应用系统。CIS中的核心系统,例如 LIS、PACS、EMR 等尚存在 20%~40% 的未实施空间,其中未来热点方向远程医疗已实施部分仅占 17%,市场空间依然巨大,我国 CIS 市场现状见图 2 - 3,当前我国大型医院正处于 CIS 系统建设的高峰期。

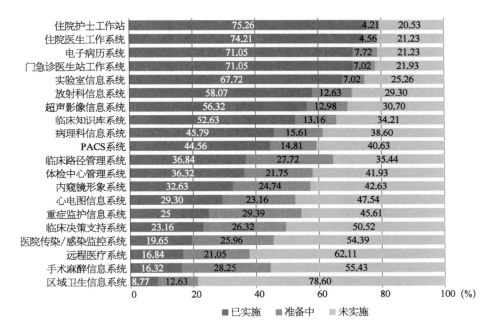

图 2 - 3　我国 CIS 市场现状

3. 医院数字化的相关政策·详见表 2 - 2。

表 2 - 2　医院数字化的相关政策

时　间	颁布单位	文　件	主　要　内　容
2017 年 12 月	国家卫生和计划生育委员会 国家中医药管理局	《进一步改善医疗服务行动计划(2018—2020 年)》	以"互联网＋"为手段,建设智慧医院。利用互联网信息技术扩展医疗服务空间和内容,不断优化医疗服务流程,加强以门诊和住院 EMR 为核心的综合信息系统建设,应用智能导医分诊、智能医学影像识别、患者生命体征集中监测等新手段,提高诊疗效率;应用互联网、物联网等新技术,实现配药发药、内部物流、患者安全管理等数字化、智能化

时 间	颁布单位	文 件	主 要 内 容
2018年3月	国家卫生和计划生育委员会、财政部、国家发展改革委、人力资源社会保障部、国家中医药管理局、国务院医改办	《关于巩固破除以药补医成果持续深化公立医院综合改革的通知》	全面开展便民惠民服务：充分利用数字化手段，推进检查和检验结果查询、推送与互认，开展移动支付、出院患者床旁结算、门诊患者间结算等服务，使患者就医更加方便、快捷。依托区域全民健康信息平台，发挥互联网、大数据、人工智能等信息技术作用，打通医疗机构之间的信息通道，实现就诊卡和诊疗信息共享，在医联体内形成一体化的医疗服务，让信息多跑路、患者少跑腿
2018年4月	国务院	《关于落实〈政府工作报告〉重点工作部门分工的意见》	做大、做强新兴产业集群，实施大数据发展行动，加强新一代人工智能研发应用，在医疗、养老等多领域推进"互联网＋"。实施健康中国战略。通过发展"互联网＋医疗"、医联体等，把优质医疗资源下沉
2018年4月	国务院办公厅	《关于促进"互联网＋医疗健康"发展的意见》	健全"互联网＋医疗健康"服务体系，包括"互联网＋"医疗、"互联网＋"公共卫生、"互联网＋"家庭医生签约、"互联网＋"药品供应保障、"互联网＋"医疗保障结算等；完善"互联网＋医疗健康"支撑体系，三级医院要在2020年前实现院内医疗服务信息互通共享，有条件的医院要尽快实现，二级以上医院普遍提供分时段预约诊疗、智能导诊分诊、候诊提醒、检验和检查结果查询、诊间结算、移动支付等线上服务
2018年7月	国家卫生健康委员会、国家中医药管理局	《关于深入开展"互联网＋医疗健康"便民惠民活动的通知》	要求各级医疗卫生机构要加快创新应用互联网信息技术，提升便民服务能力，进一步优化服务流程，改善就医体验，其中包括：就医诊疗服务更省心、患者用药服务更放心、家庭医生服务更贴心、远程医疗服务全覆盖、健康信息服务更普及、政务共享服务更惠民、检查和检验服务更简便

（二）国外应用现状

1. 美国 · 医疗数字化起源于美国。20世纪50年代中期，美国开始将计算机应用于医院财务会计管理，并进一步实现了部分事务处理，逐步形成医院信息系统。美国医疗数字化主要经历了探索、发展、成熟及提高四个阶段（表2-3）。

表 2-3　美国 20 世纪 60 年代至今的医疗数字化的四个阶段

阶　段	主　要　内　容
探索阶段 （20 世纪 60 年代初期至 70 年代初期）	主要研究领域是患者护理系统。1965 年国会修订社保制度，要求医院向政府提供患者的详细信息。在医疗保险制度的促进下，医院信息系统得到了很大的发展。1972 年全美调查显示，还没有一个完整、成功的信息系统
发展阶段 （20 世纪 70 年代中期至 80 年代中期）	1975 年《国际医学规范术语全集》公布，1977 年《国际疾病分类（第 9 版）》（ICD-9）和"临床（第 9 版修订版）"发布，制定了诊断相关分组编码，1985 年医学影像系统和检查设备接口标准发布。这一时期的医院信息系统不仅涉及门诊信息、住院信息、费用信息的管理，而且涉及医技信息的管理，如检查、检验信息的管理，基本上可以满足医院管理的需要。当时还成功开发出了其他许多举世公认的成功系统，如犹他州盐湖城 LDS（Latter Days Saints）医院开发的 HELP 系统、退伍军人事业部开发 DHCP 系统等。这一时期，由于微型计算机的出现，医院信息系统的发展在硬件上分为两个发展方向，一个方向是继续以小型机为主，走多终端的方式；另一个发展方向是走微机的道路，通过局域网连微机。由于技术的进步，医院间的互相竞争加剧，这一阶段医院信息系统发展的步子明显加快，基本覆盖了医院业务的方方面面，提高了医院的管理效率和竞争力，也为下一步的发展奠定了基础
成熟阶段 （20 世纪 80 年代末期至 90 年代中期）	1987 年在美国成立了健康信息交换第七层协议组织卫生信息交换标准（HL 7）。1989 年美国国家图书馆发布了一体化医学语言系统（UMLS）。1992 年，世界卫生组织正式发布 ICD-10。此阶段，硬件设备技术提高（高速、高档、海量、高清晰），开发重点是诊疗相关系统，如医嘱、实验室、医学影像、患者监护、合理用药系统
提高阶段 （20 世纪 90 年代末期至今）	重点开发 EMR、计算机辅助决策、UMLS、专业范围临床信息共享等。正经历着小型化、智能化和集成化改造过程，并由信息系统管理功能经信息网络和交换系统向信息服务方向发展

　　从医疗数字化的技术现状来看，美国正在大力研发新的医疗数字化技术。近年来，谷歌与美国的医疗中心合作，为几百万名社区患者建立了电子档案，医生可以远程监控；微软也推出了一个新的医疗数字化服务平台，帮助医生、患者和患者家属实时了解患者的最新状况；英特尔推出了数字化医疗平台，通过 IT 手段帮助医生与患者建立互动；IBM 公司也在这方面做了很大的努力。

　　2011 年，健康信息技术促进经济和临床健康（HITECH）法案提出医疗数字化项目建设的具体三阶段，并对每个阶段数字化应用在医疗机构和诊疗过程中的实际使用提出了相应规定（meaningful use，MU），只有符合 MU 标准的医疗机构才能得到各阶段相应的财政补助。HITECH 的第一阶段为医疗机构数据的获取和存储——即医院的数字化作为其主要目标。在迄今为止超过 260 亿美元的政府投入下，2011 年起电子病历系统（electronic health record，EHR）的应用率有明显跃升，至 2013 年近 60% 医院都使用了 EHR 系统，而 EHR 模块的局部应用率已高达 94%，为下一阶段数字化建设的开展打下坚实基础。

美国是智慧医疗强国，产业发展成熟。基于 Web of Science 数据库，使用 CiteSpace 进行可视化分析生成智慧医疗合作国家知识图谱，美国位居世界第一，说明其在智慧医疗领域研究投入较多，具备较强实力与影响力。美国智慧医疗产业拥有强大的研发实力，植入式医疗设备、大型成像诊断设备、远程诊断设备和手术机器人等智慧医疗设备的技术水平世界领先，是全球最大的智慧医疗市场和头号智慧医疗强国。目前，美国移动医疗、智慧医疗市场约占据全球市场份额的 80%，同时全球 40% 以上的智慧医疗设备都产自美国。美国智慧医疗产业聚集区主要位于加利福尼亚州、明尼苏达州和马萨诸塞州。其中，明尼苏达州的支柱产业就是智慧医疗，并拥有数以千计的智慧医疗企业和众多国际巨头总部。从智慧医疗的应用来看，美国医疗机构利用信息化技术向患者直接提供远程医疗服务已经成为常态化、规模化应用。目前，美国远程医疗协会（ATA）认可的远程医疗服务已拓展到远程皮肤诊疗、远程病理诊疗、远程精神卫生服务、远程儿科等十几个专科医疗领域。ATA 还通过制定各远程医疗服务领域的指南文件保证服务质量、安全性及有效性，现已完成《远程病理实践指南》等医疗指南文件 14 份。截至 2017 年，全美已有 31 个州和华盛顿哥伦比亚特区颁布法律，赋予远程医疗在私人保险中和"面诊"一样的法律地位。

近年来，随着以深度学习为代表的人工智能技术不断发展和成熟，美国出现了人工智能技术与医疗健康领域开始深度结合的迹象。目前美国智能医疗产业的基本情况，主要表现为科技巨头抢占市场、各路资本大量涌入、初创公司遍地开花；美国智能医疗产业的几个特点，即数据是关键、民间资本是主力、肿瘤是热点方向、细分领域是广阔舞台。美国两院院士、麦肯锡荣休董事、医疗大健康和人工智能等领域投资人理查德·福斯特发表主题演讲，他认为对于医疗大健康来说，美国的医疗机构会借助数据分析了解最新的医学进展，通过挖掘海量患病的数据并进行分析，找到共同点，发现以前我们所不知道的疾病原因。不仅如此，美国多家医疗机构已经开始利用人工智能分析神经系统疾病，并且该项技术正在高速发展。由于人工智能给智慧医疗带来的无限可能性和潜力，美国目前有数以千计的医疗公司都在追求医疗大健康领域上的人工智能，这引起了大规模的医疗信息数字化。随着医疗科技公司的兴起，区块链相关的科技公司也在崛起。目前，美国有 3 000 多家医疗科技、数据分析和区块链相关的私营企业，正在凭借其雄厚实力迅速崛起。

2. 法国 · 法国的医院信息化系统起源较早，其原因要追溯到 18 世纪以前的教会时期和 19 世纪初工业成本核算的兴起。医院信息化的发展源于国家对医疗服务价格的制订和对医院的报销费率计算（表 2 - 4）。

表 2 - 4　法国医院数字化的五个阶段

阶　　段	主　要　内　容
第一阶段：起源	19 世纪中期的战争期间，医院开始强制性接受伤员并享受日费补贴。医院的筹资由完全的社会捐助到部分由政府补贴构成，为了增加收入，医院由此产生了记账和成本核算的概念。为了更好地计算成本和不同服务的价格，1893 年法国医生出版了第一版国际疾病分类目录（CIM 1.0 版本）。国家由此开始了由疾病分类构成的报销费率。法国也由此开始了原始的信息化管理系统
第二阶段：发展（1945—1983 年）	1945 年，国家开始正式启动了以疾病种类为基础的日费制管理和报销机制，其间的医疗信息化系统仅局限于将患者的病历录入该地区的医疗机构，患者就医时需要将纸质的病历及病历内所有医疗记录和检查结果带给医师。由于医院的大部分收入来自国家的医保补贴，每个地区都希望本地的居民在地区内进行治疗，因此，各地区的医疗信息数据并不相互流通 日费制期间，医疗机构的收入取决于服务的种类和住院时间长度。由于日费制使得医疗服务价格整体不透明，医务人员无法进行绩效考核，以及由于医院的急速扩张造成医保费用的急剧增长。此外，由于受信息化系统的限制，医保的支付也因为各类单个发票的计算和报销而工作繁重。因此，国家开始转向以信息化系统为导向的总额预算制来监管医疗保健供应与支出
第三阶段：管理与控制阶段（1983—2004 年的通货紧缩和总额预算，国民健康 1.0）	医院信息系统（PSMI）从 1972 年开始逐步引入，以遏制医保支出的飞速增长。这种医院总额预算包括根据其预测活动向每个公共机构授予年度信用额度，从而通过消除按每日价格定价所需要的单个发票来确保更好地控制费用并简化行政工作。此时的 PMSI 系统仍很初级，它是管理医学化的工具，提供了"管理人员和医生的通用语言"，于 1982 年在卫生部内改版后发布。PMSI 旨在通过根据"同类患者"（GHM）对住院分类来协调医疗活动和资源消耗来衡量医院的服务活动 从 20 世纪 80 年代初到 90 年代末，PMSI 的使用逐步增加。直到 1989 年，该工具都处于"实验阶段"。从 1989 年开始，PMSI 进入了推广阶段。1989 年 7 月 24 日开始要求公共和私人机构（如普罗维登斯圣彼得医院，PSPH）在 1991 年前对 RSS 的收集进行概括，并在国家的财政资助下成立地区医疗信息服务部门（DIM）并建立电子医疗档案。在医院从业者的带领下，DIM 可以帮助生成 RSS，并在每个机构中将其归类为 GHM。DIM 是一项重大的机构创新，它使医学界能够承担 PMSI 的工作，这是其推广的必要条件。最后，PMSI 从 1991 年开始扩展到盈利性的私人机构，迫使他们生产 GHM 分类的 RSS。为了更好地将医疗信息进行数字化管理，法国于 1990 年建立国家健康数据库（SNDS），开始发展数字化医疗。并自 1994 年起实施强制监督：CIM - 10 代码和文件分类法（CCAM）
第四阶段：优化与调整阶段（2004—2018 年迈向基于服务活动的定价策略，T2A，国民健康 2.0）	此阶段将 PMSI 用于预算目的使得国家对总额预算制的医保支付原则（DGF）提出了问题 与当日价格不同，总额预算的实行主要是由法国各项地方法规来维持医院的自主权，DGF 实行由中心控制的专制宏观经济法规，破坏了医疗机构的自主权。此外，与每日价格不同，分配的预算额度不再直接与医院活动相关。因此，DGF 很大程度上与活动脱节，从而导致预算失衡 1999 年，一项关于建立全民健康保险的法律的谨慎规定授权测试基于病理定价的为卫生机构提供资金的新方法，从而导致在 2000 年 1 月建立了进行病理学定

阶　　段	主　要　内　容
第四阶段：优化与调整阶段（2004—2018年迈向基于服务活动的定价策略，T2A，国民健康2.0）	价（METAP）的任务,这个想法是通过为生产相同服务（即相同GHM）设定共同价格来引入卫生机构之间的虚拟竞争。新的体系结构在2003年进行了一次实验之后,2004年的社会保险融资法案(LFSS)修复了新医院定价的体系结构,很大程度上受到病理学定价原则(METAP)的启发,基于两个不同的价格标准,构成了一个混合系统,将基于活动的薪酬和固定费率分配相结合 从2005年起,制订了按照服务量进行的"活动定价(T2A)"。T2A的原则如下：在全国范围内,通过计算基于GHM平均成本来衡量医疗服务活动价格的"行动"。T2A是医院数字化管理不可否认的进步
第五阶段：卫生系统数字化转型阶段（2018—2022年,我的健康2022,国民健康3.0）	为了应对法国卫生系统需要解决的挑战,法国于2016年1月26日颁布了现代卫生体系法律。根据法律,国家将1 080家公立医院按地域划分统一合并为不同大小的地区医院集团(GHT) 目前运作仍然高度集中,其突出的特点是GHT内各机构分工明晰,每家机构都有对应的支持机构及上下游转诊机构。医疗共享医疗项目(PMP)是GHT运作的基石,机构之间通过医疗共享项目来分享信息和协调资源 此法案于2016年1月开始执行,2017年12月31日结束。其数量为135家,每一个GHT内的公共卫生机构的数量为2～20家,覆盖的居民数量为5万～200万。地区医院集团集中资源建立统一的信息化管理系统,加强医疗服务质量及管理控制,利用国家健康数据鼓励科研与创新,实施国家健康3.0计划,推出国家健康数据中心计划(Health HUB)

（1）法国的智慧医院建设与运营：主要通过GHT的形式进行。GHT的内部治理通过4个层面、6个委员会来进行,6个委员会之间的合作与交流通过区域信息资源平台来进行。每个GHT都有一个医疗信息支持系统,其主要作用是实施地区电子病历管理、护理路径质量评估与风险控制及继续教育培训。

（2）GHT内医疗信息系统：作为地区医院团体的一部分,法国公共卫生法规定每个GHT必须要建立独立的地区医疗信息部门(DIM)。每家医院会向医学信息中心发送进行医疗活动分析所需要的所有名义医学数据。对于医学数据的使用,公共卫生法规定义了其任务。

（3）地区医疗信息部门(DIM)创建：区域DIM的组织由负责区域DIM的医生根据需求和现有资源来定义,并根据每一个DIM专业人员的领域来阐明要执行的任务。实施过程必须考虑创建GHT对集团的整个信息系统(尤其是与HIS的融合)带来的变化,负责区域DIM的医生需要与集团HIS系统负责人共同参与实施HIS的系统兼容工作。地区DIM团队由来自GHT各个机构的团员组成。

（4）新冠疫情后智慧医疗与智慧医院的发展：新冠在法国肆意蔓延,一方面使得整个医疗卫生体系面临巨大的挑战,另一方面也加速了医院数字化转型的国家健康战略。其主要表现在以下几个方面：① 在医疗建筑方面,由于医联体政策过程中,资源共享,合并或关闭小型的医疗机构,使得医院在面对大量急诊患者无法迅速整合空间。此外,疫情期间患者与普通患者共同使用同一个技术平台会造成潜在的院内感染。因此,疫情期间国家推出了医院模块化管理的概念,此概念被誉为《瑞士军刀型医院建筑与管理》。② 在医院管理方面,在医院管理领域,国家正在将人工智能与医院急诊流量预测进行结合,即利用 AI 模型,将可以建立这种复杂模型的各类关联变量(天气、空气质量、文化事件、交通等)结合来预测医院 7 天内急诊室的住院人数,从而来对医院的内部资源进行整合。③ 在临床科研与医学大数据使用方面,在临床科研与医学大数据应用领域,医院间正在以科研联盟和数据共享来建立科研网络。例如以居里研究所为首的癌症研究网络,该网络整合了欧盟 27 个国家的癌症数据,正在通过以健康影响因素来进行癌症的预测和临床研究。在医学大数据的使用方面,法国的国家健康数据中心整合了医保、医院、城市、社区及环境数据。数据中心作为整体服务中心,承担录入、脱敏、开发及商业应用的功能。④ 在人工智能医学教育方面,国家已经将人工智能技术的应用及医学伦理纳入医学生强制性教育计划并开设了相关专业。例如,于 2018 年成立的国家健康与体育数字大学,将 42 家医学院校整合到一个数字化医学教育平台。⑤ 在医学人工智能伦理与法规方面,法国和欧洲已经制定了法律(集成了过错责任制和无过错责任制),从而解决由人工智能造成的损害中的法律责任问题。目前,两种制度在法国法律中得到了完美的结合。

3. 英国·英国在国家卫生服务(NHS)的体制中赋予患者和全科医生的权利与义务都相当明确、规范。1998 年英国制定了《现代 NHS 的信息战略》,其目标为:建立全国每个人的终生电子健康记录;所有 NHS 临床医生均可从网上得到患者记录和最佳临床治疗方案方面的支持;建立一个国家卫生电子图书馆,使医生、护士和其他临床技术人员及时得到最新的临床研究成果和最好的实践应用技术;全科医生、医院和社区服务通过 NHS 实现信息共享,为患者提供整体化服务;通过网上信息服务,公众可得到快速、便捷的服务信息和建议。

2005 年,英国卫生成立了 NHS 连接医疗专门机构,负责实施源自 1998 年的国家 IT 规划。该机构的目标是在全国实现电子医疗记录、网上选择医疗机构和预约服务、电子处方、卫生网络基础设施、PACS 等。为实现这一目标,该组织于 2005 年与 4 组 IT 供应商签订了英国历史上最大的 IT 项目合同,于 2010 年投入 62 亿英镑建立全国的电子病历系统。该项目把英国划分为 5 个区域,分别由 4 个承包商建立连接各个医院、诊所的电子病历系统。

英国的医疗机构、大学等参与和主导了欧洲健康记录项目(GEHR)和开放式电子健康档案、openEHR 等项目。GEHR 是由来自欧洲 7 个国家、多个机构的医疗机构和技术人员共同参与的电子病历研究项目,主要成果包括两个方面:电子病历的需求和电子病历的结构模型。该项目对电子病历需求的研究包括:各环境各种数据的记录需求、多个医疗机构之间的可携性需求、医生之间医疗记录共享需求、法律伦理需求等。在电子病历结构方面提出了面向对象的 EHR 内容模型。

openEHR 是由非营利性公司 openEHR 基金支持的研究项目,其目标是开发以电子病历为中心的开放、可互操作的医疗计算平台。它在研究临床需求的基础上,提出了模块化的信息模型、服务模型和临床信息模型。这一平台支持各种临床信息的记录,支持与医学系统命名法——临床术语、观测指标标识符逻辑命名与编码系统、ICD 等术语系统的集成,具有通过公开的应用程序编程接口与应用集成的能力。在该项目基础上,已经有一些公司在开发电子病历产品。

英国的智慧医疗市场规模与法国相当,其智慧医疗产品进口额远高于出口,是世界上最大进口医疗设备国家。英国人口老龄化和社会工业化造成的疾病困扰,将使智慧医疗产业在未来几年以 8.2% 左右的速度保持快速增长。

4. 日本 · 早在 20 世纪 60 年代,计算机技术就进入了日本医院的医事会计、医院管理、急救医疗等领域的信息管理工作。70 年代末日本的一些大医院开始研究建立医院信息系统。大多数日本医院是 80 年代以后才开始进行医院信息系统建设的,虽然起步较晚,但发展快、规模大,是以大型机为中心的医院计算机系统,如北里大学医院的 IBM/3090 双机系统。日本医院数字化主要经历了表 2-5 中描述的三个阶段。

表 2-5　20 世纪 70 年代至今日本医院数字化经历的三个阶段

阶　　段	主　要　内　容
管理系统阶段 (20 世纪 70 年代初期至 80 年代中期)	事务管理人员和检查技师使用计算机阶段
整体医院管理信息系统阶段 (20 世纪 80 年代末期至 90 年代中期)	大多数医院进行 HIS 建设,起步较美国晚,但规模较大,通常有大型机,发展快速,趋势是系统化、网络化和综合性
电子病历阶段 (20 世纪 90 年代末期至今)	把电子病历的研究、推广和应用作为一项国策,组织了强大的管理团队,在经费上重点保证,在标准化安全机制、保密制度、法律等方面做了大量工作 软件基本上是医院和计算机公司联合开发,有些大学的医院是自己开发,一些医院采用部分大公司开发的通用软件

日本政府早在 2001 年就制订宏观规划,首先在医院内部建立 EMR 系统。截至 2007 年 3 月,全国 400 张病床以上医院的 60% 普及 EMR。2006 年 5 月开始,准备区域性乃至全国范围的 EHR 项目。2007 年日本政府又制订新的宏观规划,核心是电子健康档案 EHR 的建立,医学信息的更有效利用,普及远程医疗,加强区域医疗合作,促进循证医学 EBM 的发展,实现医疗结算的完全在线化。

日本医疗数字化的特点是充分借鉴美国的信息模型,突出人性化、精细化和系统集成。一是把临床路径与图形化界面相结合,整个系统像汽车导航一样,一步一步地告诉医护人员应该做哪些事情,医护人员想犯错误都很难;二是在理念思路上,非常深入地解决了临床业务上的主要问题。日本的医嘱系统做得极其精细,医生的主要工作都是围绕医嘱进行的。医嘱是有条件的,在什么情况下才能执行、在什么条件下才能用都表示得很明白,一旦条件不满足,立即终止。例如,一个糖尿病患者,当他的血糖为 10 mol/L 时,给他开降糖药,一旦达到 6 mol/L 以下就不能再吃降糖药了,系统此时会自动给出提示,通知医护人员。日本的医疗数字化对患者的信息掌控非常到位,细致到患者平时的饮食习惯、养何种宠物、每天抽几根烟、喝什么品牌的牛奶等,这些细化的东西是目前国内医疗行业所不能企及的,这对研究生活习惯与疾病的关系非常有价值。

日本智慧医疗市场是仅次于美国的第二大智慧医疗消费市场,市场需求巨大,正在积蓄发展潜力。在日本智慧医疗市场上,西方发达国家尤其是美国的智慧医疗产品占有很大比例。日本已进入高度老龄化社会,60 岁以上老人占该国总人口的比例已达 20.5%,与老年疾病有关的智慧医疗产品,包括心脏起搏器、人造心脏瓣膜、血管支架、胰岛素泵、人工关节等植入性产品需求极为旺盛。同时,近年来陷入亏损的日本电子业巨头纷纷转型智慧医疗产业,将进一步促进日本智慧医疗产业的发展。

■ 三、功能规划与分析

以患者为中心的数字化医疗服务不仅优化了传统医疗业务的工作流程,同时也是信息化、智能化在医疗领域的体现,是医疗领域顺应时代的发展所演变出来的一种必然趋势。

医院信息化建设是医院整体建设与发展的一部分,是整个数字化医院金字塔的基础。医院信息化建设必须适应医院的整体建设和长远发展。

(一)总体框架

医院信息系统主要包括临床服务系统、医疗管理系统和运营管理系统,并通过以电子病历为核心的医院信息平台实现互联互通和数据共享,形成便捷、高效、一体化的医疗服务信息系统,具体分类见图 2-4,同时支持今后的医疗行为监管、决策支持、电子病历浏览,这三部分既相对独立,又是有机整体。

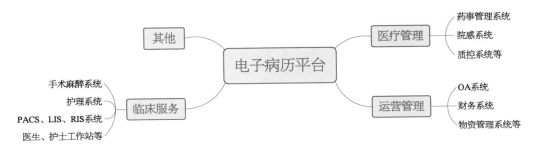

图 2-4 医院信息系统分类

(二) 医院信息系统

1. 临床服务·临床服务是指以患者为中心，实现患者临床诊疗活动全过程的数字化运作。主要包括门急诊挂号系统、门诊医生工作站、门诊护士工作站、住院患者入-出-转管理系统、住院医生工作站、住院护士工作站、临床检验系统(LIS)、医学影像系统(PACS)、输血及血库管理系统、手术麻醉管理系统、体检管理系统、公共卫生服务系统等。

2. 医疗管理·医疗管理是指对医院医疗活动和医疗费用进行全过程监控，保障医院医疗活动的质量和安全，合理控制医疗费用。主要包括门急诊收费系统、住院收费系统、财务管理与经济核算管理系统、病案管理系统、医疗保险/新农合系统接口、远程医疗咨询系统接口等。

3. 运营管理系统·运营管理指医院"物流、资金流、信息流、业务流"的统一管理。主要包括综合查询系统：医疗统计系统、院长查询与分析系统、患者咨询服务系统，药品管理系统：数据准备及药品字典、药品库房管理功能、门急诊药房管理功能、住院药房管理功能、药品核算功能、药品价格管理、制剂管理子系统、合理用药咨询功能；以及设备管理系统、物资管理系统等。

其中有一些特殊诊疗系统，如CT(计算机X射线层析摄影)、B超、心电图自动分析、血细胞及生化自动分析等。这些系统相对独立，形成专用系统或由专用电子计算机控制，主要完成数据采集和初步分析工作，其结果可通过联机网络汇集成诊疗文件和医疗数据库，供医生查询和调用。

医院信息系统中各分系统中的具体功能模块说明详见表2-6。

表2-6 医院信息系统具体功能模块

分系统	子模块	模块说明
医院信息系统(HIS)	门(急)诊挂号系统	主要功能包括预约挂号、窗口挂号、号表处理、门(急)诊病历处理和查询与统计等
	预约挂号系统	主要包括院内预约、电话预约、短信预约、网上预约及诊室预约管理
	门(急)诊分诊叫号系统	分诊、排队叫号管理(只是软件系统，不包含硬件，如功放、显示屏)
	门(急)诊医生工作站	门诊医生工作站支持医生处理门诊记录、检查、检验、诊断、处方、治疗处置、卫生材料、手术、收入院等诊疗活动，提供处方的药品常规剂量、不良反应、功能及适应证等信息，具往医嘱复制功能，提供医院、科室、医生常用临床项目字典，提供协定处方及模板定义和调用功能，同时提供处方作废功能。未进行结算的处方可随时召回修改

分　系　统	子　模　块	模　块　说　明
医院信息系统（HIS）	门（急）诊护士工作站	协助门（急）诊护士对门（急）诊患者完成抽血、输液、注射、治疗等工作，并协助护士管理留观和输液患者、核对并处理医嘱，补录资料费用等
	门（急）诊划价收费系统	有收费报表、查询等功能
	住院患者入-出-转系统	主要功能包括住院预约、入-出-转院管理、床位管理、住院预交金管理和住院病历管理
	住院收费系统	主要功能包括住院患者收费管理、出院结算、打印收费明细和发票、欠费管理等
	住院护士工作站	主要功能为协助护士完成住院管理、床位管理、医嘱处理、费用管理、药品管理和护理文书书写等；护士排班、信息统计查询、报表功能。护理质量管理、护理人力资源管理、护士绩效考核、科研教育
	住院医生工作站	主要功能包括协助医生进行诊断、医嘱、检查、检验、治疗、手术及会诊、转科、出院等诊疗活动。科室人员管理、病历模板管理、统计查询、报表等功能。考核指标管理、质量指标录入、质量数据生成、质量指标查询、模板管理、其他查询统计功能
	药库库存管理系统	主要功能包括入库登记、出库处理、盘点处理、调价处理、药品维护、有效期管理及信息查询和报表打印等
	门（急）诊药房管理系统（含摆发药及叫号）	药房发药管理、药房排队叫号、门急诊药品管理、支持包药机管理
	中心药房管理（含摆发药）	包含信息维护、库存管理、发药管理、查询统计等
电子病历系统（EMR）	病历书写系统	病历建立、录入、编辑、模板管理、护理记录、支持CA认证等
	病历质控系统	支持医生及护理质控管理。病历评分标准定义。环节质控及终末质控两种方式。多级质控管理，分为科室级、全院级、核心级质控的审核制度。时限质量监控。内容质量监控。病历完成情况及时提醒功能
	病案管理系统	病案首页管理、病案借阅、追踪、其他功能
	临床路径管理系统	定义路径功能、路径执行、路径统计等
信息集成平台	信息集成平台	各个信息系统的交互、共享的数据平台。患者主索引管理、字典主数据梳理。信息集成交换引擎、基于HL7标准的集成接口适配器、基于FTP的集成接口适配器、基于数据库的集成接口适配器、信息映射设计器、信息集成监控、数据同步引擎和服务

分　系　统	子　模　块	模　块　说　明
影像系统	医院影像系统（PACS）	对影像信息进行采集、储存、报告、输出、管理和查询等
实验室系统	临床实验室系统（LIS）	包括接收检验申请、自动采集或手动录入检验结果数据、审核检验结果、发送并打印检验报告、检验费用管理、质量控制和试剂出入库管理等
医技系统	医技科室管理与诊断报告系统	包括实现医技科室各种检查的安排、预约、费用管理和书写图文诊断报告并发送至临床科室
手术麻醉系统	手术、麻醉管理系统	主要功能包括申请、审批和安排手术与麻醉，记录术前访视信息，记录术中患者基本生命体征情况，用药情况和麻醉情况，术后完成患者手术情况记录和跟踪术后有关信息等
	患者查询服务系统	功能包括向患者提供医院简介、就医指南、排班信息、价格信息、费用信息等以及各种检查结果的自助查询和打印
	院长查询系统	院长日报、医疗信息、财务信息、药品信息、物资设备、患者信息
其他系统	综合运营管理平台（HRP）	HRP-人力资源管理系统 HRP-财务管理系统 HRP-后勤管理系统 HRP-设备管理系统 HRP-物资耗材库房管理系统 HRP-固定资产管理系统 HRP-人员权限管理，成本核算、绩效分析、决策分析
	协同办公系统	办公信息管理OA
	医院网站系统	医院官网
	保险报销接口	医保报销接口、农合报销接口
	各种与国家信息系统的接口	开通政务外网（血库、幼妇儿、传染病、病案首页等）

（三）基础设施架构

现有网络资源很难通过灵活有效的策略调整实现业务与网络的充分融合，例如早期医院网络已经很难支撑门诊系统对可靠性、PACS系统对高性能的要求，医院用户对新业务部署的体验感不佳，新业务的部署面临巨大管理压力。

网络平台缺乏智能性，无业务识别能力，不能对关键业务应用提供端到端的高质量数据传输的有效保证，医院通常采用的设备升级、链路带宽升级等简单方式使得网络建设、运营、管理成本大幅度上升，而网络资源的利用率却在大幅度下降，目前医院网络硬件平台现状见图2-5。

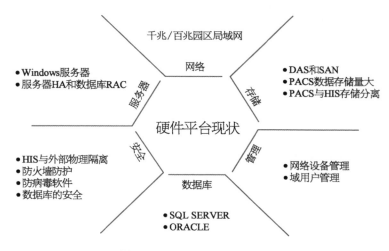

图 2-5 医院网络硬件平台现状

医院网络中的安全设备组件多且庞杂,但各组件孤军作战,传输安全、网络安全、数据安全、业务安全层面相互分离,难以有效兼顾,医院的安全漏洞处处存在。随着电子病历应用越来越广泛,一旦电子病历出现泄密或被恶意篡改,都会给医院带来严重的医患纠纷甚至法律纠纷,网络安全已经成为医院新一代网络建设的关注重点。

网络的管理控制功能薄弱,单纯设备级的网络管理已经不能满足医院用户对业务的可靠性要求,业务的可靠性除了要求网络稳定,还依赖于服务器可靠和数据存储可靠等多种技术组合。

(四)医院信息安全

可靠迅速地响应以提供更好的医疗服务,保证大门诊量下正常安全访问业务数据,保证医院正常对外服务,保证患者、医疗信息严格保密。高效的管理推动系统的稳定,提高维护的效果,保证医院网络的正常运转。医院数据的安全存储和可扩展性存储包括患者信息、病案信息、费用信息和影像等数据,区域医疗的远程会诊建设、网上学术研讨等业务,迫切需要医院之间的资源共享(图 2-6)。

信息安全基础设施包括支撑医院信息系统稳定运行所需配备的服务器、存储备份、网络设备、系统软件及其他相关的基础设施。其中,服务器包括应用服务器、数据库服务器和数据交换服务器;存储备份设备包括磁盘阵列、光纤交换机;网络设备包括交换机、路由器、防火墙、安全系统机柜;系统软件包括操作系统、数据库等。具体分布见图 2-7。

目前区域医疗还远没有起步,很多医院的区域医疗还都停留在纸面上,但它是社会医疗的发展趋势。随着医疗区域化的展开,医院之间的协作会越来越多,在某个区域范围内多家医院需要通过专网或者公网建立连接,所以建立相应的远程会诊系统显得尤其必要。

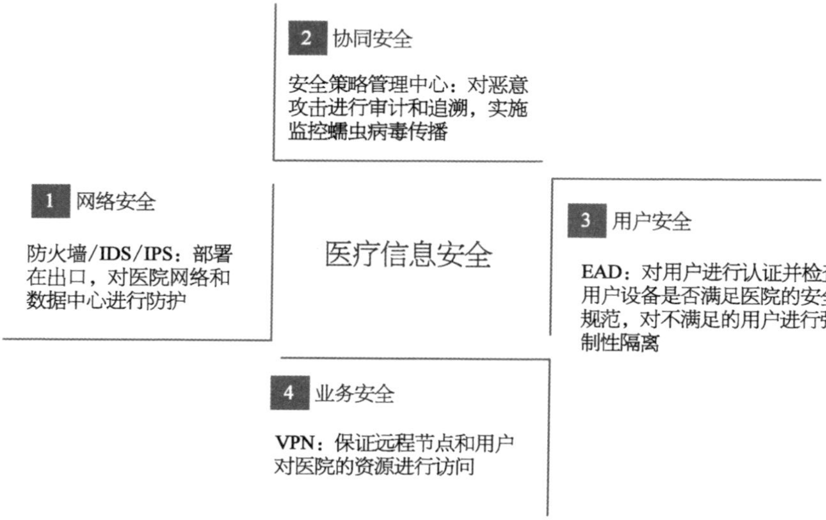

2 协同安全
安全策略管理中心：对恶意攻击进行审计和追溯，实施监控蠕虫病毒传播
1 网络安全
防火墙/IDS/IPS：部署在出口，对医院网络和数据中心进行防护
医疗信息安全
3 用户安全
EAD：对用户进行认证并检查用户设备是否满足医院的安全规范，对不满足的用户进行强制性隔离
4 业务安全
VPN：保证远程节点和用户对医院的资源进行访问

图 2－6　**信息安全系统解决方案**

磁盘阵列
中心服务器
医保服务器
域管理服务器
业务服务器
UPS
企业级防火墙
分院用户群
分院交换机
数据线路
行政楼用户
行政楼交换机
光纤
核心交换机
光纤
光纤
住院部交换机
住院部用户
门诊楼交换机
门诊用户群

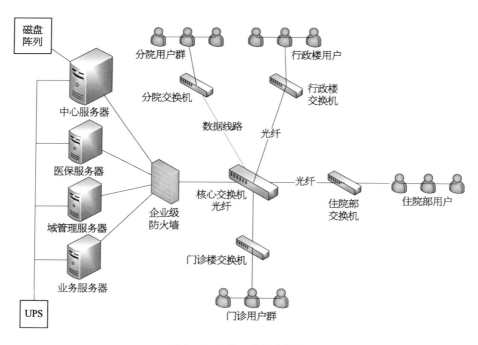

图 2－7　**信息安全基础设施**

第二节 · 智慧医疗概述

■ 一、概念与演变

IBM 于 2009 年提出"智慧医疗"这一理念。作为"智慧地球"战略的重要组成部分,智慧医疗致力于构建一个"以患者为中心"的医疗服务体系。

智慧医疗是指在诊断、治疗、康复、支付、卫生管理等各环节,基于物联网、云计算等高科技技术,建设医疗信息完整、跨服务部门、以患者为中心的医疗信息管理和服务体系,实现医疗信息互联、共享协作、临床创新、诊断科学等功能。智慧医疗的特点是具有互联性、协作性、预防性、普及性、创新性、可靠性、可控性、安全性和稳定性。

国家卫生健康委员会相继出台了《电子病历系统功能应用水平分级评价方法及标准》《医院信息互联互通标准化成熟度测评指标体系》,要求全国二三级以上医疗机构进行信息化改造和标准化建设,以适应新医改、"健康中国 2030"发展要求,从政策层面推动了医院信息化的发展。

近年来,随着云计算、物联网、移动互联网、大数据、人工智能、区块链等新技术的兴起,医院信息化在原有基础上又上了一个新的台阶,市场上涌现出未来医院、智慧医院的建设概念,但智慧医疗是智慧医院建设的核心。

2015 年 12 月上海"徐汇云医院"正式上线,开创了"视频看医生"模式,把线下医疗服务与线上同步无缝对接,打造"医生无边界、患者无疆域"的"医院＋互联网"的新医疗模式,并提出智慧医疗建设理念,就是让民众看病就医变得简单方便,让智能化的医疗健康服务能够随时随地进入人们的日常生活。

马云提出"未来医院"的建设,以支付宝为核心打造全生态城市未来医院,截至 2017 年 1 月 1 日,全国近 400 家大中型医院加入马云的"未来医院",覆盖全国 90％省份。目前已服务超 5 000 万人次,没有排队、看病方便,就诊时间缩短了一半。2017 年 3 月 29 日,阿里巴巴在云栖大会深圳分会发布"ET 医疗大脑"和"ET 工业大脑",宣布正式进入医疗 AI 领域。

2017 年 8 月 20 日,安徽省立智慧医院(人工智能辅助诊疗中心)揭牌成立,该中心已与安徽省医学影像云平台、安徽省立医院医联体远程会诊平台完成对接,正式接入安徽省内 41 家县级医院。通过实施"智慧医疗",建设"智慧医院",不断改造就医流程,整合医疗资源,全面提升医疗服务水平和医院管理效能,持续改善患者就医感受。安徽省立医院已建设医学影像辅助诊断平台、"云医声"移动平台,引入导医导诊机器人、药方自动化、超声智能语音助理系统和医院后勤智慧运维一体解决方案等。

2017 年 9 月 13 日,安徽医科大学第一附属医院和腾讯公司签署框架合作协议,共同打造智慧医院。联合成立"腾讯互联网＋医疗大数据研究示范基地",在智慧医疗和人工智能研发等方面展开深度合作。双方将以"互联网＋物联网"为手段,打造医院智慧病房的全新服务体系,未来将逐步建设智能床旁监护系统,实现体温等患者生命体征数据智能采集。

■ 二、智慧医疗体系模型与架构

智慧医疗体系模型可以从三个层面来概括,全院集成平台、数据中心和智慧医疗应用(图2-8)。

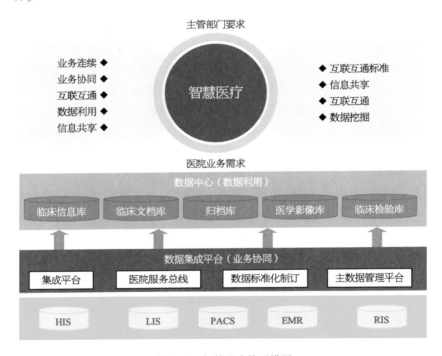

图2-8 智慧医疗体系模型

通过智慧医疗体系模型的建立,为信息化建设奠定基础,同时对智慧医院建设效果提出要求(图2-9),主要从应用内容的完整性和可扩展性,患者、医护人员和管理者体验改善,应用成熟度(深度和广度)和成效三个方面去考量。

■ 三、智慧医疗的应用领域

智慧医疗的应用领域包括智慧基础建设、智慧应用和智慧监管与提升三大部分,具体分类如图2-10。

智慧基础建设主要包括智慧安防、智慧停车、智慧楼宇、智慧机房、智慧病房等;智慧应用是指在临床、科研、教学和管理领域所用到的相关智慧应用,主要包括智慧患者、智慧医生、智慧护士、智慧医技、智慧管理、智慧后勤、智慧保障、智慧科研、智慧教学等;智慧监

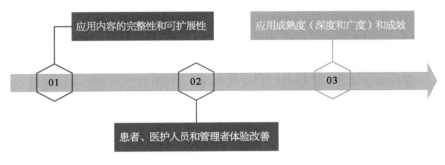

图 2-9　智慧医院建设效果

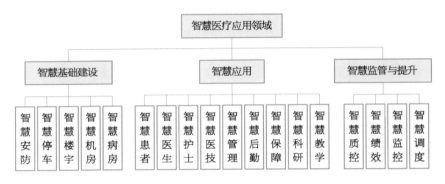

图 2-10　智慧医疗应用领域

管与提升主要包括医务管理过程中的各类智慧质控、智慧绩效管理、智慧监控（对全院应用、数据、基础网络、安全、储存、性能、业务量等）和智慧调度（医疗资源的动态配置和合理调动）等。

第三节·国家政策与行业技术标准

■ 一、国家政策

2009 年国务院发布《关于深化医药卫生体制改革的意见》（以下简称《意见》），开启了我国的新医疗体制改革。《意见》提出了"四梁八柱"，其中信息化是医疗体制改革的重要任务，而且是医疗体制改革成功逐步推进的重要保障。可见，随着医疗体制改革继续深入推进，医疗信息化已经成为医疗体制改革的重点发展方向。

2012 年，住房和城乡建设部办公厅发布了《关于开展国家智慧城市试点工作的通知》，并印发了《国家智慧城市试点暂行管理办法》和《国家智慧城市（区、镇）试点指标体系》两个文件。2013 年,住房和城乡建设部公布了中国首批 90 个智慧城市试点名单。同时,部分城市提出了关于智慧医疗的建设理念和实施方案,为智慧医疗这一抽象的概念提供了实践的机会,积累实践的经验,推动了智慧医疗这一信息体系在我国医疗行业的应用与发展。

2015 年,国务院发布《关于积极推进"互联网+"行动的指导意见》和《关于推进分级诊疗制度建设的指导意见》。文件中提到发展基于互联网的医疗卫生服务,支持第三方机构构建医疗信息共享服务平台,逐步建立跨医院的医疗数据共享交换标准体系;鼓励远程医疗服务;鼓励互联网企业与医疗机构合作建立医疗网络信息平台,加强区域医疗卫生服务资源整合;积极探索互联网延伸医嘱、电子处方等网络医疗健康服务应用,其主要目的是为了解决分级诊疗和医疗资源分配不均的问题。

2016 年,国务院发布《关于促进和规范健康医疗大数据应用发展的指导意见》,明确指出健康医疗大数据是国家重要的基础性战略资源,需要规范和推动健康医疗大数据融合共享、开放应用,在规范和安全与开放性两个方面给予相关指引。在规范和安全方面,需要建立并健全健康医疗大数据开放、保护等法规制度,强化标准和安全体系建设,强化安全管理责任,妥善处理应用发展和保障安全的关系,增强安全技术支撑能力,有效保护个人隐私和信息安全。

2016 年 10 月,我国首次从国家层面上提出了健康领域中长期战略规划,中共中央、国务院印发了《"健康中国 2030"规划纲要》,指出推进健康中国建设,全面建成小康社会,是实现社会主义现代化的重要基础。

2018 年 4 月,国务院发布《促进"互联网+医疗健康"发展的意见》,文件指出允许依托医疗机构发展互联网医院,允许在线开展部分常见病、慢性病复诊,允许在线开处方,医疗机构、药品经营企业可委托符合条件的第三方机构配送线上处方。

2018 年 9 月,国家卫生健康委员会和国家中医药管理局印发三大文件:《互联网诊疗管理办法(试行)》《互联网医院管理办法(试行)》《远程医疗服务管理规范(试行)》,文件明确要求各省建立省级互联网医疗服务监管平台,并实现对互联网医院的准入审批及监管职能。

2019 年 3 月,国家卫生健康委员会发布了《医院智慧服务分级评估标准体系(试行)》,供各地推进智慧医院建设和改善医疗服务参考,提供了智慧医院建设的基本框架。

2020 年 2 月,国家卫生健康委员会办公厅发布《关于在疫情防控中做好互联网诊疗咨询服务工作的通知》,通知要求各级卫生健康行政部门进一步完善"互联网+医疗健康"服务功能,包括但不限于线上健康评估、健康指导、健康宣教、就诊指导、慢病复诊、心理疏导等,推动互联网诊疗咨询服务在疫情防控中发挥更为重要的作用。2020 年 5 月,国家卫生健康委员会办公厅发布《关于进一步完善预约诊疗制度加强智慧医院建设的通知》,通知重点明确建立智慧服务、智慧医疗、智慧管理,以提升患者就医体验、提升医院管理精细化水平。

　　2022 年 2 月,国家卫生健康委员会办公厅和国家中医药管理局办公室联合制定《互联网诊疗监管细则(试行)》。11 月,国家卫生健康委员会、国家中医药管理局、国家疾病预防控制局制定了《"十四五"全民健康信息化规划》,提出全民健康信息化建设,其中 8 个方面主要任务都强调了信息化建设在医疗健康中的重要作用。

　　部分国家政策见表 2 - 7。

表 2 - 7　部分国家政策

编　　号	国　家　政　策
1	《关于深化医药卫生体制改革的意见》(2009 年 3 月)
2	《关于开展国家智慧城市试点工作的通知》(建办科〔2012〕42 号)
3	《关于积极推进"互联网＋"行动的指导意见》(国发〔2015〕40 号)
4	《关于推进分级诊疗制度建设的指导意见》(国办发〔2015〕70 号)
5	《关于促进和规范健康医疗大数据应用发展的指导意见》(国办发〔2016〕47 号)
6	《"健康中国 2030"规划纲要》(2016 年 10 月)
7	《关于促进"互联网＋医疗健康"发展的意见》(国办发〔2018〕26 号)
8	《关于印发互联网诊疗管理办法(试行)等 3 个文件的通知》(国卫医发〔2018〕25 号)
9	《关于印发医院智慧服务分级评估标准体系(试行)的通知》(国卫办医函〔2019〕236 号)
10	《关于在疫情防控中做好互联网诊疗咨询服务工作的通知》(国卫办医函〔2020〕112 号)
11	《关于进一步完善预约诊疗制度加强智慧医院建设的通知》(国卫办医函〔2020〕405 号)
12	《关于印发互联网诊疗监管细则(试行)的通知》(国卫办医发〔2022〕2 号)
13	《关于印发"十四五"全民健康信息化规划的通知》(国卫规划发〔2022〕30 号)

■ 二、行业技术标准

部分国家标准规范详见表 2 - 8。

表 2 - 8　部分国家标准规范

编　　号	国　家　标　准　规　范
1	《医疗机构临床实验室管理办法(2020 修正)》(国卫办医函〔2020〕560 号)
2	《电子病历系统功能规范(试行)》(卫医政发〔2010〕114 号)

编　号	国 家 标 准 规 范
3	《基于电子病历的医院信息平台建设技术解决方案（1.0 版）》（卫办综发〔2011〕39 号）
4	《居民健康卡技术规范》（卫办发〔2011〕60 号）
5	《国务院关于促进信息消费扩大内需的若干意见》（国发〔2013〕32 号）
6	《关于加快实施信息惠民工程有关工作的通知》（发改高技〔2014〕46 号）
7	《关于开展信息惠民国家试点城市评价工作的意见》（发改高技〔2015〕312 号）
8	《电子病历系统应用水平分级评价管理办法（试行）及评价标准（试行）》（国卫办医函〔2018〕1079 号）
9	《医院信息互联互通标准化成熟度测评方案（2020 年版）》（国卫统信便函〔2020〕30 号）
10	《中医病证分类与代码》（GB/T 15657—1995）
11	《信息安全技术：信息系统灾难恢复规范》（GB/T20988—2007）
12	《实验室生物安全通用要求》（GB 19489—2008）
13	《信息安全技术：网络安全等级保护基本要求》（GB/T 22239—2019）
14	《卫生信息数据元标准化规则》（WS/T303—2009）
15	《卫生信息数据模式描述指南》（WS/T304—2009）
16	《卫生信息数据集元数据规范》（WS/T305—2009）
17	《卫生信息数据集分类与编码规则》（WS/T306—2009）
18	《卫生信息数据元目录》（WS 363.1—2011～WS 363.17—2011）
19	《卫生信息数据元值域代码》（WS 364.1—2011～WS 363.17—2011）
20	《电子病历基本数据集》（WS 445.1—2014～WS 363.17—2014）
21	《基于电子病历的医院信息平台技术规范》（WS/T 447—2014）
22	《电子病历共享文档规范》（WS/T 500.1—2016～WS/T 500.53—2016）

第三章

智慧医院智能信息系统建设

第一节·医疗信息系统

■ 一、概述

（一）基本概念

数字医疗信息系统是指基于先进的计算机及网络信息技术（包括新兴的移动互联网、物联网、大数据、云计算等技术），服务于整体的医疗事业，实现医院内各类医疗信息、科研信息及管理信息的数据采集、处理、存储、传输、分析、共享的便捷化与智能化，从而为医院的整体运行提供全面、自动化的管理及各种服务的信息系统。

数字医疗信息系统是由数字医疗设备、计算机网络平台及医院业务软件实现高效整合的三位一体综合医疗信息系统，数字化医院工程有助于实现医院优质资源整合、全面流程优化，降低运行成本，提高服务质量、工作效率和管理水平。

（二）功能定位与建设目标

1. 功能定位·数字医疗信息系统需实现以下功能定位：就医流程便捷化、医疗质量优质化、诊疗病历电子化、工作效率最大化、决策分析科学化、办公流程自动化。

2. 建设目标·实现医院内医疗设备的数字化及网络化、医院管理的信息化、医疗服务的个性化，全面支持医院的事务处理与行政管理等业务，减轻医务人员工作强度，辅助医院管理，辅助高层领导决策，提高医院的工作效率和竞争力，使医院获得更好的社会效益与经济效益。

（三）系统构成

数字医疗信息系统整体架构如图3-1所示，以下将具体展开。

1. 界面层·直接面向用户的统一的系统界面，界面层利用业务主流的IT技术支持多种渠道接入。

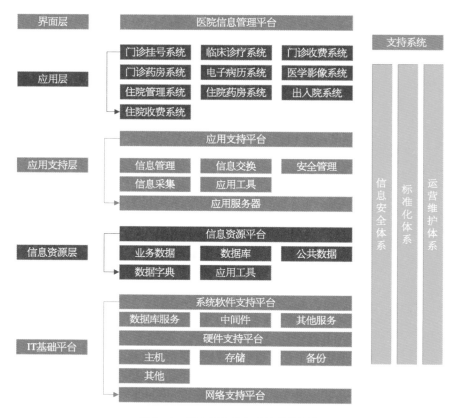

图 3-1 数字医疗信息系统整体架构

2. 应用层·提供所有的信息应用和系统管理的业务逻辑,通过应用支撑层进行数据处理,并将返回信息组织成所需的格式提供给客户端。

3. 应用支撑层·该层构建在应用服务器之上,提供了一个应用基础框架,并提供大量公共服务,以支撑应用系统的开发。应用支撑层包含了针对行业应用的先进体系结构,以建立高性能、高可靠性、高扩展性的应用系统,满足客户快速发展的业务需求。应用支撑层提供大量预制构件,提供业务构件的运行、开发和管理环境,最大限度提高开发效率,降低工程实施、维护的成本和风险。

4. 信息资源层·提供数据的存取管理,可以是关系数据库系统和数据仓库。信息资源层是企业信息资源的标准化的存储和积累,为系统应用提供数据访问服务。同时,信息资源层提供数据的备份和存储功能。

5. IT 基础平台·该平台为系统的软硬件及网络基础平台,分为三个部分:系统软件、硬件支撑平台和网络支撑平台。其中,系统软件包括中间件、数据库服务器软件等。硬件支撑平台包括:主机、存储、备份等硬件设备;网络支撑为系统运行所依赖的网络环境。

6. 支撑系统·系统建设和推广仅仅依赖应用系统建设、硬件网络建设是不够的,需要在系统安全和标准化方面,以及运行维护三个不同层面的工作来共同支撑。只有这样,才能使系统建设顺利进行,也才能保证系统推广后稳定运行。

(四) 关键技术与技术标准

1. 国际疾病分类·国际疾病分类(international classification of diseases,ICD),由世界卫生组织(WHO)主持编写并发布的一种疾病分类方法,是根据疾病的某些特征、按照规则将疾病分门别类并用编码的方法来表示的系统。ICD 是卫生信息标准体系的重要组成部分,完整 ICD 的统计范畴涵盖了死因、疾病、伤害、症状、就诊原因、疾病的外部原因等方面,被广泛应用于临床研究、医疗监测、卫生事业管理。

目前全世界通用的是第 10 次修订本《疾病和有关健康问题的国际统计分类》,保留了 ICD 的简称,并被统称为 ICD-10。ICD-10 在 ICD-9 的基础上增加了疾病分类的数量与细致程度,并且更适应于流行病学及保健评估的需要,编码方式更加科学实用。

2018 年 6 月 18 日,WHO 发布了《国际疾病分类》第 11 版(ICD-11)。ICD-11 首次完全电子化,此次修订的一个关键原则是简化编码结构和电子工具——这可让医疗保健专职人员更容易和完整地记录疾病。ICD-11 主要在"精神、行为或神经发育障碍"章节进行了变更与调整,包括原归于"冲动控制障碍"的赌博障碍和游戏障碍被纳入"成瘾行为所致障碍",与性健康有关的情况分离出来单独成章等。此外,ICD-11 引入了新的诊断代码,优化了之前的混乱状态。

ICD-11 在 2019 年 5 月举行的世界卫生大会上由审议通过,并于 2022 年 2 月 11 日正式生效。ICD-11 首次采用全数字化版本,使用对用户友好的格式加以呈现,并拥有多语言功能,可减少出错的机会。

2. 医学数字化影像通信标准·医学数字化影像通信标准(digital imaging and communications in medicine,DICOM)即医学数字成像和通信,是医学影像通信/交流的国际标准(ISO 12052)。DICOM 标准的推出大大简化了医学影像信息交互过程,推动了远程放射学系统、图像管理与通信系统(PACS)的研究与发展,基于 DICOM 的开放性与互联性,可实现与其他医学应用系统(HIS,RIS 等)的有效集成。

美国放射学会(ACR)和美国电器制造商协会(NEMA)于 1982 年联合成立 ACR-NEMA 委员会,致力于医学影像通信/交流规范的制定。于 1985 年和 1988 年发布了两套规范,即 ACR-NEMA 1.0 和 ACR-NEMA 2.0,1993 年发布统一的规范,正式命名为 DICOM 3.0。

在 DICOM 中,通过相应的资料结构定义"Patient、Study、Series、Image"这 4 个层次来存储。① Patient:包含患者的所有基本资料,包括姓名、性别、年龄等。② Study:包含检查种类,包括 CT、MR、B 超等。③ Series:包含检查的技术条件,包括视场角(FOV)、层厚等。④ Image:每一个影像由信息对象定义(information object definition,IOD)数据包构成,每个 IOD 包含像素数据和影像属性。

3. 医学术语系统命名 - 临床术语 · 医学术语系统命名 - 临床术语(systematized nomenclature of medicine clinical terms,SNOMED CT),即系统医学命名法——临床术语,是一个综合性医学术语集,包括了健康和卫生保健领域的大量专业术语,如人体结构、临床发现、临床操作、事件、药物等 19 个临床内容,可用来编码、提取和分析临床数据,支持医学数据的一致性索引、存储、调用和跨专业、跨机构集成,对医疗健康信息的语义互操作具有重要意义。

SNOMED CT 提供了一种标准化方法,用来表达医生的临床描述。因为概念及其标识符的唯一性,用 SNOMED CT 表达电子健康档案和电子病历中的临床内容,可保证数据含义的一致性,且计算机能够自动识别、检索和处理。SNOMED CT 的主要内容包括概念表、描述表、关系表、历史表、ICD 映射表和 LONIC 映射表等,其中概念表、描述表、关系表是三个核心表。

SNOMED CT 与 ICD、DICOM、LONIC、HL7 等医学领域主要标准都有广泛合作。SNOMED CT 与 ICD 主要是做映射,拥有专门的 ICD 映射表,实现细粒度到粗粒度的映射;SNOMED CT 与 DICOM 两个标准已经共享部分词表;SNOMED CT 与 LONIC 之间已经做了映射,拥有专门的 LONIC 映射表,且 LONIC 常与 SNOMED CT 配合应用于 HL7 消息中,分别表述检验的问题/动作和检验的编码型取值;SNOMED CT 与 HL7 相互合作与支撑,HL7 中只要涉及症状等临床信息的表示,绝大部分都会指定使用 SNOMED CT,而 SNOMED CT 的引用也促进了 HL7 消息的语义互操作性。

SNOMED CT 通过提供语义丰富的临床术语来满足各种应用需求,包括:① 电子病历:SNOMED CT 作为术语词典支持电子病历后结构化处理和存储、辅助医生医嘱录入及语义检索,通过标准化并共享个人健康档案及电子病历,减少重复检查和治疗,提高个人诊疗效果。② 临床决策支持:辅助生成诊断方案、创建医疗警报,如药物过敏等供医生临床诊断。③ 医疗数据互操作:作为编码系统应用于各医疗机构,促进医疗数据互操作。④ 统计分析:基于语义丰富的临床概念及多层级结构提供更准确的统计分析报告。

4. 观测指标标识符逻辑命名与编码系统 · 观测指标标识符逻辑命名与编码系统(logical observation identifiers names and codes,LOINC)旨在为检验测量、临床结果和观测定义一套标准的字码和名字,促进检验与临床观测指标结果的交换、汇集与共享,使其更好地服务于临床医疗护理、患者治疗管理以及科学研究工作。

LOINC 数据库实验室部分所收录的术语涵盖了化学、微生物学(包括寄生虫学和病毒学)、血液学及毒理学等常见类别或领域;还有与药物相关的检测指标,以及在全血细胞计数或脑脊液细胞计数中的细胞计数指标等类别的术语。

LOINC 数据库临床部分的术语则包括生命体征、血流动力学、液体的摄入与排出、心电图、心脏回描、泌尿道成像、胃镜检查、呼吸机管理、精选调查问卷及其他领域的多类临床观测指标。

5. 卫生信息交换标准·卫生信息交换标准(health level 7，HL7)作为标准化的卫生信息传输协议，是当前世界上实现医疗信息系统间通信交流及协同工作的重要标准。它允许各个医疗机构在异构系统之间进行数据交互，包括整合非标准信息格式。HL7 是一个基于国际标准化组织(ISO)公布的开放式系统互联通信参考模型(open system interconnection reference model，缩写为 OSI 模型，见图 3 - 2)第七层应用层的医学信息交换协议。

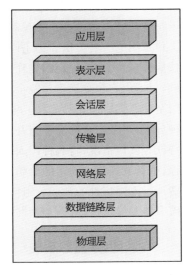

图 3 - 2　OSI 模型

HL7 规范各医疗机构之间，医疗机构与患者、医疗行政机构、保险机构以及其他机构之间各种不同信息系统之间进行医疗数据传递的标准，主要是规范 HIS/RIS 系统及其设备之间的通信，它涉及病房和患者信息管理、实验室检查系统、药房系统、放射系统、收费系统等各个方面。HL7 的宗旨是开发和研制医院数据信息传输协议和标准，规范临床医学和管理信息格式，降低医院信息系统互连的成本，提高医院信息系统之间数据信息共享的程度。使医院信息系统适应"以患者信息为中心"的要求。

HL7 并没有提供一个完全的"即插即用"解决方案，因为在医疗机构的传输环境中有两个重要的影响因素：医疗机构的传输环境中缺乏处理的一致性；产生的结果需要在用户和厂商间进行协商；因此，它提供的是一个可在较大范围内选择数据和处理流程的灵活系统，并尽可能地包括所有已知的程序[触发器(trigger)]和数据[段(segment)和域(field)]要求。

HL7 作为信息交换标准，自 1987 年发布 V1.0 版后相继发布了 V2.0、V2.1、V2.2、V2.3、V2.3.1，2000 年发布了 V2.4 版，现已用可扩展标识语言(XML)开发了 V3.0 版。其中，HL7 V3.0 参考信息模型已经成为中国国家标准(GB/T 30107 - 2013)。

6. 诊断相关分组

(1) 概念与原理：诊断相关分组即疾病诊断相关分组，是 20 世纪 70 年代由美国耶鲁大学卫生研究人员基于 169 所医院 70 万份病历的分析研究，提出的一种住院患者病例组合方案，是当今世界公认的比较先进的医疗支付方式之一。DRG 以患者出院病历为依据，综合考虑患者的主要诊断和治疗方式，结合患者个体特征如年龄、性别、住院天数、合并症与并发症等，根据疾病的复杂程度和治疗费用，将临床过程相近、费用消耗相似的病例分到 500～600 个诊断相关组的同一组别中。由于病例数量和类型众多，DRG 系统需要以 ICD 编码为基础。

(2) 应用：基于 DRG 分组，医疗机构可以不断优化医疗质量管理，缩短住院天数，实现费用控制；卫生管理部门可以对不同的医疗机构开展较为客观的医疗服务绩效评价，评价维度涉及医疗服务范围、医疗服务效率及医疗服务质量等；医疗保险部门也可以根据 DRG 分组进行医保付费的管理，为付费标准的制定尤其是预付费的实施提供了基础。

（3）单病种与 DRG 付费的异同：单病种付费是指对相对独立、单一的疾病诊疗全程进行费用独立核算和总量控制，并制定出相应的付费标准，医保部门按照标准向医疗机构支付费用的一种方法。① 两者的共同点包括：两者数据源均来自病案首页；两者均属于按病种付费，按照确定的医疗费用标准对医疗机构进行补偿；两者均以各自分类方案为基础，付费内容包含患者住院全程产生的所有诊疗费用；两者均遵照"定额包干、超支自付、结余归己"的支付原则。② 两者的根本区别是分组原理的区别：单病种付费根据单一病种分组，不考虑合并症和与并发症；DRG 付费则是综合考虑合并症与并发症及患者个体特征等其他情况，将病种归入多个病组。基于分组原理的不同，从而形成了不同的付费过程、结算方式等。固定的单病种付费灵活度较差，费用不能覆盖一些复杂疾病用；DRG 付费基于不同病种的类似分组空间，形成科学有效的疾病成本核算标准，支付时可以有效突破客体差异、医疗服务复杂性和经济水平差异对疾病的影响。

■ 二、医院信息系统

（一）门诊基础业务系统

1. 门诊医生工作平台・随着医院业务的不断快速发展，信息技术的日新月异，各类新应用伴随着新技术、新手段不断推陈出新。传统 HIS 系统正面临着变革、重构，尤其是以医生工作站为代表的临床应用正从 HIS 中独立出来，一种新的系统体系 CIS 逐渐出现在我们的视野。新的架构体系也带来了新的医生工作站设计思路，区别于原有相对零散、相关孤立的医生工作站，一种新的集成化、一体化的医生工作平台应运而生。

门诊医生工作平台是门诊医生完成日常临床医疗工作的一体化工作平台，门诊医生工作平台帮助医生完成就诊、诊断、处方、治疗处置等诊疗活动。除传统的医生工作站需要处理的工作以外，门诊医生工作平台应集成以下各项工作重点。

（1）电子处方：功能要点包括以下几方面。① 支持临床项目输入，同时可以对物价局或医保局规定的项目进行临床对应，保证医生临床业务的需要。② 可设置科室或个人的常用药品及项目，并在输入中使用。③ 可支持处方的临床诊断录入，诊断录入采用标准的 ICD 编码。④ 能提供默认的药品或项目的用法、剂量、嘱托等设置；能按照剂量、频次、天数计算数量；嘱托可以使用常用嘱托库进行选择。

（2）门诊电子申请单：功能要点包括以下几方面。① 应支持申请单界面自定义，可为检查和检验的不同需求单独设置界面；同时也应提供设置申请单业务规则功能，保证界面和手工单据尽可能地一致，让医生简洁明了开展工作。② 系统应支持多种临床项目选择，支持多栏目的临床项目选择，界面直观、友好。③ 系统应支持申请单成组模板，支持全院、科室、个人三种方式的申请单成组模板，可一次录入多张申请单，并可设置申请单中的默认信息，操作简捷。

（3）报告调阅：功能要点包括以下几方面。① 报告发布：检查、检验科室完成报告审核发布后，应向医生提供在门诊医生站对患者电子报告的集成式方便快捷访问功能，无须纸质打印。② 报告查询：报告应展示包括图像在内的完整报告信息，并对实验室及其他检查中的异常指标能用不同颜色或特殊标记显示，实现简洁的预警提醒作用。

2. 门诊护士站·门诊护士站是协助门诊护士对门诊患者完成日常护理工作的业务系统。它的主要任务是协助护士核对并处理医生下达的注射、治疗、换药、抽血、手术等工作，对注射治疗等执行情况进行管理，同时协助护士完成护理及门诊分诊、导诊等日常工作。门诊护士站的功能主要包括以下几个方面。

（1）护士分诊工作站：① 按挂号序号或到达候诊区患者身份确认的时间依次安排患者就诊。② 挂号分诊应提供多屏显示功能（医师、护士、候诊厅）。

（2）注射护士工作站：① 应提供皮试及某些过敏试验结果录入。② 能处理患者分几天多次注射的情况。③ 对确认需要执行的输液单，提供打印贴瓶单、输液卡功能；打印信息应完整显示执行时间、执行人、皮试情况等关键工作信息。

（3）换药、手术护士工作站：① 能通过患者就诊号接收医师的换药或手术医嘱。② 可实现自动统计换药次数、手术例数、手术病种统计、护士工作量等查询统计功能。

（4）抽血护士工作站：① 自动接收已经交费的抽血等实验室检查信息并打印出"不干胶"试管标签或通过自动贴管机进行打印。② 应支持抽血人次、项目、试管数、护士工作量等项目的自动统计。

（5）留观护士工作站：留观护士工作站一般采用住院模式，基本功能与要求与住院护士工作站类同。

（6）门诊预检：具备体征信息等门诊预检数据采集功能。

（二）住院基础业务系统

1. 住院医生工作平台·与门诊医生工作平台类似，住院医生工作平台也已经从以往孤立的医生工作站转变为以集成医生工作站、电子医嘱、电子申请单、临床调阅、临床路径、结构化电子病历等多个系统的一体化工作平台，同时融入病历质控、抗菌药物管理、医院感染管理等临床管理类应用，可以说住院医生工作平台是一个涵盖医生所有工作的一体化操作平台。住院医生工作平台具备如下几个特点。

（1）有机整合：住院医生站将医生处理的电子病历、电子医嘱、电子申请单、临床路径、抗菌药物管理、医院感染管理等多个独立子系统有机整合，避免医生和护士临床工作常常要登录多个系统、重复录入病历信息和医嘱信息等情况，也规避不同系统的信息不能共享利用、主要流程不连贯需要多个步骤才能完成等问题。这样一定程度上提高了临床工作者的工作效率和工作积极性，使之功能更全面、流程更通畅，有较好的用户体验。

（2）有效提醒：住院医生站作为医生工作的工具，能及时提醒医生每天应该完成的工作,对于临床医生来说,应具有很好的引导作用。

(3)提升体验:从临床医生的工作流程角度考虑,应将医生日常的工作整合在一个工作台页面,通过点击对应的链接能直接定位到相对应的模块,实现多种业务的集成访问处理。

2. 电子医嘱·电子医嘱即计算机化医生医嘱,医嘱录入系统(computerized physician order entry, CPOE)是指医生通过系统完成长期医嘱、临时医嘱、手术医嘱等各类医嘱的录入,并与收费系统对应,既实现了医嘱的电子化录入,又能完成准确收费。电子医嘱系统在医嘱录入时要遵循规范性、快捷性、安全性、流畅跟踪原则。电子医嘱主要包括以下功能。

(1)一般医嘱录入:要求支持临床项目输入,并对物价局或医保局规定的项目进行临床对应,保证医生临床业务的需要。为提高医生医嘱录入效率,系统应支持按当前操作员所用药品、项目等使用频率的自动排序功能。

(2)其他属性医嘱录入:支持长期医嘱和临时医嘱混合输入,提交后由系统自动判别长期医嘱、临时医嘱,同时应支持成组医嘱输入。支持当前患者历次医嘱的调阅、复制及运用。

(3)一般医嘱处理:应支持包含婴幼儿医嘱的录入、停止及取消功能;同时需支持会诊医嘱,医生对医嘱的新增、作废、停止等操作,提交后均需以消息机制通知护士站审核并执行。

(4)过敏医嘱处理:皮试药品应能自动提醒医生开出皮试医嘱,并按需要领用皮试液进行皮试,皮试结果应返回至医生工作站等相应业务系统作为日常提醒,保证患者用药的安全。

(5)用药范围设置:应提供多种可设置的用药范围,对超出用药范围的可提示、可限制,如按患者类型、按诊断、按患者体重和年龄设置用药范围。

(6)医嘱查询:应提供长期医嘱、临时医嘱、有效医嘱、全部医嘱、历史医嘱的查询,并提供医嘱执行情况、患者费用明细等查询。

(7)医嘱打印:系统需提供对长期医嘱和临时医嘱打印的设置功能,针对名称、规格、频次、用法、嘱托、执行时间等具体医嘱内容,可按医嘱分类设置打印属性,医嘱打印应支持续行打印和完全打印。

(8)多种材料联动处理:系统应根据医生输入的医嘱,自动计算联动材料,并交由护士系统进行审核,保证材料费用不多记也不漏记。

3. 电子申请单·电子申请单是指通过医生站与PACS、LIS等系统进行互联互通,并用电子化取代原先纸质的申请单流程。从整体就诊流程上看,推行电子申请单的优点在于:① 健全患者信息电子化管理。② 规范患者流程管理。③ 减少费用跑、冒、漏、扣,节约纸张。④ 减轻收费处排队现象。⑤ 提高收费人员和检查登记人员工作效率。⑥ 减少患者在医院无效逗留时间。⑦ 提高就医感受。电子申请单应具备以下功能特点。

（1）界面可定制：应具备可定制的申请单界面，可为检查或检验定制各种不同用途的实验室及其他检查单。

（2）模板成组设计：应支持全院、科室、个人三种方式的申请单成组模板，可按照个人的不同需要一次录入多张申请单，保证操作的安全性。

（3）临床信息自动采集：检查申请单填写所需的临床信息（诊断、主诉、现病史），应可自动从病历中自动提取，减少数据重复录入。

（4）按申请单调阅报告：① 报告发布：患者完成实验室及其他检查后返回病区，医生在住院医生站可第一时间接收到已审核发布的患者电子报告消息，通过消息提醒即可浏览相应报告，报告应支持文字、图像信息的显示，需要时也可直接打印。② 报告查询：已经完成的实验室及其他检查报告，可采用一定方式直观地显示结果信息，异常指标应能突出显示，医生根据需要可对实验室检查结果进行既往比对，也可绘出指标趋势图，从而为患者病情的发展变化提供决策。

（5）闭环管理：检验、检查项目的执行应完整构建信息化闭环管理流程，包括从临床申请到医技接收、报告发布、危急值提醒、输血反馈等各个核心环节形成可视化流程追溯，减少因流程缺失带来的医疗安全隐患。

4. 电子病案·电子病案应具有以下几项特点。

（1）基础数据与 HIS 完整对接：保证病案系统导入后能上传到卫生健康委员会的病案系统，保证病案系统的统计的准确性。

（2）减少信息重复录入：系统应自动采集各业务系统中登记的患者信息、临床诊断信息及手术信息，并在患者出院后能自动导入患者的费用信息，从而有效减少信息重复录入。

（3）信息校验：病案保存、提交时，病案信息的必填项是否完整应进行自动校验与提醒，并对缺项信息实现自动定位，便于审核完善，信息不完整的病案不允许提交保存；同时，关联输入项之间的逻辑关系应给予系统控制提醒，保证病案首页信息质量。

（4）无缝导入病案系统：电子病案首页信息完成归档后由后台任务自动完成导入病案系统中，病案人员在病案系统审核后把病案信息接收入库。

5. 移动医护系统·无线医护系统接入现有的住院医生站系统，为现有医生站提供了床边查询的功能，保证了医生日常查房所需的各种临床资料，协助医生解决查房、会诊等医疗工作。

无线医护系统建立了医护之间的消息通信平台，为日常工作流程架起信息桥梁，通过彼此的及时沟通联系，让医护之间的配合更紧密、更协调，降低医疗事故发生率。

（1）移动护理：移动护理系统是采用无线网络、物联网设备、移动互联网、无线射频识别（radio frequency identification devices，RFID）及条码识别等新技术将护理信息系统延伸至患者床旁，可以看作是护理信息系统的移动应用场景。通过建立患者腕带标识实现患者身份条码化，利用掌上电脑（personal digital assistant，PDA）配合条码识别技术实现医嘱执行及实施跟踪医嘱的生命周期,实时记录患者的生命体征,有效降低医疗事故发生率,提高医疗质量和护理水平。移动护理系统架构如图 3-3 所示。

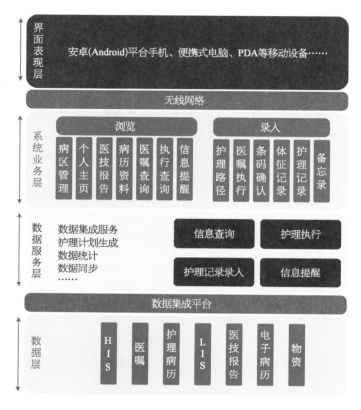

图 3-3　移动护理系统架构

移动护理系统的数据与 HIS 系统的数据相互独立又相互交互。HIS 系统中的患者信息、医嘱诊断信息、科室信息可以通过同步任务及时反映到病历系统中。

在完成各个护理病历的录入后,这些病历数据可以存放在单独的数据库中。数据的访问通过统一的平台进行处理。当患者入区登记后,电子病历系统中通过规则控制可以对相关病历的录入实现提醒。当患者开立医嘱信息后,电子病历系统中通过同步平台查看患者的治疗信息、处方信息、检查信息。当特定的体征信息出现,医生可通过交互平台,根据患者的体征情况及时调整治疗方案。

移动护理通过配置手持设备(PDA、便携式电脑等)以方便护士不在工作站旁时完成相关操作。移动护理系统运用无线网络、二维码和 RFID 等技术,通过手持数据终端,实现以患者为中心的护理工作。目前要求医院新建移动护理系统,实时记录医嘱执行情况,并能将医嘱执行记录上传到集成平台。

移动护理系统的功能包括以下四个方面。① 信息查询:可查询显示病区患者列表、病区护理情况简介，显示当前护理工作站负责的患者或当前病区所有在院患者，显示模式以卡片形式展现，可标注患者危重等级、患者分类、护理级别、重点患者等医生关注的信息。② 移动护理表单：可管理体温单、表格式记录单、评估单、病室交班报告、出院指导等五大类护理病历。③ 移动护理质控：通过移动护理质控平台，应实现对护理病历进行病历的抽查、查阅、评分等。主要包括：护理病历质量概览；时限报警查看、重点患者查看、病历完成情况、问题回复等；护理病历评分；根据条件查找病历并进行评分。④ 查询统计：能根据组合条件查询符合要求的信息。

移动护理系统相比传统临床护理系统具有如下优势。① 患者身份条码化或芯片化，不再像传统方式依靠床号和住院号来识别患者，而是通过患者条码或芯片腕带来识别患者信息，方便临床工作。② 根据医嘱建立护理计划，对医嘱的实际床旁执行环节进行跟踪，记录长期医嘱和临时医嘱的实际执行人和执行时间，与原信息系统的领药、费用执行人真正区分开来，完成对护理质量的实时监控。③ 提供更为快捷的信息通信平台。提供重要医嘱提示、危重患者通知、手术通知等服务，加强医护间的有效沟通，提高医疗服务质量。

（2）移动医生：移动医生系统和医院原有的内部信息系统（HIS、PACS、EMR、RIS、LIS）集成，实时跟踪医嘱的生命周期，实时记录患者的生命体征，提高医疗质量和护理水平。移动医生系统需要实现的主要功能如图3-4与表3-1所示。

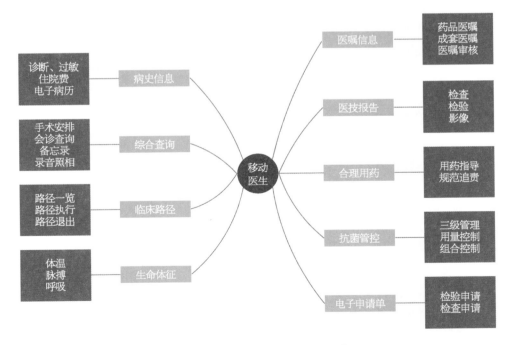

图3-4 移动医生需要实现功能总览

表 3-1 移动医生主要功能描述

编　号	业　务　动　作	功　能　描　述
1	患者列表	显示当前医生负责的患者或当前病区所有在院患者，显示模式以卡片形式展现，卡片同时显示该患者的护理等级、危重等级、过敏信息、近期报告提示等
2	手术安排（病区）	显示当前病区患者的手术安排记录
3	会诊单（病区）	显示当前病区患者的会诊单
4	智能提醒（病区）	显示当前病区的提醒信息，包括目前护士或个人的信息，扩展支持自定义信息类型（医技报告、危急值、病历时限）
5	近期报告（病区）	显示本病区所有患者近日内完成的医技报告
6	患者信息	显示当前患者的基本信息、临床诊断、过敏信息、用药信息等
7	医嘱信息	显示当前患者医嘱信息
8	电子申请单（检验）	网页版检验申请单或集成组件式申请单
9	电子申请单（检查）	网页版检查申请单或集成组件式申请单
10	医技报告（检验报告）	按检验分类和日期倒序显示当前患者的检验报告单，同时显示最近历次结果，支持动态显示变化趋势图
11	医技报告（检查报告）	显示当前患者的检查报告单
12	医技报告（PACS图像）	显示当前患者的PACS图像
13	生命体征（体温单）	按日期倒序显示当前患者的近期体征数据，提供图表曲线方式展现
14	手术安排（患者）	显示当前患者的手术安排记录
15	会诊单（患者）	显示当前患者的会诊单信息
16	病历资料	显示当前患者的各类病历资料
17	备注	显示、添加、删除患者相关的便签信息
18	EMR	电子病历调阅
19	草药处方	适用于中医院医嘱
20	临床路径	与临床路径同步

（三）医技基础业务系统

1. 检查预约系统·当前，随着就诊患者量增长，医院有部分的检查项目和一些治疗项目因检查治疗仪器和人员安排的资源有限，为了便于各检查科室的工作顺利开展，则需要安排患者预约就诊。目前来说,检查患者的预约方式主要为医生开了检查申请单后,患者带着申请单到各个检查科室单独预约自行检查的项目,无法统一调度各类检查资源,并且无法对各类检查之间的检查冲突进行合理安排,势必造成大量资源浪费和患者检查过程的时间浪费,影响医院的流转效率与就诊秩序的维护。因此,应建立一套面向全院检查科室的全院级检查预约管理系统。

检查预约平台支持所有医技科室的检查项目(如放射、超声、内镜、核医学、病理、心电图、脑电图等),为最大限度实现患者的分布式管理,减少患者往返排队,平台应提供几种集成方式将信息和功能延伸至门诊医生站、住院医生站、住院护士站、检查科室、后勤护送人员等需要使用该平台的科室,所有预约操作及信息全部由平台统一进行管理。

平台功能延伸至患者整个检查流程,预约模式需支持中心集中预约、各病区护士自行预约、各检查科室自行预约。通过这个平台,可以实现门诊、住院患者检查预约统一管理,各种检查资源统一调配,合理安排每个患者各项检查。由于各检查科室之间共享了预约信息,增加了检查部门之间的协调性,使临床医护人员全面掌握检查科室的忙闲状态,提高了工作效率,在患者到科室做检查之前,预先安排好检查的时间和顺序,使患者到相应的检查科室后,能很快完成检查,最大限度减少等待时间。

系统应同时提供预约修正、预约查询、预约汇总、预约排班、预约规则、检查冲突算法、检查禁忌和注意事项提醒、预约通知、患者预约回执和后勤服务调度等(图3-5)。

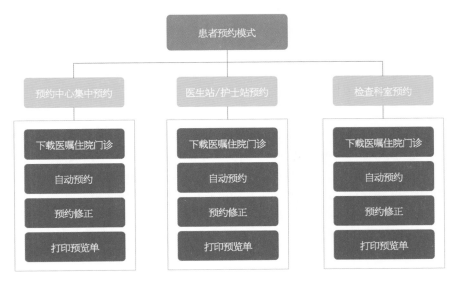

图3-5 全院检查预约系统的功能

2. 影像信息管理系统

(1) 影像归档和通信系统(picture archiving and communication systems, PACS):

PACS 系统作为全院影像信息系统的基础，担负着全院影像数据的集中存储与管理功能。因此，PACS 系统架构应遵循 IHE 集成标准，形成开放性与扩展性的系统，同时具有极高的稳定性和安全性，保证系统安全运转。因此，影像存储应采用两级全在线存储模式，保证所有影像资源的高效访问，同时提供影像数据的备份存储与有效回复还原机制，以保证存储影像的数据安全。

为保证影像数据使用的高效性和未来影像打印的方便性，系统应具有电子胶片功能。将电子胶片与原影像进行同序列保存，以便于实现临床调阅时只看关键影像，既方便临床医生阅片又有效缓解了影像调阅时的网络压力。同时，利用电子胶片功能，可以与 RIS 系统中的报告打印功能相结合，实现报告与胶片的按需打印、集中打印和自助打印，充分缓解医护人员的工作压力，减少了原医院中大量的理片、核片工作。

同时，影像系统不再是仅仅针对放射科使用，而是面向全院影像科室，因此，系统不但应提供医学数字影像和通信（digital imaging and communications in medicine，DICOM）管理功能，还应全面支持如 JPG、BMP、PDF 等多种图像格式的存储与管理，并具有动态影像数据的存储与管理功能，真正实现全院级大影像科室的业务能力。

在影像后处理能力上，系统不但要提供高效、多样的调阅方式，还应具有完善的影像处理功能，以保证诊断医生在诊断过程中对影像的处理功能。为解决临床对影像调阅的需求，应提供基于网页（Web）的临床调阅与处理功能，即临床不再是单纯的调阅，也应具有与放射科一样的影像处理能力。同时系统还应具备基础的三维处理功能，如多平面重建（multiple planar reconstruction，MPR）、最大密度投影（maximum intensity projection，MIP）阅片，虚拟现实（virtual reality，VR）重建等多项功能，为诊断医生提供更加强大的辅助诊断手段。

（2）放射报告系统：从未来的发展趋势来看，放射报告系统应形成基于知识库的报告体系，即根据申请单项目关联相应报告模板。报告模板应提供结构化录入内容，减少医生手工书写数据量，提供多种调整方式和双语模板。模板可以根据医生和医院特点进行自定义。并且整个报告体系应给予国际疾病分类标准进行编辑，如美国风湿病学会（American College of Rheumatology，ACR）疾病分类、ICD - 10 疾病分类等。

结构化的报告即报告文本结构化、下拉菜单式输入、报告修改痕迹保存和全文检索与查询等功能。报告系统应提供完整和丰富的诊断知识库，如诊断知识词典、疾病分类分期标准和检验知识词典等。

系统应提供充分的数据挖掘和利用能力，如读片会诊、科研教学、病理随访等功能。并从根本上提升放射科管理水平，如质量控制、各类型统计报表与分析、全面的主任管理能力。

系统还应具备强大的临床互动能力，以满足未来信息化发展和建设数字化医院的要求。如检查和检验科室互相调阅、影像科室调阅临床病史、网页形式的临床报告与影像调阅手段等。

（3）超声报告系统：超声信息系统建设应实现超声科目前及即将购置的影像设备的集中式的数字化超声科工作流程，实现超声图像、文字集中统一存储、利用计算机网络，实现检查预约→登记签到→检查记录与图像采集→诊断与报告→报告发布等超声科无纸化、自动化工作流程；实现诊断、报告书写及报告打印计算机化。与 HIS 等信息系统的整合与数据交换，实现患者基本信息、收费信息、检查信息的双向交互；超声科与其他医技科室信息系统的整合与数据交换，实现各科室相关报告的整合和互相调阅。系统应具备整合与拓展能力，充分利用医院现有的基础设施、设备、网络、信息技术资源；并满足以后再购置的设备随时连接入系统。

同时，由于超声诊断的实时性，系统应提供结构化的报告体系，提供各类型专业诊断模板。这样，就可以根据患者申请单检查项目与检查部位直接获取相应模板，在结构化的报告中，通过下拉菜单方式选择输入内容，快速形成诊断报告，并根据已配置的关联项目获得诊断结论，以配合超声诊断的实时性。减轻医生输入报告的烦琐程度，提高超声检查效率。

由于超声检查的特殊性，系统应提供合理的分诊方式，即系统可以根据预设规则有效维护候诊队列，提供多种分诊方式，满足医生对患者候诊的提醒与服务。同时应集成于系统内部，不需要增加单独软件或硬件，使医生检查过程中自动确认本次结束，呼叫下一位患者的操作。

（4）内镜报告系统：内镜信息系统建设应实现内镜科目前及即将购置的影像设备的集中式的数字化内镜科工作流程，实现内镜图像、文字集中统一存储、利用计算机网络，实现检查预约→登记签到→检查记录与图像采集→诊断与报告→报告发布等内镜科无纸化、自动化工作流程；实现诊断、报告书写及报告打印计算机化。与 HIS 等信息系统的整合与数据交换，实现患者基本信息、收费信息、检查信息的双向交互；内镜科与其他医技科室信息系统的整合与数据交换，实现各科室相关报告的整合和互相调阅。具备整合与拓展能力，充分利用医院现有的基础设施、设备、网络、信息技术资源；并满足以后再购置的设备随时连接入系统。

同样，由于内镜诊断的实时性，系统在报告处理上应采用前述超声相同的方式，以减轻医生输入报告的烦琐程度，提高超声检查效率。

（5）心、脑电报告系统：为满足未来医院业务发展并适应医院信息化发展要求，应建立一个全院化、全面性、标准化的心电信息系统，形成心电全院化电子闭环处理流程，实现心电业务的全程数字化管理，提高心电业务工作效率。首先，要实现检查预约→登记签到→检查记录→诊断与报告→审核报告→报告发布等无纸化、自动化工作流程；其次，要实现诊断、报告书写及报告打印计算机化。通过建立医院心电管理统一的资料信息库，在实现高效数字化管理的基础上，提高心电业务的管理水平。

系统应遵循 IHE 基础技术架构，采用开放式接入端方案，建立信息整合平台体系的技术架构，为实现更大范围可扩展、可长远持续发展打下基础，并完成心电信息系统与现有全院信息系统的有效集成,实现心电信息全院共享。

心电信息管理系统使心电数据长期保存,避免了热敏心电图纸保存期有限的问题,规范管理,杜绝漏费,实现工作流程自动化,减少工作差错以节约成本,提高医生诊断和科研水平。

3. 实验室信息系统 • 从医院实际业务发展需求角度出发,整个检验科室的发展最终应该形成全院级综合性医学实验室。这样,医院应建设具有与之配套的,满足综合性医学实验室业务需要,遵循《医学实验室:质量和能力的专用要求》(ISO 15189)标准,具备HL7 通信协议,符合美国试验材料学会(American Society for Testing Material,ASTM)仪器接口格式,并具备 IHE 集成能力的开放式全院级实验室信息管理系统。

为满足未来医院业务发展的需要,全院级实验室信息管理系统不是简单地对手工业务模式的电子化,也不是对经验型业务模式的电子化,而是实现了实验室内部业务流程的电子化、自动化、集成化运行及管理,而且也实现了实验室与临床科室、其他医技科室及医院管理部门之间的信息互动、诊断参考、决策支持等跨系统集成,为信息共享和数据挖掘创造了必要条件,使实验室数据的利用最大化。

系统设计应符合 ISO 15189 实验室标准(图 3 - 6),规范各环节操作,采用条码化管理、可追溯管理、数据标准化管理、质量管理等精细化管理手段提升实验室的综合能力。

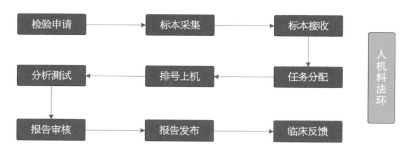

图 3 - 6　ISO 15189 实验室标准

(1) 常规检验管理:系统通过条码化管理,进行标本条码标识,杜绝人为出错,通过门诊一卡通流程,标本采集窗口自动扣费。系统应具有检测周转时间(turn-around time,TAT)的时间控制功能,通过与无线条码技术结合,提取准确标本采集时间,实现流程精细化管理。提供全面的质控管理功能,有效控制实验室检验效果。

检验开始前,通过医生开具的检验申请单为源头,形成贯穿检验过程的唯一条码号,通过与 HIS 系统接口,完成与 HIS 系统的信息交互,实现患者信息确认、下载申请单获取患者信息、动态追加检验项目、汇总检测项目、完成费用确认等应用功能。

标本送至医学实验室时,通过扫描条码完成标本有效性验证、费用确认、生成签收流水号,确认签收入库。并根据流水号自动排号上机进行项目检验。系统应支持单工、双工、大型检验流水线等多种检验设备。

检验完成后,系统自动获取患者信息,将检验结果转入系统,形成检验报告。系统应提供报告智能审核、危急值提醒和历次检验结果比对等功能,最终进行临床发布,供临床医生调阅。系统应加强与临床的互动能力,为临床提供如历次检验结果趋势分析、检验指标临床意义、检验数据参考等,更好地实现让检验结果为临床服务的目的。

(2)微生物管理系统:微生物管理系统是全院信息化管理中的重要组成部分,在遵循 ISO 15189 标准的前提下,应充分解决微生物的多级报告(图 3-7)、原始记录单等信息的发布,为临床的治疗提供更为及时有效的报告支持,实现微生物检测过程信息的无纸化等问题。微生物管理系统帮助医院微生物检测管理逐步走上信息化、科学化、规范化道路,帮助医院实现信息和资源共享,以适应信息化社会发展的要求。

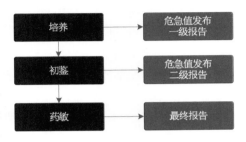

图 3-7 微生物管理系统多级报告制度

微生物管理系统作为医学实验室中相对其他检验来说比较独立的系统,系统应具有微生物多级报告、原始记录单等信息管理的基本功能。整个系统是从 HIS 开具项目到标本采集,标本送到微生物室进行签收开始,新建标本的同时接收患者信息、录入标本信息,然后进行接种并放入培养箱进行培养。在培养阶段,应能够根据患者所在病区及标本种类进行排序,以方便业务人员查找到所要患者或标本。最终微生物检测过程全部完成后,根据需要鉴定药敏并输出结果报告,发布报告至全院网络,全程实现无纸化信息化管理。

系统的多级报告是指在培养、初检和药敏过程中,每个阶段分级发布报告,便于临床及时了解到阶段性培养结果。阳性药敏报告应支持多组药敏结果同步出或分开出报告。同时,在每一级报告发布过程中均应设置有微生物危急值传报功能,以便于临床及时对患者做出合理处置。

系统除基本业务功能外,还应具备超级细菌预警管理、耐药菌、泛耐药菌、抗生素监测管理、细菌药敏分析统计、微生物专家库,报告提示应显示临床用药建议,同时应支持微生物质控、细菌耐药性监测数据处理等强大的辅助与查询统计功能,以便进一步提升微生物检验在全院信息化中的作用与地位。

(3)检验质控管理:随着实验室检测水平的不断发展,对检测结果的质量控制要求也越来越高,因此,综合性医学实验室系统要提供全面和完善的质控管理功能。

系统的质控管理应具有多种质控规则并支持自定义质控规则,以适应医院根据自身业务的需要进行个性化质控管理。支持定量、半定量、定性项目质控,提供多种质控图表和分项目质控,具有靶值对比分析和移动靶值分析功能,并且应具有批号质控和月中换质控批号的功能。

同时系统应具有微生物质控和温湿度监控管理功能。如微生物培养基、涂片、试剂质控管理记录,具有微生物药敏质控绘图,空气物表监测记录和实验室环境、冰箱温度等温湿度监控,并能够记录检测环境数据。

4. 病理信息管理系统·病理科作为基于病理标本检测后最终诊断结论的出具者,业务流程复杂,工作量巨大,同时承受着很大的业务压力。因此,病理系统应建成一套基于IHE 国际基础架构设计,遵从美国病理学家协会(College of American Pathologists, CAP)标准认证,符合《电子病历系统功能应用分级水平评价方法及标准》对病理业务信息化的要求。病理系统应与全院信息系统无缝融合,在临床科室、内镜室、手术室都能够直接下达电子病理申请单,医生也能够查询浏览到患者相关信息与相关诊疗信息,形成一个涵盖病理科内外全部环节的闭环流程(图3-8)。

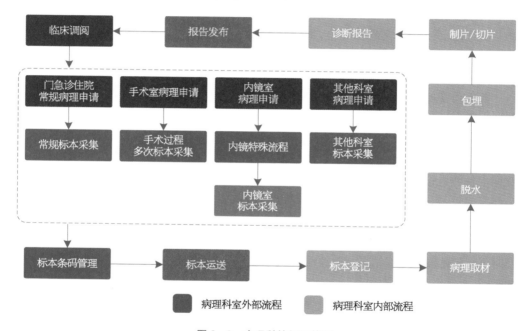

图3-8 病理科的闭环管理

病理系统应提供多类型申请单,并可以实现病理科流程的电子化和条码化管理,填补病理检查申请电子化盲区,为实现病理信息数据全院共享与调阅提供基础。

为缓解病理科医生的工作强度,系统应提供如 Word 形式的报告界面,结构化的录入体系,即医生不必再手工输入大量烦琐的文字,仅需通过预制的系统模板,快速录入检查所见,就可获得相关的诊断结论,形成报告。系统模板应能够根据医生习惯、医院要求等进行自定义,形成符合医生操作方式和体现医院特点的报告模板。

同时,系统应提供病理材料管理功能,如借还片管理、资料归档等,并能够对病理科相应耗材提供如智能试剂管理等的耗材管理能力。

5. 临床用血管理系统·血液制品因为其自身的特殊性,在使用时不仅仅要注意其使用流程的各个环节管理,更应该考虑血液制品本身的使用安全。因此,合格的临床用血管理系统应该是遵循《医疗机构临床用血管理办法》《血液制品管理条例》《医疗信息系统基本功能规范》《中华人民共和国献血法》《临床输血技术规范》等文件要求,结合实际临床用血流程而形成具有闭环用血流程的用血管理系统。

闭环用血流程(图3-9)指的是实现全院从用血电子申请、安全用血审核、申请单接收、样本采集、样本运送、血型检查、血型审核、备血/发血到临床交互(如临床用血评价、用血不良反应等)业务流程电子化、信息化、条码化。达到《电子病历系统应用水平标准》应用水平要求,有效建立并健全合理用血、安全用血审核机制,降低输血风险,保证临床用血需求和正常医疗秩序。

系统应提供合理化的安全用血申请功能,即用血申请流程应遵照国家《临床输血技术规范》相关要求,坚持贯彻"安全用血精神",具有多类型输血、备血电子申请单,实现全院级闭

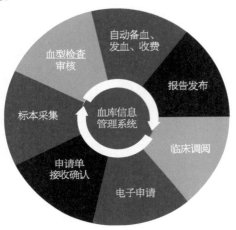

图3-9 闭环用血流程

环流程条码化、电子化信息管理,从源头保证输血、备血申请信息的完整性、正确性,有效杜绝人为原因造成的医疗事故隐患。

系统应提供健全和规范的审核机制,即系统应遵照《医疗机构临床用血办法》和《临床输血技术规范》等相关法律规范,提供用血审核、备血审核、血型检查审核、退血审核等功能。有效健全规范化的用血审核机制,完善临床与输血科之间的信息实时互动,更好地提升医院安全用血等级系数。

系统应具备强大的临床交互功能,建立全院安全用血交互平台。系统应通过与全院信息网络进行多层次的系统集成,借助申请单、条码,实现用血信息全院共享。系统应提供临床用血后评价、输血前后监测指标实时对比、用血后不良反应记录等功能,有效提高医务人员对输血不良反应的认识和重视程度,建立更加完善的安全用血体系。

6. 血液透析信息系统· 血液透析科室由于其自身的特殊性与治疗过程的长期性,需要保存大量实时数据和患者信息,以及每次治疗前后的对比数据。因此,形成一套高效、稳定的血液透析信息管理系统至关重要。血液透析管理平台架构如图3-10所示。

系统应具备以下功能:① 患者管理(患者详细信息、治疗中患者管理、患者资料库)。② 一体化前置治疗信息生命体征测量。③ 患者治疗排班管理。④ 药品与耗材管理。⑤ 出入库查询与库房盘点管理。⑥ 提供丰富的统计与查询功能,如查询统计治疗总人次、治疗方式、透析总人次、透析滤过总人次、血液灌流人次、血浆置换人次、肾脏替代治疗(continuous renal replacement therapy, CRRT)人次、性别、年龄、婚姻、民族、文化程度、职

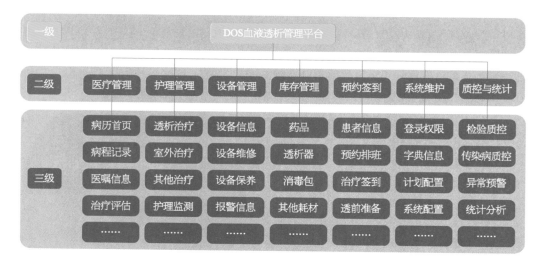

图 3 - 10　血液透析管理平台架构

业、治疗现状、付费方式、血液净化治疗累计月、血型、肾移植史、肾脏病诊断、肾脏病理诊断、并发症/合并症诊断、传染病诊断、就诊方式、抗凝方式等,方便穿刺护士、责任护士进行报表、柱状图、饼状图的统计,然后可以打印报表、打印柱状图报表、打印饼状图报表,以图片形式导出等。⑦ 系统管理。

(四) 医疗管理与质量控制系统

1. 处方点评系统·处方点评功能主要实现目标是已经发药的处方或医嘱,在用药过程中对患者的诊断、症状对症使用的抗菌药物用量、用药途径、药品遴选、药品间相互作用等点评内容有针对性地进行数据过滤,对符合点评内容的处方或医嘱进行统计显示。

(1) 处方导入:点评数据通过定时或实时同步任务将已发生处方或医嘱数据导入处方点评数据库中,导入信息包含医院的门急诊患者处方和住院患者医嘱领药数据。

(2) 点评抽取方法设置:① 点评计划应分别设置门诊、急诊、住院、全院门诊、全院住院等类型的抽样方法。② 点评计划应分别设置选择抽取科室(病区)、抽取医生和其分别对应的抽样率或抽样数(抽样率与抽样数只能选择一种设置)。③ 应设置选择药品独立抽取功能。④ 应设置某一时间从医院所有处方或医嘱(出院患者)中随机抽取一定数量或者抽样率。

(3) 自动点评规则设置:系统应提供对国家卫生健康委员会处方点评不合理处方的28 个问题进行自动点评规则设置,通过这些规则的设置对处方进行预点评处理。

(4) 处方点评模式:① 门急诊处方点评:通过点评计划,手工点评处方;根据设置的自动点评规则,对处方进行一次预点评,点评人员需要再对处方点评结果进行确认。② 住院医嘱点评:国家卫生健康委员会规范中简单提及病房(区)用药医嘱的点评应当以患者住院病历为依据,实施综合点评,点评表格由医院根据本院实际情况自行制订。因此,可以根据医院制订的用药目的分别为治疗用药、预防用药设定标准评价表并结合患者住院病历,对住院医嘱进行手工点评。

（5）处方点评工作表：通过门、急诊处方点评及住院医嘱点评之后,生成符合国家卫生部健康委员会制订要求的门诊、急诊及住院医嘱点评工作表。系统应支持点评工作表打印功能,并可以导出多种格式类型的文件。

（6）处方点评知识库

● 点评知识库维护：① 知识库自我学习功能：知识库应根据点评计划自动学习并记录已点评结果,根据点评要素学习积累点评知识;由于知识库的不一致性会产生冗余规则、包含规则、循环规则、冲突规则,因此需要定期进行知识库的维护工作。② 知识库自动推演功能：知识库根据学习到的"事实知识"对点评计划里的处方进行推演,得出预点评结果。

● 点评结果设置：处方点评结果集应具备设置功能,以供知识库及点评医生选择使用。

2. 抗菌药物管理系统 · 抗菌药物管理系统应实现对抗菌药物使用控制情况的高效管理,包括针对门诊医生处方录入、住院医生站医嘱录入、手术申请单、出院带药、小处方录入等涉及药品录入的业务可以灵活控制,且可以根据业务需要随时开启或关闭相关模块抗菌药物的控制要求。抗菌药物管理一般分为以下两种。

（1）抗菌药物分级管理：越级使用需要申请审批使用;特殊类药品只允许主任医师、副主任医师等高级别医师申请使用。

（2）围手术期用药限制：围手术期内业务根据切口部分、切口等级限制用药范围,规则外药品通过申请审批后使用。

3. 药师审方系统 · 在门诊/住院药房药师发药时,需依托药师审方系统实现对处方/医嘱进行自动预审,可对药品遴选适宜性与用药适宜性进行分析,并将预审结果通过软件界面显示给药师查阅,药师可以对该处方/医嘱进行审方,审方结果可以通过系统及时反馈给医生。

（1）门诊审方：① 需支持审方服务功能的开关控制,以决定是否启用审方功能。② 审方功能应支持各家合理用药厂商。③ 启用审方功能后,审方菜单应支持获取已收费的处方信息,也可以获取未收费的处方信息。④ 系统通过调用合理用药接口,支持对患者诊断、年龄、性别、检验和检查结果等条件进行合理性筛查。⑤ 系统应支持药房操作员人工审方。⑥ 系统应支持查看患者历次就诊信息,以对患者治疗周期内的合理用药进行整体有效管理。⑦ 应支持将审方不通过的结果信息发送给医生站,由医生站对药师审核结果进行答复。⑧ 系统应支持医生站针对不合理处方进行反馈,可以直接打回,也可以修改后继续发送到药房。

（2）住院发药前审核：① 需支持审方服务功能的开关控制,以决定是否启用审方功能。② 审方功能应支持各家合理用药厂商。③ 启用审方功能后,审方菜单应支持获取病区审核后执行的医嘱信息（非静配）。④ 系统通过调用合理用药接口，支持对患者诊断、年龄、性别、检验和检查结果等条件进行合理性筛查。⑤ 系统应支持药房操作员人工审方。⑥ 系统应支持查看患者历次住院信息，以对患者治疗周期内的合理用药进行整体有效管理。⑦ 应支持将审方不通过的结果信息发送给医生站，由医生站对药师审核结果进行答复。⑧ 系统应支持医生站针对不合理处方进行反馈，可以直接打回，也可以修改后继续发送到药房。

（3）输液审方：① 系统需支持审方服务功能的开关控制，以决定是否启用审方功能。② 审方功能应支持各家合理用药厂商。③ 启用审方功能后，审方系统应支持获取病区审核后执行的输液处方信息。④ 系统通过调用合理用药接口，支持对患者诊断、年龄、性别、检验和检查结果等条件进行合理性筛查。⑤ 系统应支持药房操作员人工审方。⑥ 系统应支持查看患者历次住院信息，以对患者治疗周期内的合理用药进行整体有效管理。⑦ 应支持将审方不通过的结果信息发送给医生站，由医生站对药师审核结果进行答复。⑧ 系统应支持医生站针对不合理处方进行反馈，可以直接打回，也可以修改后继续发送到药房。

4. 单病种管理系统·系统设计应覆盖《特定单病种质量管理手册》（4.0 版本）共 12 个病种，对于诊断符合或手术名称符合单病种管理的患者，应实现在医生端纳入提醒、单病种指标录入填报的功能。

（1）单病种执行实时监控：单病种实时监控应支持查看全院单病种执行监控、具体科室执行监控、患者路径执行监控、执行情况分析、完成时限情况监控。单病种质量指标统计，包括单病种工作管理指标、单病种医疗经济效益指标、单病种变异与退出分析、各省市上报报表生成等。

（2）单病种管理控制：医生站应纳入单病种质量控制。当选择患者进行临床事务操作时，应支持自动校验诊断和手术，判断是否属于单病种；输入诊断时，应自动校验诊断是否属于单病种；一旦发现属于单病种患者，应弹出单病种的除外规则。如果医生判断不能除外，则工作站上应自动出现单病种信息录入与管理页面。

（3）单病种监控管理：按照单病种的指标的时限性要求，应可支持不满足时限要求的患者查询功能。另外，系统应实现单病种管理的患者的各疗程变异及原因查看功能（变异的情况包括新增医嘱、必选医嘱未执行、时限性要求、强制变异情况等）。

（4）单病种质量控制指标：① 诊断质量指标：包含出入院诊断符合率、手术前后诊断符合率、临床与病理诊断符合率等。② 治疗质量指标：包含治愈率、好转率、未愈率、并发症发生率、抗生素使用率、病死率等。③ 效率指标：如平均住院日、术前平均住院日等。④ 经济指标：如平均住院费用、手术费用、药品费用、耗材费用等。

5. 病历质控系统·病历质量管理一般分为环节质量管理和终末质量管理，将两者进行有效的结合，对病历各个环节进行质量监控，有助于及时发现问题，尽早解决与纠正，并且能够检测、统计一些重点指标，建立有效的质量管理体系，确保病历的真实性、正确性、为全面提升医疗质量和病历质量提供了保障。

（1）病历时限控制规则：应根据病历的质量要求实现完成时限的控制功能，如入院记录书写时间＜24小时；首次病程记录书写时间＜8小时；抢救记录书写时间＜6小时；主治医师第一次查房记录＜48小时；主治医生每周至少查房一次。

（2）病历时限管理：应提供病历时限规则知识库设置功能，以患者就诊为维度提供集中设置界面，满足不同级别的提前预警、限制、控制功能。知识库通过规则设定内容，对患者在院期间的各环节有效实现事前预警提示、事中流程控制的功能。病历时限完成情况应可以实时监控查询，以便质控管理人员时刻掌握病区病历按时完成、超时完成、超时未完成情况。集中审核超时未完成的病历，可定义再次锁定时间，通过互动消息实现对临床的工作督导。

（3）病历评分规则：按照病历书写规范，并根据医院《住院病历质量评价标准》评分表，可对住院运行病历进行质量评价标准的定制。如将病历质控规则与质量评价标准进行绑定，实现自动评分或辅助手动评分，帮助质控管理人员快速、精确地进行病历质量评价。

（4）病历问题监控与审查：病例质量的监控与审查可以是人工的，也可以是自动的。自动审查应根据病历内容标准进行监测，对于自动审查出的不符合标准病历，应可链接查看到明细内容；自动审查应支持病历多级评分。并支持病历问题多维度统计分析功能。

6. 围手术期管理系统·提供围手术期全过程业务管理，主要包括以下几个方面。

（1）术前管理：系统应支持手术分级知识库管理、手术申请与病历相关知识库管理、手术大量用血管理、术前Ⅰ类切口预防抗菌药物管理、违规操作控制与审批管理等。

（2）术中管理：支持手术安全核查、术中病历管理、术中流程管理、术中紧急用血流程管理等。

（3）术后管理：支持病历时限控制与提醒、术后医嘱权限管理、术后Ⅰ类切口预防性抗菌药物控制、术后感染预警、非计划再次手术管理、术后死亡预警等。

7. 临床危急值管理系统·危急值管理主要包括检查科室依托系统进行危急值智能判断的功能，并进行是否需要发布危急值的准确提醒，当检查科室确认存在危急值时，危急值信息应通过医技服务平台中危急值管理系统将信息发送到相应临床部门的临床护士工作站或医生工作站，由临床进行危急值接收和确认，待临床将危急值信息接收确认后，将确认及处置信息通过危急值管理系统反馈至检查科室，实现检查科室和临床的闭环互动，确保危急值信息管理的正确性，并提高患者诊治的效率。同时，发布危急值报告应支持多途径通知临床（短信、电话、网页等），并在管理端完整记录发布日志。

8. 不良事件报告系统·不良事件管理系统是指为规范医疗安全（不良）事件的主动报告，以便各环节工作人员增强风险防范意识，及时发现医疗不良事件和安全隐患、不良事件报告系统应对相关准入、流程、文档、规范等建立一整套的系统集成解决方案。包括：意外不良事件报告系统、药品不良反应事件报告系统、输血不良反应事件报告系统、器械不良事件报告系统、职业伤害事件报告系统、院内感染事件报告系统、医疗纠纷事件报告系统、压疮事件报告系统、跌倒坠床事件报告系统等。

9. 实验室质控指标智能分析 · 临床实验室质量指标智能决策分析系统一般由数据管理、业务管理、报表工具三大核心部分组成。存储层数据管理包含实验室基础数据管理、基础数据维护、指标化数据管理。业务层包括 28 项临床实验室业务分析大类主题及临床实验室质量指标维护和管理功能。

系统应包括临床实验室概况、检验前质量指标项、检验中质量指标项、检验后质量指标项及支持过程质量指标项等五个部分的可视化数据展示。

（1）临床实验室概况：系统应集中展示实验室管理者比较关注的关键指标，需要支持图表或列表数据的导出功能。系统应支持数据下钻和多级下钻、图表下钻等操作功能。图表应支持折线图、柱状图、饼图、仪表盘、列表、横向柱状图、卡片、地图、雷达图、流向图等展现形式。

（2）检验前质量指标项：需重点展示新版 28 项质量指标中的检验前质量指标（12项），包含标本标签不合格率、标本类型错误率、标本容器错误率、标本量不正确率、标本采集时机不正确率、血培养污染率、标本运输丢失率、标本运输时间不当率、标本运输温度不当率、抗凝标本凝集率、标本溶血率、检验前周转时间等。

（3）检验中质量指标项：需重点展示新版 28 项质量指标中的检验中质量指标（8项），包含分析设备故障数、实验室信息系统（LIS）故障数、LIS 传输准确性验证符合率、室内质控项目开展率、室内质控项目变异系数、室间质控项目覆盖率、室间质控项目不合格率、实验室间比对率（无室间质评计划项目）。

（4）检验后质量指标项：需重点展示新版 28 项质量指标中的检验后质量指标（5项），包含实验室内周转时间、检验报告错误率、报告召回率、危急值通报率、危急值通报及时率。

（5）支持过程质量指标项：需重点展示新版 28 项质量指标中的支持过程质量指标（3项），包含医护满意度、患者满意度及实验室投诉。

（五）科研与教学管理系统

1. 科研管理系统 · 科研工作是医院的重要任务，它是反映一个医院、一个学科乃至一个团队实力的重要标志，也是决定其是否具有可持续发展潜力的决定性因素。从医院的角度来看，开展科研临床研究是增强医院整体实力，提升医院内涵建设的有效手段；从学科建设角度来看，科研是学科建设的依托，需要有高水平的科研课题作为支撑；从医务人员角度来看，参与课题研究、获得科研成果，是每位医务人员考核及职称评定的指标，抓好科研工作、发挥科研的重大作用，是广大医务工作者及科研管理人员长期以来奋斗的目标。

科研管理以贯穿课题全过程的课题项目管理为重点,结合论文管理、成果管理、专利管理等内容,形成一个较为完整的科研管理系统,实现科研项目、论文、学术著作、科研成果等的在线审核,跟踪科研课题进展,以及课题经费的到账、预算与使用。此外通过灵活的科研统计分析及查询功能,最大限度服务于科研绩效评估及年度考核、职称评定等。建立科研项目管理系统,替换现有分散系统,实现从立项申请、审批、项目计划、成果验收、项目经费的全过程管理。通过 IT 手段支持科研项目资源的管理,以实现资源的精细化管理。课题项目管理主要包括以下几个方面。

(1)课题申报管理:传统的课题申报流程复杂,想要完成一次课题申报需要多次修改。课题申报管理通过在线课题申报、审查及修改,大大提高了申报的速度。

(2)课题执行管理:建设科研课题管理模块,医务工作者及科研人员可随时了解、掌握课题的详细情况,能对科研全过程的情况实时掌握。

(3)课题经费管理:课题经费管理应实现与财务系统对接,实时获取课题研究经费的到位和使用情况。经费管理应实现网上费用查询、超支预警、网上报销等功能。

(4)科研人才管理:根据医院学科发展总体规划,建立学科人才培养资源库,除全方位掌握培养对象的基本信息如年龄、学历、职称等外,还需及时、全面掌握其所承担的课题、论文的发表情况,以及学术成果、获奖情况等。同时,需建立动态的研究人员档案系统,跟踪并维护研究人员在相关领域的研究能力、资质和研究经历信息,为研究人员能力评价提供依据。

2. 教学系统

(1)教学管理系统:应建立统一的教学管理系统,实现对研究生、本科生、住院医生、继续教育的教学管理信息化,提高教学管理人员工作效率;系统应提供线上交流平台,提高师生沟通效率,提升教学质量。

教学管理系统一般应包括教学管理、培训记录管理、教学评价系统、统计查询等系统功能。① 教学管理:主要实现对课程的安排管理、教室管理、津贴管理等。② 培训记录管理:主要包括对各类人员的培训目标的设定、培训计划的安排,如临床轮转的安排、基本临床技能培训、各类培训和必修课及临床培训各项数据统计。系统应通过模块化的管理功能,提升住院医师规范化培训的管理水平,并根据个人具体情况适当调整培训进度,保证在规定时间内完成全部要求。③ 课程安排管理:完成工作人员通过平台向全院范围发布各类课程安排的功能,以便学员可以随时查看自己的教学计划,教师可以随时查看自己的教学任务,同时管理人员可以督促教学人员及时完成教育工作。④ 教室管理模块:应支持实时发布医院教学科研楼教室及临床技能中心设备的使用情况,便于科室的使用人员根据实际情况提出使用申请,同时教育处可以进行统筹安排和统计查询。⑤ 教学评价考核:应具备考核审批与考核结果查询功能,考核审批即审核带教研究生的出科小结及出科审核表。考核结果查询即查询研究生在本科室的培养工作开展情况和对带教老师培养带教工作情况进行的评价,查询带教老师的审核情况。⑥ 应提供教学系统的统计查询功能,如一周教学情况,针对单独学员的学习记录、考试记录。提供带教老师的考核结果查询等。

(2)手术示教系统:手术示教系统是随着视频技术、计算机网络技术的发展而飞速发展起来的一个不断完善、不断成长的系统。手术示教系统已经从一开始单纯解决手术室内"人员拥挤"问题发展到远程视频教学、双向医技交流等更高功能的应用上来,系统应体现高清录像、术野清晰、过程完整、重点突出、模块清晰、动画演示、知识库集成等优势,一定程度上可以突破住院医师规范化培训手术带教中师资不足、进手术室难、操作难等难题。

(3)案例教学与仿真教学:随着临床大数据不断驱动医疗健康变革,一种新型的基于临床数据中心的仿真教学及案例教学应运而生。

系统基于临床数据中心汇集海量数据,根据医院重点专科的筛选形成专病的数据中心,针对典型的病历形成典型的案例库,案例库可以用于教学分析,如案例教学、仿真教学。案例教学系统将经审核后的病历导入案例教学系统,对案例进行分类、分级,建立案例关键字索引,并对案例的特点进行说明;对关键案例内容进行批注性说明;通过目录和索引检索案例,索引检索支持按诊断、手术、人口与社会学信息及关键字进行检索;按照时间、内容分步骤对案例进行展现,支持学生对案例的诊断、处置措施进行书写,并对学生书写的诊断、处置措施与案例进行比对;对临床指南的调阅展现;建立案例讨论论坛,收集案例评价信息;建立个人收藏夹,对重点案例进行收藏;教师制订案例学习计划,学生查询案例学习任务,并书写学习心得,教师对学习心得进行点评,并将点评意见进行反馈。仿真教学系统通过对临床真实教学案例进行收集、整理、加工形成仿真教学案例,通过模拟临床医生诊疗场景为学生提供患者症状体征信息以及辅助检查结果,学生基于模拟场景进行诊断,并采取相应的治疗措施。基于仿真教学系统能够训练学生的临床思维并能够对学生临床知识进行考评。

(4)在线教学系统:通过设立医院的网络学习平台,在网上提供免费课程,给更多学生、住院医生提供系统学习的可能。医院可以根据自己多年的临床及教学经验提供一套自己的学习和管理系统。课程可以整合多种社交网络工具和多种形式的数字化资源,形成多元化的学习工具和丰富的课程资源供医护人员使用。此外通过使用客观、自动化的线上评价系统,应可以开展面向住院医生的定期考核,如随堂测验、考试等。网上的模拟考试应包括临床基本技能考核、临床诊断、病历考核,也包括放射科、心电图等医技类的考试。

(六)医疗机构互联与公共卫生管理系统

1. 医疗机构互联·医疗机构的信息互联主要是响应和落实国家、省级医疗改革相关政策,可通过专科医联体、分级诊疗、区域检验中心、区域影像中心、区域心电中心等服务模式,实现优质医疗资源的对外辐射和帮扶,提高基层医疗卫生机构的服务能力;并可以开展医保控费、异地就医费用结算、公共卫生服务和健康扶贫等相关工作。

（1）双向转诊：依托医联体信息服务平台，基层医疗卫生机构注册的全科医生、专科医生，通过系统的支撑实现基层卫生机构与上级医院的双向转诊和信息共享。也可以实现患者在就近的基层卫生机构完成上级医院挂号、检查、就诊活动；基层卫生机构也可以利用上级医院的医嘱信息，制订康复计划，进行规范的信息化管理。

（2）区域检验：区域检验服务平台，应遵循 ISO15189、IHE 和 HL7 标准，实现区域内所有医疗机构的所有检验数据互联互通。服务平台的工作目标是通过业务协同应用，实现检验标本跨机构流转管理，解决基层医疗机构人才和设备的瓶颈，使得上级医院的医疗机构优势资源下沉到基层医疗机构，居民在基层医疗机构就能享受到上级医院的检验服务。

（3）区域影像：区域影像服务平台，一般以上级医院为龙头，建立区域化的影像信息管理系统，系统包含区域影像中心、诊断中心、远程会诊中心和网络发布平台。建立区域医学影像信息共享服务系统，让居民能方便地在区域内各联网医疗机构享受现代化医学影像服务，也可供卫生管理部门、疾病预防控制中心、临床医生、患者方便地调阅医学影像，实现放射检查的集中诊断和统一质控。平台的构建，可实现放射设备和人才资源的充分利用和共享，同时降低政府和各医疗机构在医疗设备、数字化及信息化方面的投资和维护成本。

（4）区域心电：区域心电服务平台，一般也是以上级医院为龙头，通过建立区域医疗心电中心，把分布在各级医疗机构临床科室、心电图室的心电图检查设备采集的心电检查数据、报告进行数字化，并统一存储到心电图网络系统服务器中。各级医疗机构通过网络平台可以实现心电图数据和报告实时调阅、交换。基层卫生人员将采集的心电信息发送至上级医院信息中心，由心电信息中心为基层卫生服务站提供诊断意见，可以帮助基层卫生机构缺乏心电诊断经验的医生，减少漏诊或误诊的现象，增加患者对基层医疗卫生服务的信任度，推进基层首诊制度，减少患者就医直接去大医院就诊的现象。

2. 公共卫生服务

（1）妇幼保健：系统通过收集和管理妇女和儿童的健康信息，优化原有的妇幼保健流程，实现院内对妇幼保健信息与区域人口健康信息平台的统一高效、资源整合、互联互通、信息共享、业务协同和联动，也可以实现对医院的妇幼保健服务工作进行全面、动态监管，从而有效提高妇幼保健服务的预警预测、综合管理和决策能力。

（2）疾病预防控制：疾病预防控制平台实现患者在医院中从发现到管理再到监管的全流程管理。平台应通过实现医院 HIS 系统疾病监测数据与疾病预防控制中心的对接，实现流畅无缝的疾病监测数据上报，同时满足疾病监测管理的业务及数据需求。平台应实现的功能包括糖尿病管理、高血压管理、心脑血管疾病管理、肿瘤管理、精神疾病管理、死亡管理，以及结核病、性病、麻风病、艾滋病、呼吸道传染性疾病等国家规定的预防控制类疾病的公共卫生事务管理。

第二节·电子病历与临床信息系统建设

■ 一、概述

(一) 基本概念

1. 电子病历百科定义·电子病历(electronic medical record，EMR)也叫计算机化的病案系统或称基于计算机的患者记录(computer-based patient record，CPR)。EMR 是用电子设备(计算机、健康卡等)保存、管理、传输和重现的数字化的患者医疗记录，包括纸张病历的所有信息。

这就是一种典型的对于电子病历的狭义理解，这种狭义的电子病历概念实际上指的就是电子病历文书系统的概念。而实际上电子病历在国际与国内的定义存在着内涵和边界上的明显差异，在不同场景和不同语义下，电子病历的定义和内涵需要进行有效区分，如图 3-11 所示。

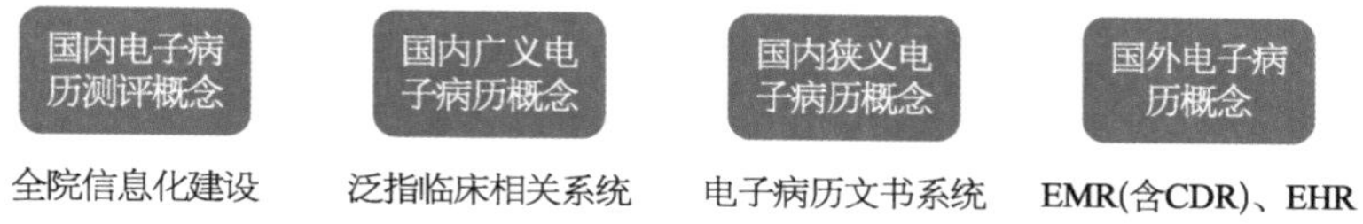

国内电子病历测评概念	国内广义电子病历概念	国内狭义电子病历概念	国外电子病历概念
全院信息化建设	泛指临床相关系统	电子病历文书系统	EMR(含CDR)、EHR

图 3-11　电子病历的内涵和边界

2. 广义电子病历概念·广义电子病历的概念则在电子病历系统方面进行了延伸，一般我们把全院临床相关的系统泛指为电子病历系统，电子病历作为临床信息系统的一个典型代表而赋予了新的概念。广义的电子病历系统除了电子病历文书系统之外，当然还包括了医生工作站、电子医嘱、处方录入、抗菌药物管理等一系列临床系统。注：医技相关的临床信息系统由于其特殊性一般不归结于广义电子病历的概念范畴中。

3. 电子病历测评概念·除了狭义电子病历及广义电子病历的概念以外，电子病历等级评审也是业内广为熟知的概念。在国外有医疗信息与管理系统学会(HIMSS)评审，在国内有电子病历应用水平等级评审，这两大评审都通过等级划分把全院电子病历系统的建设划分为八九个等级，以此来评价医院的信息化建设水平。一般来说，提到电子病历评审时，电子病历的概念指的就是全院信息化的整体建设，包括软、硬件在内，这是一种更为广义的电子病历概念。

4. 国外电子病历的概念·在国外，尤其是美国、英国、日本等发达国家，电子病历的概念也经历了多个阶段的发展。如美国国家卫生研究院(NIH)的定义为：EMR 是基于一个特定系统的电子化患者记录，该系统提供用户访问完整且准确的数据、警示、提示和临床决策支持系统的能力。在美国的 EMR 认知内，它包含了临床数据中心(CDR)、临床决策系统(CDSS)、受控医学术语(CMV)等内容,而国内这些内容一般被纳入医院信息平台的范畴。此外,国外对于 EMR 和 EHR 的概念也有一些差异。

(二) 功能定位与建设目标

智慧医疗的核心是以人为本,为患者、临床、管理服务,而电子病历系统(包含狭义和广义的概念)的建设目标也无外乎三个方面,分别是让患者便捷、让临床满意、让管理提升。电子病历系统的功能与定位见图 3-12,其作为智慧医院的核心建设内容,临床信息系统作为临床工作者的高效工作助手,而电子病历系统功能应用水平分级评价标准则通过以评促建的方式,促进医院信息化乃至医院管理的全面提升,以电子病历测评为抓手,是实现医院质量、患者安全等内涵建设及管理提升的有效手段。

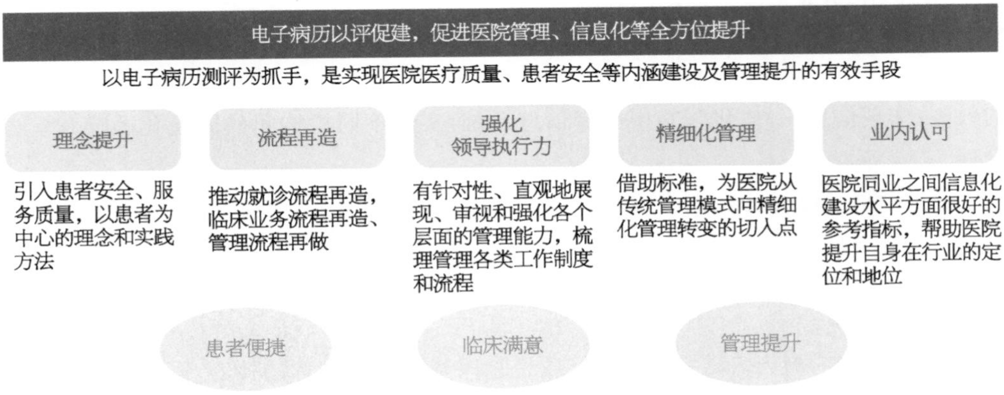

图 3-12 电子病历系统的功能与定位

1. *服务百姓,关注便民利民*·患者是医院服务的中心,也是医院存在的前提,因此医院的信息化建设也要围绕着以患者为中心的理念来开展,不断提高患者的满意度,缓解日趋紧张的医患关系,全心全意为患者服务。

通过电子病历的建设,贯彻"以患者为中心",将融入医院的经营理念。通过预约挂号、预约检查、优化门诊流程,减少排队等候时间。优化住院结算流程,改善患者体验。通过患者端移动应用,实现自助预约、网上候诊、移动支付、基于电子病历的检查和检验报告、报告推送等,提高服务效率和质量。

2. *服务医护,聚焦临床应用*·医院信息系统的建设,充分应用新的信息技术,实现流程优化,为此需要优先考虑实现:医护一体化、门诊住院一体化、临床医技一体化、移动固定一体化、院内院外一体化等方面应用,全面提升医院服务水平和患者就医体验。

"以医护人员为主体"。医护人员作为医疗服务的核心生产力,应充分尊重医护人员的需求,通过人性化、便捷、完善的电子病历系统功能设计,减少不必要的多余操作,让其更加专注于临床业务的开展,提升其工作效率和满意度,如通过单点登录可让用户一次登录,即可使用多个系统和功能;完善的系统和数据集成整合,可让用户在不同系统间共享操作上、下文,实现"一键操作",无需多次重复点选患者;在医护人员之间、门诊住院之间、临床医技部门之间、固定工作站和移动终端之间,可充分共享患者的临床诊疗数据,提高效率、减少差错;不同院区间的转院区、转检等,可做到院区和部门间的数据充分共享,在一体化的系统中可直接查阅对方的空床情况、医生排班情况、医技检查预约状态等,患者的入出转、病案管理、就诊信息管理等。以服务临床为本质,方便医生为出发点,优化流程简化手续,避免非临床医疗的无关操作。

3. 服务管理,加强精细管理 · 从管理角度出发,通过电子病历等信息手段实现:医院经济独立核算,行政统一管理;加强临床质量管理与控制,减少医疗差错;改进、优化医疗流程,提高临床工作效率;改善综合运营管理,提升决策分析能力,从而实现医院业务"信息化、规范化、精细化"。

通过平台集成支持区域医疗需求,HIS、EMR 系统、LIS、RIS/PACS、药库管理系统、病案管理系统。实现院内业务在各部门间、各角色间高效协同,最大限度发挥团队医疗的效益;实现信息"一体化",共用一套信息系统,实现不同机构间的同质化医疗和运营管理。

通过信息平台实现全过程、全环节的信息采集和流程控制,数据采集和处理应遵循如下原则:① 一致性:保证数据只有一个入口,做到数据一次录入,多处共享。② 完整性:系统具有多级数据校验和质量控制,包括程序级的数据完整性验证和数据库级的数据完整性验证。

4. 服务医改,助力内涵建设 · 医疗质量是医院现代化管理的核心,医疗安全管理是医院管理的重要组成部分,也是医院生存和发展的基础。医疗质量和医疗安全成为各级卫生行政管理部门和医院必须予以重视和解决的紧迫问题。医疗质量与安全也是医疗改革的重点与难点。2011 年 1 月卫生部办公厅印发了《三级综合医院医疗质量管理与控制指标(2011 年版)》,旨在建立并完善适合我国国情的医疗质量管理与控制体系,促进医疗质量管理与控制工作的规范化、专业化、标准化、精细化,改善医疗服务,提高医疗质量,保障医疗安全。此外,《三级综合医院评审标准》也关注了医疗质量的持续改进,要求医院实施持续性的医疗质量评价监测。

(三) 主要内容

目前各大医院均按照《电子病历系统应用水平分级评价》标准开展和建设电子病历系统,该评价标准按照病房医生、病房护士、门诊医生、检查科室、检验处理、治疗信息处理、医疗保障、病历管理、电子病历基础、信息利用十个工作角色进行评价,共分有:0 级:未形成电子病历系统;1 级:独立医疗信息系统建立;2 级:医疗信息部门内部交换;3 级:部门间数据交换;4 级:全院信息共享,初级医疗决策支持;5 级:统一数据管理,中级医疗决策支持;6 级:全流程医疗数据闭环管理,高级医疗决策支持;7 级:医疗安全质量管控,区域医疗信息共享;8 级:健康信息整合,医疗安全质量持续提升。后续章节将详细介绍。

（四）关键技术与技术标准

1. 关键技术·① 基础架构参考模型分层：用以支持医院为单位的院级通用信息基础架构。② 系统认证/外网/数据中心/标准桌面：用以支持专业科室为单位的专用管理系统。③ 专业接口/专业认证/局域内网：用以支持特殊系统的专用信息基础架构。④ 影像高速传输网络/实验室多种设备转接接口。⑤ 其他相关技术见图 3-13。

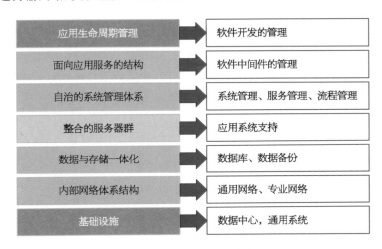

图 3-13　其他相关技术

2. 技术标准·所有应用系统需支持国家、国际的统一工业标准或者行业的最优方法，并支持标准的术语体系（如 LOINC、ICD-10、ICD-9、SNOMED、DRG、MDC、HL7等）；所有应用系统的解决方案要易于客户化且易于维护，可根据实际业务的需要，定义出清楚的功能模块；所有应用系统要能够提供灵活的应用构建/部署架构和开放的应用编程接口，提供基于多种标准的消息服务。可支持 Web 结构的 B/S 系统，系统开发应遵循Java 开发规范要求（如 JSR 168 规范）和远程门户网站 Web 服务规范（WSRP 规范）。

■ 二、电子病历与临床路径

（一）电子病历系统

结构化电子病历是以患者为中心的信息集成，支持 LIS、RIS、PACS 及其他系统的融合，能完整、动态地反映患者整个医疗过程（包括患者的临床信息：检验、诊断、治疗、体检记录、免疫记录等），是对个人医疗信息及相关处理过程的综合体现。结构化电子病历系统除具有病历书写功能外，还应具备医疗质量控制、医学知识支持（需知识库支持）、临床数据分析等功能。住院结构化电子病历提供结构化的病历书写，将所有病历文本内容格式化成若干元素的组合。将医生从繁重的录入工作中解放出来，最大限度降低医生的键盘输入，只需要应用鼠标即可完成病历的书写，减少医生在写病历上的时间，同时通过专业化的模板设计，提高病历书写质量。同时基于结构化的电子病历在质量、数据利用、科研分析等各方面都具有一定的优势,结构化是电子病历的重中之重。

1. 病历录入

(1) 结构化录入为主,自然语言处理为辅:① 快速录入结构化数据,一般应支持代码、拼音、五笔、汉字、序号等多种方式,键盘鼠标都可操作,减少文字录入的工作量,提高医生工作效率。② 标准术语的录入灵活、便捷,减少医生记忆标准术语的工作。③ 组套录入、常用医学术语和知识库辅助支持录入。④ 需具备完整的文本编辑功能。⑤ 支持基于结构化的模板合并。⑥ 通过智能感知,可快速调入预定义模板。⑦ 通过模板智能化的应用,可以根据不同的病历内容,提示相应扩展描述,避免重要内容的遗漏,实现病历完整性。⑧ 应支持特殊字符、医学计算器快速调用,病历数据自动计算,方便录入。⑨ 可自动计算住院天数,自动计算手术持续时间,自动转换时间单位。⑩ 可配置的计算公式:如 BMI、腰臀比等。

(2) 逻辑判断:通过系统知识库的定义,在病历书写时可对录入的内容进行逻辑判断与控制,有效降低出错率。

(3) 具有严格的复制管理功能:医生书写病历时,应可查阅、复制同一患者的所有医护资料。同一患者的相同信息可以复制,复制的内容必须二次校对,不同患者的信息不能复制。

2. 病历保护 · 提供病历内容需支持保密设置,可将患者匿名处理,诊断隐私保护等。一份病历只能被当前医生打开,其他医生打开病历只可以只读模式查询,不可同时在多个工作站以可修改的权限打开。

系统需支持自定义的专家知识库,可以在书写病历过程中对输入的数据实时检查、实时提醒。

3. 既往病史管理 · 需提供既往史、手术史、预防接种史、过敏史等既往病史的增、删、改的功能,相关操作权限需经医务管理部门授权,并保留修改痕迹。历史病历应提供检索功能,既往病史管理中内容应可与入院记录中对应内容实时同步。

4. 病案首页结构化 · 病案首页的结构化全面整合了多个系统中的患者首页数据,按照首页书写规范进行逻辑校验与控制,可有效降低出错率,并支持集中导入首页数据至病案系统,避免重复录入数据,减少转抄工作量,提高效率。

5. 病历修改 · 完整保留修改痕迹,应包括修改时间、修改者及修改内容,显示样式上应继承手工阅改模式,符合医生习惯。对于特殊患者,可授权指定允许查阅、修改病历的人员。另外,系统应可以动态指定不同角色的病历访问权限,如麻醉医师只能书写麻醉相关病历,对于其他病历只有只读权限等,电子病历系统管理应记录完整的病历阅读和操作日志。

6. 电子图章及电子签名 · 电子病历系统应实现基于 CA 认证的电子签名,确保安全。病历数据加密、压缩后存储,集成电子签名。病历归档后不能再编辑。病历系统应具备独立应急模式,实现终端独立操作模式,能够在服务器无响应的情况下确保客户终端独立书写病历、做到数据能保存,不丢失,待系统恢复后数据自动上传。

(二) 电子医嘱与护理管理

1. 电子医嘱·电子医嘱即计算机化医生医嘱录入系统(computerized physician order entry, CPOE),是指医生通过系统完成长期医嘱、临时医嘱、手术医嘱等各类医嘱的录入,并与收费系统对应。既实现了医嘱的电子化录入,又能完成准确收费。电子医嘱系统在医嘱录入时要遵循规范性、快捷性、安全性、流程跟踪原则。

(1)规范性:系统应建立有完善的标准的临床医嘱字典,临床医生直接从字典中选择医嘱项目进行标准医嘱录入。标准医嘱字典可与相应的国家规范和医保规定进行同步。

(2)快捷性:系统应支持拼音首字母检索录入和医嘱套餐等多种快捷的录入方式,让临床医生可以更方便地录入医嘱。系统同时需支持 PDA 应用,可以直接在 PDA 上下达、执行及查询医嘱。

(3)安全性:为保证治疗用药的安全,在下达医嘱时应对医嘱的内容进行自动逻辑检查,没有通过检查的医嘱不允许下达,从根本上减少用药可能出现的差错。系统应提供逻辑检查条件设置的工具,可以由医院自行设置和维护。

(4)医嘱流程跟踪:系统应对整个医嘱流程都有完整的跟踪,从临床医生下达医嘱开始,到护士确认医嘱,以及医嘱信息相继传递到各个执行部门(如药房、检验和检查科室),医嘱接受人员执行医嘱并对医嘱信息进行处理,直到最后完成医嘱。医嘱流程中每个节点都应具备监控和记录功能,从环节中保证医嘱的质量。

电子医嘱主要包括以下功能:

(1)一般医嘱录入:应支持药品的通用名、商品名、化学名等多种选择。应支持临床项目输入,可以对物价局或医保局规定的项目进行临床对应,保证医生临床业务的需要。应支持按当前操作员所用药品、项目等使用频率排序功能,提高医生医嘱录入效率。

(2)其他属性医嘱处理:系统应支持长期医嘱和临时医嘱混合输入,提交后由系统自动判别长期医嘱、临时医嘱;需支持按药品、治疗、护理、膳食、手术、检查、检验等医嘱分类选择医嘱输入;应支持成组医嘱输入;支持文字医嘱输入。需支持患者的医嘱复制功能,对历次住院患者的医嘱也可复制。系统也应支持当前患者历次医嘱的调阅、复制。

(3)医嘱处理:应支持医嘱的录入、停止医嘱、取消医嘱;支持转科、出院、死亡等排他性医嘱,能自动停止全部或部分医嘱执行;支持婴儿医嘱录入功能;支持会诊医嘱;支持婴儿医嘱的执行、停止;医生对医嘱的新增、作废、停止等操作,提交后由相应的消息机制通知护士站审核。

(4)成套医嘱:需支持全院、病区、科室、个人、医疗解决方案至少五种成套医嘱设置方式,并可直接设置用法、剂量、频次、嘱托、输液成组标志作为成套医嘱,也可复制已有成套医嘱进行修改保存为医生个人的成套医嘱,也可将医嘱直接另存添加至已有成套医嘱。医生维护成套医嘱,可共享给其他科室参照,实现方便、简单、灵活的操作方式,为临床医生提供不可缺少的工具。

（5）过敏医嘱处理：应对皮试药品能提醒医生开出皮试医嘱，按需要领用皮试液进行皮试，护士完成皮试后登记皮试结果返回医生，保证患者用药的安全。

（6）合理用药配伍：需提供具有专业资质的知识库的接口支持，针对有配伍禁忌的药品提出专业的合理用药警告，并提供回顾性分析；同时，应对药品的信息提供详细的药品剂量、药品相互作用、配伍禁忌、适应证等咨询；对临床检查、实验室检查数据提供临床意义；系统应同时提供各种医学公式的计算器。

（7）处方规则：针对用药范围设置，可提供多种可设置的用药范围，对超出用药范围的可提示、可限制，由医院按照自身情况实际设置，主要包括如下：① 按患者类型设置用药范围：控制医保或者特殊患者的用药范围。② 按科室设置用药范围：控制指定科室的用药范围。③ 按职称设置用药范围：当某些用药对职称有要求时设置。④ 按诊断设置用药范围：控制某些特殊病种的患者用药范围。⑤ 按患者体重范围、年龄范围：控制儿童单次用药剂量、累计用药剂量。⑥ 可设置累计用量、天数，一段时间内超过累计用量时系统会限制用药。⑦ 用量设置：可按患者是否急诊来设置患者药品的用量，如普通处方一般不得超过 7 日用量；急诊患者处方一般不得超过 3 日用量。

（8）医嘱查询：需提供医生长期医嘱、临时医嘱、有效医嘱、全部医嘱、历史医嘱的查询，并提供医嘱执行情况、患者费用明细等查询。

（9）医嘱打印：可以分别对长期医嘱和临时医嘱打印进行设置，对医嘱打印内容，如名称、规格、频次、用法、嘱托、执行时间等具体内容按医嘱分类进行设置打印属性，支持续行打印和完全打印。

（10）多种材料联动处理：系统应根据医生输入的医嘱，自动计算联动材料，交由护士审核，保证材料费用不多记、不漏账。

（11）与病历的联动处理：系统应支持已执行医嘱自动生成到相应的病程记录中，减少医生的录入工作量。可按医嘱与病历文书建立关联，如录入手术医嘱时检查该手术是否完成书写手术同意书，如未书写，则不能下该手术医嘱，通过类似的控制来完成部分的医疗质量控制。

2. 护理管理・智能化护理管理系统涵盖了医院护理相关的人力资源、护士长手册、护理计划、护理质量监控、绩效考核统计、护理知识库、综合分析等各子系统，能满足各级护理管理者日常管理的各项工作需要。系统利用现代计算机网络技术帮助护理部更好地掌握和调配医院护士人力资源，并依据优质护理管理的要求建立医院持续改进的护理质量管理体系，全面提升护理管理的科学化水平。智能化护理管理系统的应用将从根本上改变了传统的护理管理的工作模式，将护理质量管理由定性管理向定量管理转变，由经验管理向科学管理转变，并以数据资料为依据，数字化体现全院及分科室护理质量，对护理质量的管理从模糊估算到量化可比，实行对个人、科室、全院护理工作绩效。

（1）护理人力资源管理：帮助护理部对全院的护士人力资源进行管理，能够让护理部实时地了解病区的人力情况,适时调配人力或制订招聘计划。护士工作量统计报表:通过使用智能护理系统以后,能够细化护士每天的工作内容,从而有效地统计护士的工作量,可以多种维度展现护士的工作量,生成绩效考核报表。业务功能应包含以下内容:① 人员信息管理:实现护理人员的基本信息维护,其中基本信息维护可从 HIS 中导入,扩展信息维护包括人员类型(在职、实习、轮转、进修、停职、离岗)、毕业学校、最高学历、护理职称、护理从业时间、考核级别、离岗时间等。② 护理招聘:支持手工填写招聘计划,包括招聘的人数、岗位、要求、期限等,同时需支持预览、导出、打印表格功能。可智能生成招聘计划,根据人员离职情况和床护比自动生成招聘计划,对生成的结果可以预览、手工修改、导出、打印。根据离职人员的护理职称智能生成招聘人员的要求,可手动修改。招聘计划可提交、审核。

(2) 护士长管理:护士长管理中需整合护士长手册的功能,帮助护士长了解病区情况、考勤情况、制订全年计划、科研情况登记、创新技术、年度总结等。系统需可录入年计划和月计划、查房记录、好人好事记录、论文登记、教学情况记录、大事记、护士长例会记录、护士大会记录等。护理人员情况可从人员管理中获取。护理质量检查可从病区质量检查中获取。另外,可记录考试考核成绩,包括考核时间、考核成绩、考核级别、考核名称等。

(3) 护理绩效管理:可由各护士长录入护理项目的工作量(护理项目为医疗项目表中没有与之对应的独立项目,根据需要输入,可分为按月和按日输入),或可从护士工作站子系统中读取已有数据(护理项目为医疗项目表中有与之对应的独立项目,可从医嘱收费明细表中读取数据),按护理统计类别汇总,生成护理工作量统计报表。按照工作量统计确定护理绩效管理。

(三) 医嘱闭环管理

1. 闭环管理基本概念·闭环管理是综合闭环系统、管理的封闭原理、管理控制、信息系统等原理形成的一种管理方法。较早被应用在企业信息化,把全公司的"供-产-销"管理过程作为一个闭环系统,并把该系统中的各项专业管理(如物资供应、成本、销售、质量、人事、安全等)作为闭环子系统,使系统和子系统内的管理构成连续封闭和回路且使系统活动维持在一个平衡点上;另一方面面对变化的客观实际,进行灵敏、正确有力的信息反馈并作出相应变革,使矛盾和问题得到及时解决,决策、控制、反馈、再决策、再控制、再反馈……从而在循环积累中不断提高,促进企业超越自我不断发展。

2. 闭环管理在医疗领域的应用·医嘱闭环管理最近一直是医疗信息化建设的热点、重点与难点,它是信息化建设助力医院提升医疗质量、保障患者安全的重要载体,尤其是在国内外的各类测评中对闭环管理都有明确的要求。在国家《电子病历应用系统功能应用水平分级评价标准》六级评价中的重点为:要求实现全流程数据跟踪与闭环管理。医疗、护理等实现全流程闭环信息记录与管理,能够提供高级医疗决策支持。国际电子病历测评机构 HIMSS EMR 评价模型中也将闭环管理纳入重点建设范畴,建设重点是建设基于技术手段的用药、输血、母乳闭环。然而业界对医嘱闭环管理的概念却没有明确的定义,一般来说医嘱闭环管理具体应用在医疗领域,是指医嘱在其生命周期内的各个执行环节上的监控与信息反馈。通过对医嘱全过程跟踪,可及时得到医嘱从生成到执行过程中的各类相关信息,控制执行结果与目标之间的偏差,显著提高了医嘱执行的及时性、准确性,降低了医疗差错。

单纯从医疗信息化的角度来看,对于医嘱闭环管理系统的定位为:在医院的各个业务领域都已经建立完善的业务系统基础之上,广泛采用 PDA 扫码、RFID 身份识别等技术对医嘱全生命周期的各个关键环节进行监控与信息反馈,采用 CA 等电子认证技术实现医嘱周期中纸质病历的电子化、法律化。最终实现整个医嘱环节过程中的全程可核对、可跟踪、可追溯。在有条件的情况下,还应发挥医院信息平台在整个医嘱过程中的指挥调度作用,利用平台实现医嘱相关业务系统的高度整合与信息资源共享,同时应发挥基于平台的知识库的能力,在遵循医疗质控规范与要求的目标下实现对医嘱闭环的各个关键质控点给出相应的提醒、警示、禁止等临床决策支持,打造真正的无缝隙闭环管理。

因此,医嘱闭环管理是一种管理方法,而医嘱闭环管理系统不再是一个单独的业务系统,它是医院整体信息化紧密配合、高度协作、新技术涌入等共同作用实现的一种系统生态。

3. 闭环管理的控制依据·医嘱全生命周期涉及的关键质控点是医嘱闭环管理的重点,这些质控点的主要控制依据主要来源于国家卫生健康委员会及各类医疗机构分别制订的各项规范与制度,这些规范制度区分了各类医嘱的控制流程和质控点,所以在闭环医嘱系统流程控制中,规范制度是最重要的系统设计依据。

常见的医嘱管理的控制依据包括:医嘱执行制度、分级护理制度、查对制度、临床用血技术规范、手术管理制度等(图 3 - 14)。

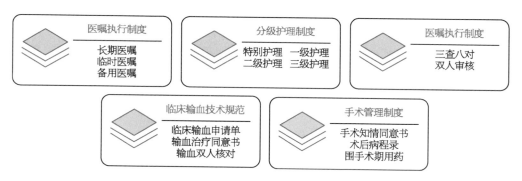

图 3 - 14　常见医嘱管理控制依据

4. 医嘱闭环举例(住院口服药闭环管理)

(1) 开立医嘱:在供应达到基本保障、药品正确的前提下,医生通过信息系统开立药品医嘱。通过临床路径、临床辅助决策支持,帮助选择用药时机;对于抗菌药物分级管理,实现权限的在线控制,化疗药品、精神麻醉类药品 CA 认证授权,有效杜绝越权开具药品的情形。同时医嘱开立要求医嘱遵循规范，严格审核频次、执行时间、剂量等内容，防止摆药机自动摆药时出现漏摆或错摆。

（2）医嘱审核（审方前置）：医嘱信息向护士站、药学部门传递，规范化的医嘱格式和内容在不同业务系统间自动、实时地传递，实现了工作的高效率和最少的人工参与，减少了抄录错误和匹配错误的发生。

在处方、医嘱审核的过程中，药师应可按照医嘱类型、审核状态，在患者列表和用药清单的数据窗口中过滤、排序医嘱信息。嵌入式的合理用药审查系统，应可智能化地对药物的用法用量及药物间的相互作用批量审核，以不同的色灯予以提醒。同时，审方意见可以实时地传递到开方医生的电脑，医生同意后可以参照修改，抑或在线申诉理由，实现医师和审方药师实时进行信息交互。住院口服药医嘱流程见图 3-15。

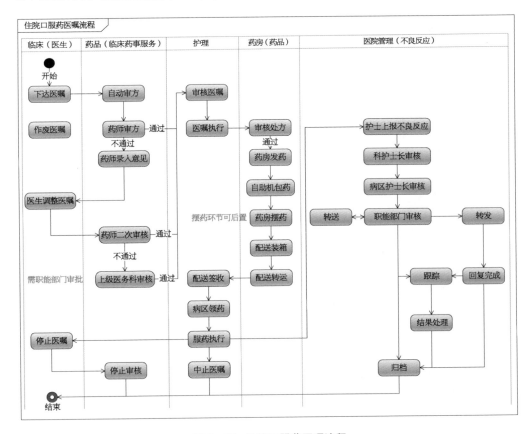

图 3-15　住院口服药医嘱流程

（3）药品医嘱校对拆分：医嘱按临时、长期、频次、执行时间点进行拆分，每条执行医嘱用唯一编号来标志，通过这个唯一标识，可以查询并定位到具体的医嘱信息。不符合医嘱开立规范的医嘱将不能拆分为有效的执行医嘱，拆分的医嘱执行明细是药师摆药、自动摆药机分装药袋的执行依据,也是护士的执行依据。审方前置流程中,可以由系统对医嘱进行拆分,药师拆分的过程就是审核过程;审方和护士核对同步进行流程中,由护士对医嘱进行拆分执行单和领药单。

护士校对拆分医嘱,同时将转抄人、校对人发送至电子病历系统,实现护士转抄校对医嘱的实时反馈与监控。护士在医嘱校对过程中,对部分医嘱进行疑问返回,与开立医生沟通处理。通过药师和护士双层校验的机制,可有效减少抄录错误和匹配错误的发生。

(4)药品配置:药房使用自动摆药机进行药品分装,主要依据医嘱的执行时间点分装口服药。系统通过数据接口实现无缝对接,既明确摆药药品、剂量、数量等内容,还明确摆药药品与执行医嘱工作清单的对应关系。利用摆药机的二维码打印功能,将对应关系生成二维码打印在药袋上,以便护士工作站 PDA 扫描。经过审方环节的用药医嘱,自动进入调配环节并标识(患者身份辨识的二维码、药品信息、给药时间、配置人、注意事项)。

自动摆药机能将患者的口服药按执行时间点进行分装,同一执行时间的药品包装在一个口服药袋中。袋面除了打印患者基本信息、药品剂量单位等信息外,还需要打印本包药品与拆分后的执行医嘱的对应关系,以保障多条执行医嘱与多个药包之间的对应关系。根据真实业务需要,在特定条件下可以预包第二天的首顿用药。

分装好的口服药,通过药品配送物流运输到病区,每个病区配置分送车,按病区进行药品单剂量分发,并粘贴二维码便签,为护士给药前查对提供了便利。

(5)药品配送供应链:采用服务中心运营模式,实现单元化管理。首先,将供应链中药品在发起节点整合为规格化、标准化的药品包装单元,并确保点对点之间的运输;其次,将院内物流各个环节的作业单元,包含采购、验收、配送等主要环节以单元化为标准进行,形成基本作业为一个单元;最后,对流通过程的每一环节,可能是整箱药品、中包装药品、一盒药品、单剂量包装,按独立使用环节作为一个单元。

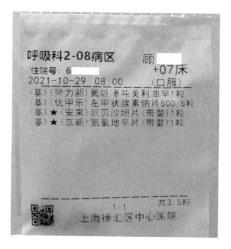

图 3-16　对药包进行唯一识别码标识

对实际操作中每一个药包进行唯一识别码标识(图 3-16),包括一维码、二维码、射频识别(RFID)感应或多次循环试用卡,借助识别设备,对每一个业务操作采用扫码识别,每一个业务流程中药包流转做到身份认证。识别码在每个环节中承载信息交互,所有环节信息通过识别码进行串联,达到信息互通和追溯。实现药品在院内流通的全程信息贯通和全程追踪溯源。改进传统粗放式的管理,对医院库区、货位、存储进行统一的设计和规划,配合业务流程和信息支撑,进行医院物流精细化管理。

(6)给药执行:病区签收统一分装运输的药品后,通过分送车按病区进行单剂量分发。在无线网络技术和移动护理系统的支持下,将护理及给药查对工作前移到患者床边。护士在执行口服药医嘱时,通过扫描患者腕带识别患者信息,扫描口服药药袋上的二维码,精确定位到执行医嘱工作清单上的医嘱,快速实现"三查七对",确保执行的准确性。同时将执行时间、执行护士等信息反馈到电子病历。

(7)用药监测:用药监测过程,通过全面围绕患者安全实施监测,提高管理的水平和质量,主要包括以下三个方面。

首先是用药流程化的监控,即用药巡视记录。记录用药过程的流程化管理环节执行情况,如明确记录执行用药的对应护士,过程中需要对执行医嘱和医嘱明细进行匹配比较,及时提醒异常环节并具备反馈机制,同时具备扫码率、异常率监控,整个业务无缝对接信息系统,任何操作都有迹可循。

其次是疗效监测,对于用药后可预期的临床疗效及与治疗目的无关的药源性伤害,均需要通过延伸至床边的医、药、护理的共同照顾来发现并产生信息记录。

再者是药品不良反应监测。其形式有2种:① 移动查房时现场采集到的体温、血压、出入量信息,通过移动查房车或 PDA 现场记录。② 广泛实施的物联网技术,实时自动记录患者的生命体征信息,如血压、血糖、心电及血氧饱和度,更加高效、准确、长程地记录患者的用药监测结果。监测过程中发现有药品不良反应时主动触发预警,及时提示责任护士处理,并实行后续处理流程追踪,直至事件得到有效处理,归档便于查阅。

(8)决策支持和反馈跟踪:条码技术与电子给药记录(eMAR)相结合的自动化给药方式记录,是与药物相关的临床辅助决策支持依据。患者在医疗全流程中,会佩戴一个确定其身份的手腕带,药师扫描药品条形码核对是否符合电子医嘱药品后发药;护士在患者给药时间扫描患者手腕带及所给药品。实现药品和检验相互关系、剂量和用量管控、药品浓度管控、智能计算(剂量与体重)、诊断符合性依据(糖尿病和药物关联关系)的校验,如果出现不匹配或疑问的情况,系统将需给予识别并提示异常,从而确保患者不会被错误给药。系统的有效运行,将保证发药的准确性,并有效减少医院药物差错事故的发生,确保了药物治疗过程中的5个正确:正确的药物、正确的剂量、正确的用药途径、正确的用药时间、正确的患者。记录信息应覆盖院前、门诊、住院、术中、出院带药、随访药物等业务,包含用药时间、剂量、用法、配伍全部记录,一目了然。

系统通过加强离散数据的关联性应用,能在整个医嘱流程中,通过 CDSS 系统(知识库)对开立医嘱、审核医嘱、查看病历、书写病历、给药执行等流程中实现友好、有效的干预和提示,保证用药合理性,保障患者安全。

(9)总结:用药闭环管理实现了对所有执行状态医嘱的流程化管理,并能让医生通过管理界面可见。同时,医疗指令一旦下达,就可以综合反馈信息,以此可指导下一步的诊疗计划。用药闭环管理完成了正向流程的全程数字化,同时也具备了医嘱执行信息的反向传输,从而形成数据流转的环路。这种跨系统的数据共享,在一定程度上避免了"信息孤岛"现象,提高了工作效率,减少了人为错误,符合实现用药闭环管理的要求。

通过长期的闭环流程的数据记录，系统能具有足够的自我修正能力和辅助决策支持，让医生在医疗信息系统的帮助下，更便捷地做到专业建议，减少出错或尽量少地重复同样的错误。因此，这就要求临床药师在完成日常药学服务的基础上，不断强化互联网思维，并借助信息化技术，实现大数据再加工，从而构建专家型的智能系统，给临床提供更深层次的资讯和决策支持。

(四) 临床路径及疾病诊断相关分组

1. 临床路径系统 · 临床路径系统按路径步骤分为路径的定义、路径的纳入、路径的退出、路径的执行、路径的跟踪及路径的效果评估和变异分析等各项业务。路径的定义主要包括：适用病种、纳入规则、除外规则、疗程安排。

(1) 路径的纳入：患者确诊疾病全部符合纳入规则，并在除外规则中无一条符合，则该患者被纳入临床路径系统。在该动作执行中，系统需完成以下功能：将患者纳入路径中，患者首页库中标识为路径中。

(2) 路径的退出：患者在纳入路径后，如发生路径变异或并发症等不再符合纳入规则或符合排除规则时，可退出路径。在该动作执行中，系统需完成以下功能：患者从路径中退出，患者首页库标识为非路径中。

(3) 路径的执行：① 按路径设定选择具体治疗措施。② 路径中的检查、检验类医嘱一般只需简单勾选，药品类医嘱会要求医生在路径规定范围内选择具体的药品。③ 每一步骤完成之后可选择下一步骤。④ 如路径定义中设定了需要评估，则进入下一步骤前会要求评估，根据评估结果进入下一步骤。⑤ 文书会在执行下一步骤前进行检查。⑥ 支持变异管理。⑦ 显示诊疗措施建议。

(4) 路径的跟踪：① 路径管理人员需实时查看临床路径执行情况。② 纳入退出汇总情况。③ 单个病例路径执行信息(变异信息)。

(5) 路径的效果评估：路径评估管理中，对每一阶段的路径可根据需要做评估处理，如肺炎临床路径评估后，路径继续执行动作或退出路径动作。在继续执行中需对患者病情好转或患者病情稳定等情况，可勾选评估内容等。

2. 疾病诊断相关分组(diagnosis related groups, DRG)病种分析 · 构建 DRG 病种分析系统的目的，是为帮助医院控制医疗费用的不合理增长和资源的合理配置，改善病种分析的方式，实现对管理决策的支持、临床诊疗的不断规范、患者费用增长和满意度的平衡，最终达到以合理的资源实现最好的治疗效果，使医院、医生、患者三方互惠。病种分析系统方案以 DRG 分组规则为思想指导，构建病种精细化分析系统，解决医院对病种分析的实际需要，实现了医院不同科室、部门间治疗水平和治疗指标的比较，另外为医院的绩效考核客观性、公正性也起到了一定的指导意义。

DRG 分析评价管理信息系统，一般由 DRG 分析系统和 DRG 病种分类规则设置系统组成。其中，DRG 病种分类规则设置系统主要是针对 DRG 分组规则进行设置，并实现对字典的维护；医院 DRG 分析系统将分布到医院病案系统的数据抽取到病案仓库中，按照设置好的 DRG 分组规则将患者进行分组,并从医院医保患者 DRG 的覆盖程度、科室病种分布、费用构成、病例数、DRG 组数、总费用、例均费用、平均住院日、收入差额等方面进行统计,不断优化治疗路径和改善治疗方案,降低医疗费用,提高医疗质量。系统架构如图 3-17 所示。

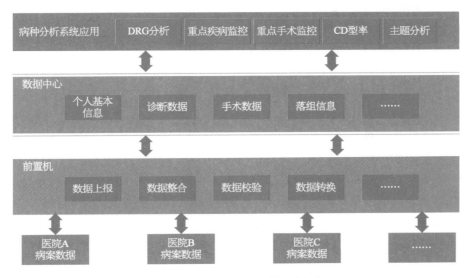

图 3-17　医院病种分析的系统架构

（1）DRG 规则设计系统:DRG 分组规则的设定过程是由循证医学、统计学、经济学、社会学、管理学专业背景的医技临床专家和互联网技术等专业技术人才相互配合,经反复论证和试验,而得出分组规则原理。整个过程经历了分组翻译、基础数据、指标定义、数据采集、数据处理、数据存储、数据利用等各个阶段,整个过程综合考虑患者的年龄、性别、住院天数、临床诊断、病症、手术、疾病严重程度,同时结合合并症与并发症及转归等因素把患者进行分组,通过分析病种、费用、病情等因素之间的关系,使分组规则达到最合理的状态。

病种规则设计在研发过程中应充分考虑系统的可维护性、开放性和性能需求。首先,系统宜采用模块化结构,模块之间相对较独立,配置简单,便于维护;其次,系统应具有良好的开放性,便于以后的功能模块的调整;此外,在性能方面,系统正常情况下一般页面响应时间应控制在≤5 秒,系统各部分软件应具有高度的容错功能,能最大限度地防止使用人员由于误操作而对系统造成影响。在充分考虑上述需求情况下,系统在维护管理功能上应规划如下设置。① DRG 规则设置:实现 DRG 规则设置和重点病种的规则设置。DRG 主要是通过诊断编码、出院情况、离院方式、手术代码、手术级别等限制条件,对就诊患者进行分类。DRG 规则设置模块实现对这些限制条件进行维护,并完成对重点监控病种的维护工作。② 数据标准维护:实现数据库表和字典的维护。由于 DRG 系统中的数据是从病案系统或其他业务系统中抽取来的,未形成统一标准格式,难以实现数据再利用。数据标准维护模块通过对出院和离院情况、诊断代码、手术代码、手术级别的维护，形成统一标准格式，满足医院对基本信息的管理。③ 系统设置：在系统设置菜单中，应提供规则执行、规则导出，以及锁屏、密码修改等功能，满足医院对工作管理的需要。

（2）病种分析系统数据流程：病种分析系统是利用医院病案系统数据，结合规则设计，对已经分组好的病种进行各种统计分析，辅助医院进行病种质量管理。其背后数据流程大体如下：① 数据集成：数据集成分为病案数据收集和其他业务数据收集。A. 病案数据收集：针对医院每个月的病案数据进行统一归口集中，并按照采集标准规划病案数据的标准接口，与 DRG 分析系统对接传输；B. 其他业务数据：如需采集其他业务信息对DRG 分析进行支持，建议可采集 CDR 数据进行数据统计，从而形成标准接口与 DRG 分析系统完成对接传输。② 数据处理：从病案系统或其他业务系统中抽取的数据，由于没有经过处理，一般很难直接拿来使用，因此需要经历数据处理的过程。数据处理主要包括数据标准化转化及数据除重操作。例如，可对诊断编码、手术编码等进行标准化映射处理，对数据唯一性进行数据除重处理。通过设置数据归口规则可除去传统意义上的病案杂乱数据，并可反向监控病案科室和医生及疾病的准确性，并给予提示或修改。③ 多维数据查询：标准数据通过分组系统后形成分组后的 DRG 标准数据集，可在系统中查看全量数据，支持多条件筛选数据查看，并可通过多条件筛选方式满足数据不同角度查看和整理的需求。

（3）DRG 绩效评价综合分析：既往的绩效评价往往只局限于产能角度，而通过对DRG 质量检测与评价管理信息系统的引入，可以从多维度、多角度进行医疗绩效的评价。

● 评价对象设定：满足多维度的评价角色需求，如可查看医院、科室、病区、医生等各个维度的 DRG 的绩效评价数据。

● 评价内容：实现多维度的评价内容，将医疗能力、医疗安全、医疗效率纳入 DRG 指标体系，并可根据医院需求添加其他指标。例如，针对医疗能力评估要求，可通过组数（诊疗范围）、病例数（工作量）、总权重数（总产能）、CMI（技术难度）进行评价；针对医疗安全，可结合低风险组病死率和危重疾病救治率进行评价；针对医疗效率，可通过费用消耗指数和时间消耗指数进行评价。

● 绩效评价方式：设定好绩效评定的对象，可根据对象来添加评价的方式，具体内容见表 3-2。

表 3-2　多维度的绩效评价方式

评　价　对　象	设计评价方式
全部	·时间筛选：年、季、月 ·绩效评价体系的独立比较：能力、效率、安全 ·同维度多角色组合：全量、两两等

评 价 对 象	设计评价方式
医院	·医院的随意比较 ·自己的不同时间的比较 ·自己和均值的比较等
科室	·全量科室间的比较 ·自己科室不同时间的比较 ·自己科室和平均值的比较
病区	·同科室不同病区的比较 ·自己病区不同时间的比较
医生	·同级别不同医生(主任、副主任、主治、住院)比较 ·自身不同时间的比较

●绩效评价展现形式:针对 DRG 数据和重点病种数据进行绩效数据的展示(图 3 - 18),通过报表或图表形式可以展现。

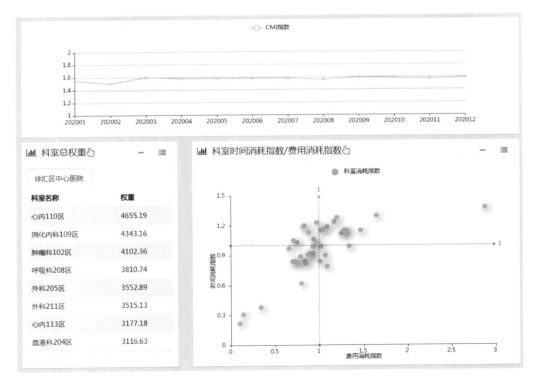

图 3 - 18　针对 DRG 数据和重点病种数据的展示

（4）DRG病种全面分析：针对DRG质量检测与评价管理信息系统的建设，不能只从绩效表面数据描述，需要解析病种绩效不同维度的发生情况，进而解析DRG病种发生及分布情况。如从角色角度分析病种情况，按照全院、科室、病区及医生这四种不同的角色，从医疗能力、医疗安全、医疗效率及其他类指标的维度出发，对病种内容进行分析：包括医疗能力（组数、病例数、总权重数、CMI）、医疗安全（低风险组病死率和危重疾病救治率）、医疗效率（费用消耗指数和时间消耗指数）、其他指标（费用、住院日、医保占比、手术三四级等）；也可从病种角度描述病种分布情况（DRG组）：同样包含医疗能力（组数、例数、总权重数、CMI）、医疗安全（低风险组病死率和危重疾病救治率）、医疗效率（费用消耗指数和时间消耗指数）、其他指标（费用、住院日、医保占比、手术三四级等）。

（5）病案数据分析：为体现数据传输的准确性，正确反映绩效的真实情况，需要通过病案数据监控重点病种的数据情况及填写的准确情况，从而提高数据反映的真实性。系统需支持从医院、科室、病区、医生这几个不同的监察维度出发，实现对入组率、病案数据编码准确率等内容进行分析。

（6）DRG费用监控：目前国家医保支付改革的方向，正处于由单病种医保付费向疾病组DRG医保付费转变过程中，但具体标准方案并未实行。因此，我们要做到数据的预先估算和监控，并做出常规问题的原因解析和测算，进而通过临床规范性操作提高相应指标。所以DRG质量检测与评价管理信息系统对医保费用的控制也十分关键。

DRG费用监控主要包括DRG费用监测和DRG费用分析两部分：

● DRG费用监测：针对已经发生的DRG数据及重点病种的费用数据做多维度监测，并统计相应的数据实现多维度展示，主要包括综合监测和医保费用监测。综合监测是对费用数据进行一个纵览的概述和表达，按照年、季度、月、周、日的时间维度进行同比和环比，并分别对医院、科室、病区、医生的费用数据进行评价，表述指标包含总费用、医保费、自费、药费、耗材费、检查和检验费等；医保费用监测则是对医保费用数据进行下钻数据拆解监测，按照年、季度、月、周、日的时间维度进行同比和环比，并分别对医院、科室、病区、医生的医保费进行评价。

● DRG费用分析：包括综合分析和医保费用分析。综合分析是对费用数据和病种的结构的多维度分析总结，按照年、季度、月、周、日的时间维度进行同比和环比，并分别对医院、科室、病区、医生的费用进行分析，表述指标包含总费用、医保费、自费、药费、耗材费、检查和检验费及病种所体现的医疗能力（组数、例数、总权重数、CMI），医疗安全（低风险组病死率和危重疾病救治率），医疗效率（费用消耗指数和时间消耗指数）以及其他类指标（住院日、医保占比、手术三四级等）之间的关系和主要影响因素。医保费用分析则是对医保费用和病种结构多维度分析总结，按照年、季度、月、周、日的时间维度进行同比和环比，分别对医院、科室、病区、医生的医保费用进行分析，其中也包含医保费用拆解（城镇医保、农村合作医保等等）与病种之间的关系，病种所体现的医疗能力（组数、例数、总权重数、CMI）、医疗安全（低风险组病死率和危重疾病救治率）、医疗效率（费用消耗指数和时间消耗指数)及其他指标(住院日、医保占比、手术三四级等)之间的关系和主要影响因素。

■ 三、临床信息系统

(一)放射与医学影像系统

现阶段,我国仍有很多医院的放射科采用手工管理,其工作流程是将各个临床科室传来的检查预约单手工分配给医疗设备,放射科不得不手动检查设备的工作情况和患者的检查情况,以便及时分配检查任务,这就是对检查任务的手工管理。科学合理的放射科信息管理系统可实现"检查预约→登记签到→影像检查→读片诊断→主任审核→报告发布"等所有环节的信息化操作,检查资料检索、工作量/财务/疾病等查询统计等科室查询、统计等也支持通过计算机处理。

1. 检查预约·系统需支持灵活的排班体系,如可根据检查设备、检查地点、检查时间,预先设置排班方案,并可对排班情况,根据科室情况、设备情况和人员情况进行灵活调整。设置的排班情况,在分诊端需自动显示,以提高放射科室的整体运行效率。另外,应根据预约排班信息,对预约患者的检查日期、检查时间和检查地点进行统一安排。预约完成后可进行预约单打印、预约单扫描、患者基本信息条码打印等操作。

2. 登记签到·应通过 HIS 接口自动获取患者信息,包括姓名、性别、民族、年龄、住址、收费类别、联系电话、检查日期、检查部位、简单病史等基本信息,并可对患者进行相应的收费登记,同时,可对患者进行确费管理和电子申请单接收。当然,系统也需同时支持手工记录。

3. 结构化报告管理

(1)报告输入的支持:可通过模板、词汇[包括数字 X 射线摄影(DR)、CT、MR 或数字减影血管造影(DSA)等血管造影介入治疗]等多种方式记录医生在检查中需要记录的所有报告内容。

(2)自动诊断的支持:通过结构化的模板,可根据检查所见,自动生成诊断结论,供医生参考。

(3)所见即所得的显示支持:整个报告结构应类似 WORD 编辑风格,实现所见即所得的输入模式,如可根据报告输入要求,自由调节字体、字号、上下角标、中英文字体、特殊符号及公式,具有可剪切、复制、粘贴相关内容,可插入表格、插入图片等功能。

(4)强制验证用户身份的支持:如报告完成时判断输入的报告医生是否是当前登录的用户,若不是则要求输入此报告医生的登录密码。

4. 专家级诊断模板库·一般应提供专家级中英文双语诊断模板库,如根据 DR、CT、MR、DSA 等检查分类提供专家级报告模板库,并提供智能化报告生成模式。通过切换检查分类选项,在专家库支持下对影像学表现进行确切的描述,同时检查项目与报告模板可实现一一对应,并自动展开。模板与部位关联,在模板中可显示患者登记的检查部位的所有模板内容。支持将书写的典型报告转存为临时模板,后续可统一整理入模板库。模板内容可不断进行更新和维护。

5. 报告的打印/发布·报告完成后应可打印报告,同时审核医生能够及时地审核报告,并及时通知报告医生审核是否通过及提示报告医生观看审核意见,报告可通过网络集成或 Web 浏览方式供其他科室查阅。患者随访信息也应可以记录管理。

6. 查询统计·在所有需要查询的界面,可为医生提供快捷查询及高级查询两种查询方式,并支持全院信息统一查询。查询可精确统计医务人员、科室工作量,以及各种病例统计、分析,也可支持根据任意条件的组合查询患者信息,以及部位、体位、诊断、报告等临床信息,查询内容也可由用户定制,查询系统同时应可查出患者的所有图像、相关报告及修改记录。

7. 工作清单·对于支持 WorkList 的设备,如:DR、CT 等。RIS 输入或接收 HIS 中有关检查申请的信息后,应可通过 WorkList 接口将检查信息传送到检查设备,从而减少重复输入的差错,提高工作效率。

8. 系统管理·应可设置医院、科室、仪器等各种数据字典。模板可支持医学联想词汇的维护。重要的业务操作功能都应具备相应权限的设置功能,并可分配给不同的用户。

9. 远程会诊·应支持对具有典型意义或属于疑难病例读片进行标记,可与外院医生进行远程会诊,会诊时支持对病例影像进行同步会诊,并支持将会诊结论共享和交互。会诊数据应可进行抽取、汇总、整理、存储等功能,要求实现患者索引唯一、跨机构文档共享及时间同步的一致性。应支持远程会诊中心专家通过视频语音介质,与基层医疗机构医生就患者病例及影像资料进行实时交流和互动,在会诊同时,可结合现有业务系统进行全方位的病例分析。远程会诊客户端需支持远程会诊申请、会诊病例提交、会诊视频交互、会诊结果查询、会诊统计等功能。

10. 放射质控·主要用于放射科在检查后由技术组主管审阅影像质量,修改或补充影像文件中的信息,记录质控数据。质控信息包括患者登记信息、检查信息、初始图像信息;质控业务过程中应可删除作废的图像;并需支持给图像质量定级,标记废片;同时要求支持重拍、补拍,并可记录重拍理由。

11. 危急值管理·一般通过诊断描述,智能判断危急值并发送至临床,系统必须支持临床将接收信息回传至放射科,实现与临床良好的互动效果。危急值管理要求根据国家卫生健康委员会对医院的控制管理要求,必须增加危急值处理流程,即根据预先设定的危急值信息,当检查报告中出现与预设危急值匹配字样时,系统应自动提醒相应的临床医生,并提醒医生对危急值作出处理。若医生确认为危急值,则填写危急值记录,并将危急值记录通知相关临床工作站,临床工作站在接到危急值通知后,对该患者做出快速处理,实现对患者生命的挽救处置。

12. 病例随访·需支持增加病例随访记录、报告会诊记录功能,支持记录患者随访的信息,可记录患者的病理所见、手术所见等随访信息,以验证医生诊断。同时,针对比较具有典型意义或属于疑难病例读片可以具备标记功能。在进行读片会议时,可调阅出所有读片病例,并能快速调阅患者的基本信息和影像,最终对会议内容进行记录和保存。

13. 区域影像接口·系统需支持与区域内各级医疗机构通过接口实现影像信息共享和影像业务协同,以此保障今后远程诊断阅片均等化和同质化,确保区域诊断中心诊断院内和院外报告质量的一致性,最终实现院内与区域影像业务的统一与协同,避免由于各基层医疗机构服务水平的不足和质控水平差异,而导致的影像诊断服务水平的差异。

(二)检验信息管理系统

检验信息系统是医院信息系统中一个重要的组成部分。系统的主要目标是实现将各种免疫、检验、细菌及科研用的分析仪器,用网络组网的方式实现完全联网,并可管理和传输实验分析过程中的全部数据。业务主要包括检验申请输入、分析结果自动采集录入、结果审核、报告单生成等,并支持将结果发送给门诊、住院等各临床科室。同时还可以解决一些一直困扰检验部门的工作难题,如检验费用的管理、质控管理,以及帮助实验科室完成各种统计报表和工作登记表等。

1. 条形码技术·各类仪器通过标本条形码方式,实现对检验标本的自动识别、接收、分析、处理检验结果,包括医嘱下载、条码打印、手工条码支持、标本确认、标本签收和标本录入等。

实验室标本条码管理过程中,可以追踪查询标本运送的全过程环节,包括从护士的标本采集,运送人员的运送和分类,实验人员的标本接收和录入,检验结果测定和审核,并且记录具体时间、标本数量和负责人姓名。通过扫码方式可以识别患者基本资料、送检科室、检验项目、时间、标本类别、标本采集量和容器等,并有效防止临床用错试管、血量不准等问题,也有利于实验室对标本进行监控,是否符合检验项目的采血要求,做到质量分析前对标本的要求。运送人员可通过标签信息将标本快速分类,送至各检验室。标本到达检验部门后,摆脱了以往需要手工录入患者信息和进行项目收费(针对住院患者)的常规做法。实际工作中只需通过扫描标本上的条码,可即时完成标本资料录入,几倍于以往键盘输入信息,具有输入速度快、准确度高、操作简单、可靠性强等优点。应用条形码技术主要可以快速识别检验标本的属主身份;保证申请报告和标本正确一致,避免标本错位;同时,必要情况下可在 LIS 系统中快速输入待检者信息。

引入条形码技术,彻底改变了临床实验室传统的工作方式。随着条形码技术应用的开展,检验和检测工作流程进一步简化,工作效率得到大大提高。因此,条形码技术的应用,在检验部门信息管理工作中发挥了巨大的作用,并有效促进了标本的规范化管理。

实验室标本条码管理一般涵盖以下流程:

(1)电子医嘱获取:首先录入患者电子医嘱(门诊患者需挂号),标本采集时护士工作站出现患者检验医嘱(门诊患者需交费,住院患者自动扣费),标本采集过程基本与门诊采集一样,由护士工作站生成患者标本的唯一条形码。通过电子申请单模拟实际开单过程,方便医生进行实验室检查申请,同时记录必要的申请信息(急诊、时间、人员等)。

(2)标本采集:护士工作站根据条形码上信息(患者基本资料、送检科室、接收科室、检验项目、标本采集量和容器、打印时间），分别粘贴不同容器，按照要求采集标本或患者自己留取标本。

（3）标本运送：扫描标本在系统进行登记确认，记录登记时间、标本数量和运送人员姓名，根据条形码的接收科室信息将标本进行分类，然后分别送到各个实验室。

（4）标本接收：当标本送达各个检验室时，检验人员执行标本接收程序，记录时间、标本数量和检验人员。这样，通过标本的运送和接收程序，可以清楚跟踪标本流向，便于标本查找。实验室根据标本条形码上的项目信息，进行分类、编号、上机检测。

（5）优化工作流程：通过条形码技术简化实验室工作流程，项目分类、标本编号、录入患者信息、分析仪的常规操作等大量工作由系统自动完成，极大地提高了工作效率和实验室的自动化程度，便于对标本进行监控、追踪和管理。

2. 样本工作流管理·样本工作流管理主要实现对样本运行的各个节点进行记录跟踪（样本采集、样本签收核对、样本入库、数据采集、报告管理等），业务上以检验全过程和标本的流转为主线，对关键环节进行时间节点监控，建立"精确到点、责任到人"的检验标本工作流管理。通过 LIS 与 HIS 的无缝连接，设置关键时间节点并加以监控，准确记录以条码为唯一标识的检验标本在临床科室、运送员工、检验科室等各环节、各部门之间交接的时间和责任人。通过工作流的信息化管理，可以有效监控标本遗漏率、标本平均流转时间、结果审核及时率、等待样本采集的耗时及标本平均结果审核时间，最终实现对检验标本各时间节点的监控，减少标本在交接过程及结果报告等各环节的主观随意性。

样本工作流管理涵盖以下节点：

（1）样本采集：样本采集时可通过 HIS 接口获取患者基本信息、费用信息、项目信息，同时绑定条码。绑定条码包括条码打印模式和条码预印模式，通过与 HIS 无缝对接，样本采集时可通过刷医保电子凭证、医保 IC 卡、磁卡、病员号患者手环等方式直接获取患者基本信息、检验项目信息、费用信息。系统可结合知识库对相应检验项目采集进行提示（注意事项、采血量等）。样本采集模块同时可以进行项目及费用的确认管理，并可绑定条码，条码支持打印和预印模式。

（2）回执单：支持在回执单上显示当前待检项目的汇总信息，如肝功能、血常规、尿常规等，也可根据实验室定义规则自动生成预计取报告时间，给患者提供获取报告的指导时间并明确告知，尤其适用于短时间的实验室检查项目或长时间测定的免疫项目、细菌培养等。

（3）样本签收/入库：此业务主要进行标本的合格性验证，实现签收人、签收时间的记录并生成签收号，并根据业务流程配置进行相应的检验申请收费、添加、作废等功能扩充。生化、自动免疫仪器等标本通常无须特殊处理即可上机测试，为提高大样本接收工作效率，一般需要支持便捷的批量入库功能。

（4）数据采集：系统应支持多种数据入库方式，主要有仪器数据采集、手工录入、批量录入、酶标数据转换入库、项目结果计算、外部数据导入等，同时允许检测结果和患者信息分步入库,增加工作灵活性。

(5)报告管理:报告业务功能,应支持对患者的基本信息进行登记、对患者检验项目进行接收、对患者收费信息进行操作及报告审核。检验系统报告管理支持可优化仪器数据入库处理,扩展对特殊结果取值范围、结果转移功能,支持对单个项目进行复做结果处理。报告应具备审核功能,可进行审核规则设置,结果变化率、危机值、荒诞值提醒及历次结果比较,患者项目检测值应具备趋势分析图展现功能。报告管理系统必须支持患者历史数据对比分析、同一患者相同类别数据对比(支持同一类别不同仪器,结果相差一定幅度提醒)、同一患者不同类别数据对比(自定义查询条件,不同类别不同仪器)等比较分析功能。

3. 检验报告处理

(1)临床检验功能模块:① 系统应具有临床化学、临床免疫学、临床检验等业务处置模块,提供各临床检验业务的各项检验、结果编辑、报告处理等多项功能。② 系统需支持自动识别标本条形码,实现读出患者信息、检验项目,针对住院患者,需具备自动计费功能。③ 系统应通过联机接口,支持自动记录来自检验分析仪的所有结果,并将结果自动归集到相应患者的资料档案中。④ 对于需要计算比值的检验结果,由系统自动计算并生成检验结果。⑤ 系统应根据参考范围对每一项检验结果自动进行比较、标注,并对超标结果发出警示,同一项目可以根据不同的标本种类、不同年龄、性别等信息,设置不同的参考值范围。项目检测结果应实现自动判断,并由系统优先根据特殊参考值,自动匹配最大化条件(根据检测仪器、标本种类、年龄、性别等)适配出符合的参考值,且根据既定参考值自动判断结果异常情况,并对危急值、荒诞值给出特殊提示。⑥ 系统应可以实现自动将当次结果与上次结果进行对比,并允许设定变量值,当对比结果超出变量值时,系统自动报警。⑦ 系统应支持技术人员手工选择检验项目,提供手工结果登记录入工作界面,且需支持批量录入和修改。⑧ 业务系统应可从医院其他系统调阅患者基本信息和电子病历信息,同时满足在医院其他科室可调阅实验室检验报告的双向工作需求。

(2)报告审核:① 系统应支持检验数据审核和检验报告审核及打印,支持检验部门基本业务流程运行。② 检验数据的审核,一般包括超出正常值、极限值、历史结果、严格约束,报告审核包括自动审核和手工审核,对于超出正常值或生命极限范围的检验结果,应使用不同的标识提醒操作人员。③ 系统应支持用户自定义审核规则,在审核时根据自定义规则进行校验,同时给予相应的提示。④ 系统应支持自动列出该患者相同检验项目以前的检验结果,报告历次同类检验报告及该患者的历次相关其他类别报告,方便审核人员比较。⑤ 系统应支持对认为不准确的结果进行复查,并对复查项目进行自动标记,同时应支持对同一样本历次复查结果的比较,允许恢复任一次的复查结果到当前报告。复查结果同时应支持追踪管理功能,将该样本的历次复查结果集中保存,便于用户进行分析对比。应支持选择合适的复查结果完成复查结果确认操作,并进行审核、发布。⑥ 系统应支持同一报告操作员与审核人不同的规则约束,实现同一报告的不同人审核功能;为了提高实验室检验质量,杜绝人为误差和仪器的不稳定误差造成的错误报告,还需有报告复核功能。利用这个功能,实验室有资质的检验人员根据系统产生的各种报警和提示进行分析,对错误的报告进行复查及验证,确认无误后才可以审核通过,并向外打印和发布报告。⑦ 系统应具备图文报告功能,带图形、图像报告系统应支持报告的多点打印而非局限于本机的打印方式。

（3）报告打印：① 可以满足打印机打印功能,即可以在同一计算机上将不同格式的报告单打印到相应的打印机上。② 连续打印,系统应支持纸张连续方式的报告打印功能。③ 图文报告,即系统支持打印图形数据报告。

4. 报告发布·① 报告发布作为报告完成打印的最后一个环节,需允许对审核发布的报告以 Web 查询、医生站调阅、大屏通知、服务台打印等方式进行访问展示。② 一般的报告调阅方式有以下 3 种：嵌入 HIS 医生站；Web 方式调阅；数据发布到体检系统。③ 系统在实现报告自动发布至医生工作站后,医生可以直接调阅检验部门审核发布的报告,与 HIS 医嘱匹配或按实验室完整报告方式调阅,并提供扩展调阅历史报告功能。④ 为提高业务工作效率,应在医护前段支持报告集中打印,即通过提供报告通用查询打印模块,可以在服务台集中打印实验室检查报告；也可支持护士站报告集中查看、集中打印。⑤ 系统应提供门诊报告完成后的大屏通知功能,报告审核通过、发布完成后,可自动在大屏上生成通知消息,动态显示可取报告的患者姓名,患者看到通知后可直接前往医生办公室就诊,或通过移动端(如手机、PAD)进行查看及下载报告。医生调阅相应实验室检查报告数据后系统自动停止通告,患者完成全部就诊过程后再根据需要,可至服务台或自助机打印领取实验室检查报告单。

5. 查询统计·① 在所有需要查询的界面为医生提供快捷查询及高级查询两种查询方式。应可精确统计医务人员、科室工作量和各种检验项目统计、分析。② 查询功能模块,应支持提供简单、快捷地查询患者记录的功能。一般需支持使用多种查询方式,实现在任意时间范围,迅速查询患者历次的检验结果记录。③ 系统应提供医学统计、工作量统计和财务统计功能：如按检验项目、送检单位、患者类别、检验仪器、开单医生、检验人员等条件统计一段时间内所做项目数量和收入情况。④ 系统应支持按检验项目、送检单位、患者类别、检验仪器等条件统计一段时间内所做项目总数。并可根据用户需求定制特殊统计报表,如根据选定的统计分类对一定时间范围的工作量进行统计。

6. 仪器接口·① 仪器联机接口应支持连接实验室所有设备,满足各类设备仪器与信息系统的信息通信,实现单向/双向数据采集、仪器控制,从而降低人为干预程度减少出错进一步提高工作效率。特定情况下需支持负载均衡,即针对实验室中多台功能一致的设备,系统可以自定义规则实现急诊样本及常规样本测试的负载均衡,持续调整各设备间的测试任务。② 联机接口系统在进行实时数据通信的同时,应针对安全性、可靠性要求进行充分考虑设计,最少应支持自动进行仪器原始数据备份的功能。

7. HIS 接口部分

(1) 数据接口：① 与 HIS 的接口：包括门诊、住院患者基本信息、医嘱信息、检查单信息、计费信息、报告发送等。检验系统可从 HIS 系统直接获取患者基本信息(患者姓名、性别、民族、科室)、医嘱检验项目信息、费用信息。完成的检验报告数据及时导入到医院相应系统中形成住院患者首页、电子病历、体检报告等。② 其他接口：通过短信服务平台实现短信提醒，完成短信报告发送。

(2) 报告发布及共享管理：一般情况下，检验报告并不需要全部引入病历中，而是引用部分指标，表明患者部分生理指标异常，并可以用此参考开展诊疗计划；同时病历中引用检验指标在某些场合下可以达到医疗举证的作用，用以证明患者就医期间，医方对患者的某方面病情予以过关注和核实。检查科室在确认报告无误后，可将某一范围的检查报告向 EMR 系统发布共享，供临床医生调阅，共享的检验信息一般包括检验项目名称、指标名称、指标缩写、检验结果、是否异常、参考值范围。

8. 质量控制

(1) 全检验过程质量控制：应支持多种质量控制规范，包括配备试剂、仪器管理等，系统应实现全过程质量跟踪管理，做到质控数据与仪器控制联动，以及数据修改的闭环追溯等。

(2) 质控模块：应支持与 LIS 数据模块连接，对仪器质控数据自动接收，自动绘制质控图，并提供数据导出功能。导出的数据格式与上级临床检验中心室内质控比对软件的数据格式相一致。根据目前国际、国内公认的一种有效的多规则组合质控方式，需提供月质控图表、失控处理及数据导出功能。

9. 检验危急值管理

(1) 实时提醒：危急值报告应实现自动判断，当患者所做的项目结果超过事先所设置的数值上下限，系统自动判断为危急值，并以文字或声音等自动给出报警提示。

(2) 处理记录：检验工作人员发现"危急值"情况时将检验结果发出，在发出检验结果的同时可以对危急值报告进行描述和备注来提醒医生。危急值出现后，系统应提供发布危急值通知到临床工作站的功能，同时记录通知人、被通知人、发生时间等信息。

(3) 临床通知：护士站相关人员能通过系统接收检验部门发出的危急值报告，并进行接收确认，并及时告知值班医生或管床医生。系统应对接收危急值信息的医生和护士进行系统记录，并且能实时查看发布过来的具体危急内容(患者基本信息、危急项目信息等)。临床工作站收到危急值通知时应自动执行提醒功能，并以弹出提示窗体、声音提示、手机短信等形式触发报警提示，提醒并记录操作人处理危急值通知的信息，并实时反馈相应的实验室，完成通知闭环管理。

(4) 危急值报告确认反馈：系统应通过声音和项目颜色高亮显示，来提醒未确认的危急信息，当临床工作人员收到危急值报告并作出相应的措施后，接收人负责跟踪落实并通过系统能记录相应处置信息，并可以将确认信息通过系统直接反馈回检验部门。

10. **外送检验数据的导出和导入** · 为配合医疗改革,改变老百姓看病难、看病贵的问题,在保证检验质量的同时,应根据医疗机构自身工作条件多开展一些检验项目满足临床工作要求;针对一些医院不能开展的检验项目,可以通过标本外送至合作机构委托检测的方式,实现患者的便捷就医。因此,系统应支持外送样本数据的导出和导入功能。如可实现对外送样本数量、项目信息、患者信息进行导出,对完成好的报告数据支持导入功能,并可实现在院内系统中的调阅、打印等功能,减少手工误差。系统应支持打印外送标本清单功能,由送检医院、本院检验部门、运送员分别留存。系统同时需支持与第三方专业物流系统的对接,实现对样本物流流转过程的监控管理。

(三)心电与电生理信息系统

心电影像信息系统,主要完成将全院的静息心电图机、动态心电图、运动平板心电图等数据,统一纳入医院的信息网络管理系统中,使全医院的心电图检查,心电图数据的储存,心电图诊断和心电图报告实现数字化、网络化、无纸化集中管理。系统应可实现医院内部的心电图设备的数据采集接入,包括静息心电图、动态心电图、运动平板、动态血压等,并以此实现报告的集中管理及临床部门共享,通过与外周系统接口交互的方式,使得心电数据融入医院的整个系统中。

1. 心电信息管理系统

(1)**检查排班**:设置某台心电影像检查设备在未来某段时间可预约的检查人次,包括检查时间段(如10:00～10:30),该检查时间段最多可安排检查人次。检查排班周期可以是长期的,也可是一段时间内临时的。并可设置一周内某几天是工作日。

(2)**预约安排**:通过读取检查部门的排班表,自动将当前检查申请安排在最近的空闲检查时间段。也可根据患者需要手工更改检查时间段自动生成预约单并打印(含注意事项一并打印列出)。为便于工作管理,系统需可打印某段时间内的预约汇总表。

(3)**检查登记**:① 预约签到:对于已预约患者,应可直接根据预约信息签到并安排检查。② 检查登记:对于未预约患者,直接根据检查申请单登记并安排检查。需支持通过门诊/住院号、磁卡、医保卡或查询选择住院(门诊)等方式,调出 HIS 中患者的基本信息。

(4)**诊断报告管理**:① 检查过程记录及报告输入:在检查过程中应可记录各种检查信息,包括检查医生、检查所见、设备频率等。在检查结束后,可输入诊断及结论,并可使用模板、词汇等方式加快输入过程。② 模板辅助输入:应根据报告类别、检查部位等预设相应的诊断模板。在报告输入时可直接选择以加快输入速度。诊断模板可用于检查所见、检查印象等项目。输入项可根据用户要求增、减。③ 报告打印:根据具体要求可支持打印黑白或彩色报告以及是否打印图像。同一报告宜设置多种打印格式。打印报告格式可根据用户需求调整。④ 批量打印:可根据报告类别、检查日期、检查医生等条件查询出一批报告并选择性实行批量打印。⑤ 报告权限:一个报告的状态,一般分为初步报告、已审核、已打印、已发布。对于已审核和已打印报告,只有在可修改日期范围内由有权限的医生才可以修改。系统应可以自动记录修改内容。对于已发布报告,所有医生都不能修改。⑥ 相关历史报告与修改记录:应可查看该患者以前所做检查的相关历史报告,也可查看对该报告所做过的修改记录。

(5) 报告审核:支持二级审核,审核已书写完成的报告,可在审核时修改报告,也可注明审核意见。

(6) 查询与统计:① 条件查询:可根据各类条件(检查号、门诊/住院号、姓名、检查部位、疾病诊断、日期范围、申请科室、报告医生等条件)查询申请、报告。支持模糊查询。② 日工作总汇表:可统计并打印一个科室一天检查的清单,包括患者信息、检查情况、收费情况等。准确、定时上报科室主任。③ 工作量统计:可按某一时间段、申请科室、检查医生、检查科室、检查项目、设备统计工作量。直观显示科室工作情况,更有利于科室分工及工作优化。④ 疾病统计:可按疾病种类、检查部位统计。

(7) 与 HIS 接口:可通过门诊号、住院号、磁卡号从 HIS 读取患者基本信息,包括姓名、性别、年龄、费别、临床诊断等读取患者基本信息。

(8) 心电设备接口:应支持提供文字报告上传接口,在心电设备软件中形成的报告可上传至服务器中,便于科室内部信息共享及统一管理。需提供图像文件上传接口,在心电设备软件中形成的各种影像可上传至服务器中,便于科室内部统一调阅及管理。上传图像支持:HL7ECG、bmp、jpg 等标准格式。

2. 心电电生理处理系统

(1) 能够处理的电生理设备:包括心电图、动态心电图(Holter)、运动平板、动态血压、脑电图、肌电图、经颅多普勒超声(TCD)、听力检查、眼科检查、神经电生理检查等。

(2) 提供通用的分析工具:如实现同屏对比、波形放大、电子分规测量及心电图数据重新分析功能。对于相同 ID 号(唯一标识码)心电数据,系统应可自动分析比较心电图的变化,并在报告中显示出来;对于传入系统的有干扰波形需可进行再次滤波调节;系统工作界面需显示出患者心电图中各个导联的出现次数最多的心搏的平均值。诊断医生可以对患者的各个导联进行查看,也可同时显示出所有的导联。叠加波界面可以单导显示心搏,并利用走速和增益的设置来进行该波形的分析。系统需会生成该波形的间期值和振幅值等。同时,应支持显示该心电图的具体心搏参数。支持显示该心电图的各导联的分析值,并根据这些值生成 ST - MAP 图。

(3) 具有阿托品试验采集及处理流程:对于临床中一些药物试验,需要在一定的时间内对患者连续或间断地采集心电数据,最后根据需要,提取指定时间、指定导联的波形组合分析。首先,通过描计心电图作为对照,然后静脉注射阿托品 1.5～2 mg,注射后即刻在 1、2、3、5、10、15、20 min 各个时间点分别描计一次 Ⅱ 导联心电图。阿托品药物试验采集下来的数据,需可进行显示处理,并可绘制心率变化曲线、起始采集点及最高心率点的 Ⅱ 导联波形。

(4) 图文报告可实现 PDF 等形式的输出,也可支持向网络打印机直接输出报告:业务应包括常规心电图分析、动态心电图分析和运动心电图分析等各类电生理系统。

（5）支持使用梯形图解标记心电图数据：通过梯形图与心电图的关系，即拼音与汉字的关系图解心电图，梯形图是用横线和竖线组成的阶梯形示意图，是解释复杂的心律失常的重要方法。

（6）可自动统计工作量并自动生成周报、月报或年报：需可结合患者基本信息、临床诊断、测量值、心电图诊断综合统计检索，查找并显示统计结果，以便开展多种临床研究。

（7）漏诊提示功能：支持通过软件分析，得到显示心电数据和原始心电数据的形态学差异，并利用小波分析奇异值的提取方法，可以准确地识别出无法准确显示的切迹和顿挫，并用特殊的颜色将这些区域显示出来，提示诊断医生，以防止忽略这些细节造成漏诊。

（8）危急值管理：系统必须具有危急值处理流程，针对危急值信息，应特定显示在待诊断列表中，标明该待检查患者为危急；并通过即时消息，在待诊断队列中醒目提示当前诊断组中的医生优先处理该检查；系统应配置具有给科室主任发送短信的功能，短信中可以包括该检查的波形及自动诊断的结论。科主任可以在接到通知后通过智能终端查看波形。

（9）导联纠错功能：如果心电图数据因为导联接反或者胸导联接错位置而导致数据不对，一般无需重新采集患者数据，医生可以通过软件纠正方法进行纠错处理，最终获得正确的心电波形。

（10）预留与区域心电接口：需支撑区域心电信息共享和心电业务协同开展。

（四）重症监护与手术麻醉管理系统

1. 重症监护信息系统

（1）患者信息：① 体征曲线：用连续的曲线图来显示患者的生命体征信息，以及患者的检查和检验信息。② 体征和出入量明细：显示体征和出入量的具体的数值。

（2）床位管理：① 监护仪：一般应提供按床位来设置和取消监护仪，以及监护仪报警的个性化设置功能，包括监测项目个性化定义，用来设置对每个患者需要监测的个性化项目。② 换床操作：提供对患者进行换床的功能。③ 床位修改：对每个床位的信息进行修改。④ 床位一览表展现：整体显示所有床位信息。

（3）护理计划：需按照相应规范要求设定编制详尽的护理计划，并予以完整的信息记录。

（4）医嘱处理：① 提取医嘱：实现从医院信息管理系统中提取每个患者对应的医嘱。② 医嘱处理：记录每条医嘱的处理执行情况。③ 录入医嘱：可以手动录入新的医嘱。④ 医嘱总交班：把本班次未执行完的医嘱交接到下个班次，以便下个班次的护理人员继续执行完成相关医嘱。⑤ 医嘱简称：可对每条医嘱进行简称维护。⑥ 医嘱提醒：针对多频次医嘱进行提醒，需以不同颜色表示。⑦ 医嘱核对：通过借助条码扫描设备，执行时完成对医嘱的核对功能。⑧ 整体交班：可借助移动终端形式，进行全科室护理工作的整体交班。

（5）护理评估单：系统需为医护人员提供患者首次入院评估单、危重患者评估单、患者出院评估单等相应护理评估的电子记录单。

（6）特护单：特护单需可实现患者生命体征的实时自动采集，并通过护理措施模板化，实现医嘱快速处理，减轻护士文字书写时间。

（7）出入量管理：可通过执行医嘱后补液信息记录，自动计算到入量，从而控制测算每小时、每班、每天的出入量是否平衡。

（8）导管维护：需实现对患者的各种导管进行管理，并提供插管时间、重置及拔管时间，导管的长度、引流液的颜色、性质及量，穿刺部位的皮肤情况等各类医疗信息的记录。

（9）护理措施：对于护士重复书写的医疗文字段落，需可进行模板化的统一订制，减轻护士书写护理措施的时间，规范医疗文书。

（10）重症评分：需提供数十种以上的医学评分供医生治疗、科研时使用，能动态评估患者评分结果变化曲线，以动态的形式展现患者病情变化趋势，需支持以下几种评分方法。① 重症相关：与重症相关的医学评分，如：治疗干预评分系统（TISS）、简化急性生理评分系统（SAPS Ⅱ）、急性生理与慢性健康评分系统（APACHE - Ⅱ）等。② 护理评分：多器官功能障碍综合征评分（MODS）、病死率预测方程（MPM）、SAPS Ⅱ评分、营养评价等。③ 儿科相关：与儿科相关的医学评分，如阿普加（Apgar）新生儿评分、小儿危重病例评分等。④ 麻醉相关：与麻醉相关的医学评分，如 Lutz 麻醉危险性评分、麻醉恢复评分（PARS）等。⑤ 感染相关：与感染相关的医学评分，如 SSS 感染严重度评分、序贯器官衰竭评分（SOFA）等。⑥ 神经相关：与神经相关的科研评分，如创伤严重程度评分（CRAMS）、格拉斯哥昏迷评分（Glasgow）等。

（11）统计查询：系统应提供床位使用统计、患者出入量统计、年收治人次统计；并支持以下治疗数据的查询：制酸剂、糖皮质激素治疗、中心静脉导管、漂浮导管、脉波指示剂连续心排血量监测（PiCCo）、导尿管、气管插管、气管切开、机械通气、腹腔引流或冲洗管道、鼻胃管。

（12）历史病案回顾：① 患者基本信息：可显示所有患者的基本信息，包括在院患者和所有历史患者。② 生命体征查询：可根据指定范围查询当前患者所有生命体征，直观体现患者病情走势。③ 异常体征查询：可显示当前患者所有异常体征。④ 出入量查询：可显示当前患者所有或时间范围内的出入量信息，并自动计算所有平衡量。

（13）特殊交班：一般可采用系统自动弹出与醒目的颜色对当前患者做出特殊说明，对接班的医护人员进行提示，如果不主动取消，消息会长期提醒直至处理完成。

（14）科室日常事务管理：① 科室人员管理：应支持人员排班、工作量统计（工作时长统计：每周工作时长计算、每月工作时长计算）、科室人员培训、绩效考核等功能。② 用药统计：应支持对科室内所有患者的用药进行统计分析。如对药物进行分类，统计各个类别的药物使用情况，也可以单独统计每种药物的使用情况。③ 设备统计：可对监护仪、呼吸机、病床等设备的使用情况进行查询统计。

（15）医疗模板：① 护理模板字典：可维护患者填写护理措施时的模板内容。② 监测项目：可对监测项目进行维护，包括监护仪报警整体设置、监护字典、通用检测项目字典、可用监测项目字典的维护。③ 专业词库：需实现对医学专业用词进行维护。④ 医嘱途径：可对医嘱途径进行维护，可以配置医嘱途径简称等。⑤ 医嘱属性字典：可对医嘱属性进行维护，如可以设置每种药是晶体还是胶体等。⑥ 程序配置：可对整个 ICU 程序进行配置，包括审核条件配置，科室配置，医嘱处理配置，监护仪配置和特护单配置等。⑦ 医嘱简称配置字典：可对医嘱进行简称维护。

（16）权限设置：用户设置：可根据用户职能角色，通过权限管理程序配置相应的用户权限，也可以进行密码修改、增加或删除用户等操作。

（17）同步患者：可通过接口程序，从其他医院信息系统中同步在院患者信息到 ICU 程序中。

（18）锁定系统：可支持系统锁定，锁定系统后，别人将不能再操作。

2. 手术麻醉信息系统

（1）术前信息管理子系统：术前信息管理子系统是协助医生完成手术前医疗工作的计算机应用程序。其主要任务是处理人员排班、访视、急诊、根据术前的检查、检验、诊断及麻醉的评估和文书等信息。帮助医生完成患者手术前的一切准备工作，术前管理流程见图 3-19。

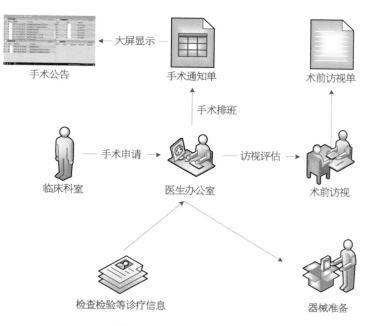

图 3-19　术前管理流程

　　系统主要完成针对手术前准备工作的工作流程,如手术申请接受安排、患者术前访视、术前急诊手术管理、患者知情同意、术前麻醉评估五大部分等业务管理要求相应的操作或管理。

　　系统一般应提供手术申请的批量接受功能,需支持批量多次地从 HIS 中接受手术的申请,也可以指定时间接受。另外,系统应提供指定患者手术申请接受功能,可支持通过患者的住院号等信息指定接受患者的手术申请。其次,需提供手术申请排班功能,可批量对手术申请信息进行安排,也可根据医院的要求,统筹规划、合理分配手术的排次。电子手术通知单需自动生成,且必须符合有关医疗文书的格式和医院的规范要求。

　　系统应提供与多种信息联网的功能。如支持通过与医院的 HIS 和 EMR 等系统的联网方式,第一可获取患者的基本信息:姓名、性别、年龄、住院病历号、病区、床号、入院诊断、病情状态、护理等级等;第二可获取患者的诊疗相关信息:病史资料、主诉、现病史、诊疗史、体格检查、首程、病程、护理病历、会诊记录、病历讨论、手术麻醉;第三可获取医生信息:科室、姓名、职称、诊疗时间等。系统应支持通过与医院的 LIS、PACS 等系统联网,直接向医技发送检验、检查申请并调阅检查、实验室检查报告,相关影像资料等信息也可以在检查完毕后查看,为医生术前访视提供充分的临床支撑信息,从而协助医生快速、高效、准确地完成术前访视。

　　系统应可提供患者术前信息查看功能,如支持患者术前的基本信息、医嘱信息、住院信息、手术申请信息等的查看。第二,需提供住院病历病程的查看功能。如支持患者影像信息的查看,包括心电图、胸片、肺功能等。第三,需支持检验信息的查看,包括血常规、凝血、电解质等。第四,系统需提供麻醉计划功能,可根据访视过程中记录的患者病史及体检情况,评估病情并进行分级拟订患者麻醉计划,包括选择麻醉方法、填写术中困难估计及防范措施等。第五,系统需支持对患者进行快速麻醉术前评估及评分。第六,系统应提供急诊登记功能,支持通过提取急诊患者的手术申请信息(急诊患者须提交临时手术申请或提供门急诊 ID 号),支持为急诊患者快速安排手术。第七,系统应提供知情同意书功能,需支持自动填写患者基本信息,自动生成电子患者知情同意书,并符合有关医疗文书的格式要求。

　　(2)术中信息管理子系统:术中信息管理子系统是协助医生完成手术中各种医疗工作的计算机应用程序,其主要任务是记录和处理手术中麻醉患者的体征、用药、输血、事件,以及患者护理、器械清点、麻醉文书等信息。术中信息管理子系统可帮助医生完成患者手术过程中的监护及记录,规范医疗行为等。术中管理流程见图 3-20。

　　系统主要完成针对手术前准备工作的工作流程,如麻醉单记录、监护设备采集、体征参数修正、手术护理、手术器械清点、血流动力学五大部分业务管理要求,进行相应操作或管理。

　　系统一般应提供麻醉单记录功能,实现符合医院要求规范的麻醉单的自动生成,患者基本信息和手术人员信息应自动显示并提取生成到麻醉单上。第二,系统需提供快速录

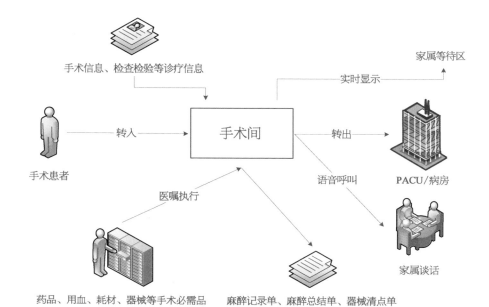

图 3 - 20 术中管理流程

入功能,可支持通过下拉菜单选择或拼音字头模糊检索的方式,快速查找并录入,在记录麻醉时间时,应自动记取该点对应的时间作为事件发生时间。系统应支持将最常用的药品和事件设置为快捷按钮,并提供独立的界面进行操作。系统应支持提供治疗符号显示功能,并支持麻醉事件自动匹配治疗符号显示在麻醉单上。系统需提供模板功能,支持麻醉事件保存为模板后用于下次同类型手术直接套用。系统应支持提供患者体征自动采集功能,可通过设备接口集成方式将监护仪、麻醉机上的患者体征数据,自动在麻醉单上绘制出体征趋势图,并支持体征显示类型设置和体征实时显示。系统应提供体征报警功能,在患者体征出现异常时,将自动弹出消息窗进行警示。系统应提供护理记录功能,支持记录和查询患者手术过程中的护理情况,支持记录用于患者的手术器械的名称和数量。另外,系统应支持提供血流动力学功能,支持血流动力学参数演算。

术中信息管理子系统应通过与医院的 HIS 系统联网,能够从相关的部门系统获取或向 HIS 系统提供如下信息:① 患者基本信息:姓名、性别、年龄、住院病历号、病区、床号、入院诊断、病情状态、护理等级、费用情况等。② 诊疗相关信息:病史资料、主诉、现病史、诊疗史、体格检查、首程、病程、护理病历、会诊记录、病历讨论、手术麻醉等。③ 医生信息:科室、姓名、职称、诊疗时间等。④ 费用信息:药品及项目名称、规格、价格、医保费用类别、数量等。⑤ 合理用药信息:常规用法及剂量、费用、功能及适应证、不良反应及禁忌证等。

术中信息管理子系统应通过与医院的 LIS、RIS、PACS 等系统联网,能够直接向医技发送检验、检查申请,并可调阅检查、实验室检查报告及相关影像资料。通过对上述患者就诊相关信息的储存积累,能够系统地建立起患者全面的住院电子病历资料。

（3）术后信息管理子系统：术后信息管理子系统是协助医生完成手术后医疗工作的计算机应用程序,其主要任务是处理手术后患者复苏、进行麻醉统计、总结、评分及文书等信息,并帮助医生观察、统计、评估、记录手术后患者的情况。术后管理流程见图3-21。

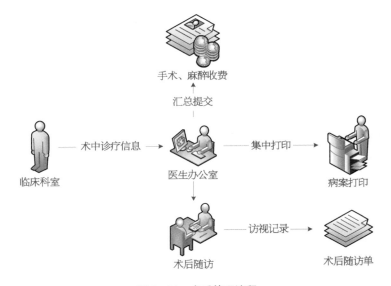

图3-21 术后管理流程

系统主要完成针对手术后准备工作的工作流程,如术后复苏记录、术后手术登记、术后访视记录、麻醉总结、术后麻醉评分五大部分业务管理要求进行相应操作或管理。

系统应提供复苏单记录功能,支持记录患者术后复苏中的麻醉用药、事件、生命体征、患者入室情况、出室情况等。系统应支持生成独立的复苏记录单,或者在麻醉记录单后延续,保证术中麻醉记录与术后复苏记录数据前后衔接无断点。系统应提供手术补录功能,支持手术结束后对手术信息的补录,如手术时间、麻醉时间、术者、术中诊断等相关信息。系统应提术后访视功能,支持自动生成符合医院要求和规范的术后随访单,患者基本信息应自动在术后随访单中显示。系统应提供术后镇痛记录功能,支持记录手术后患者的镇痛方式、镇痛药配方、镇痛泵及镇痛总结等信息。系统应提供麻醉总结功能,可自动生成符合医院要求和规范的麻醉总结单。系统应支持规范的模板,让医生快速对患者的麻醉过程、麻醉效果、术中麻醉操作等各种信息进行总结。系统应提供麻醉和苏醒评分功能,支持各种评分,如APACHE评分、TISS评分、PRAS评分。

系统应实现与多种信息系统的联网对接功能。如通过与医院的HIS和EMR等系统联网,获取患者的基本信息：姓名、性别、年龄、住院病历号、病区、床号、入院诊断、病情状态、护理等级等;也可获取患者的诊疗相关信息：病史资料、主诉、现病史、诊疗史、体格检查、首程、病程、护理病历、会诊记录、病历讨论、手术麻醉等。同时也可获取医生信息：科室、姓名、职称、诊疗时间等。系统应支持通过与医院的 LIS、PACS 等系统联网，直接向医技发送检验、检查申请，并可调阅检查、实验室检查报告及相关影像资料等信息。

（4）病案管理子系统：病案管理子系统是协助医生完成病案管理工作的计算机应用程序，其主要任务是管理、归档、回顾、查阅病案以及各种文书。病案管理子系统帮助医生可以随时随地地查看、回顾、研究患者的病情。

系统主要针对病案的管理，完成病案管理、手术麻醉病程回顾、信息查阅三大部分的业务管理支撑。

系统应提供病案的自动归档功能，支持对患者的手术麻醉记录单以及相关文书的自动提交封存。系统应提供病案上传功能，支持将患者的麻醉相关病案上传至电子病历系统中，并将文档名称、版本信息写入指定后台记录中，便于电子病历系统读取麻醉病案。系统应提供病案提交的提示功能，支持病案提交的提醒和确认，防止无效的提交。系统应提供打印功能，并支持单个打印及集中打印所需要的手术麻醉文书，如麻醉记录单、术前访视单、术后随访单等。系统应提供指定患者病案的回顾功能，支持回顾患者历史住院的手术麻醉记录，包括术前访视、麻醉记录、术后复苏、麻醉总结、术后随访等文书，支持回顾详细信息，如麻醉事件、用药、体征等。系统应提供病案查询功能，支持历史病案的查询，包括麻醉记录单、术前访视单、患者知情同意书、术后访视单、麻醉总结单等。

（5）麻醉质量管理子系统：麻醉质量管理子系统是协助医生完成麻醉质量控制管理工作的计算机应用程序，其主要任务是处理核查、管理、控制、统计、上报麻醉质量等信息，帮助医生规范、有效地进行麻醉的质量控制，相应的质量管理见表 3-3。

表 3-3　麻醉质量管理的各项统计指标

麻醉总例数（季/年）	全身麻醉例数
	体外循环例数
	脊髓麻醉例数
	其他类麻醉例数
由麻醉医师实施镇痛治疗例数（季/年）	门诊患者例数
	住院患者例数
	其中：手术后镇痛
由麻醉医师实施心肺复苏治疗例数（季/年）	复苏成功例数

麻醉复苏(Steward 苏醒评分)管理例数(季/年)	进入麻醉复苏室例数
	离室时 Steward 评分≥4 分例数
麻醉非预期的相关事件例数(季/年)	麻醉中发生未预期的意识障碍例数
	麻醉中出现氧饱和度重度降低例数
	全身麻醉结束时使用催醒药物例数
	麻醉中因误咽误吸引发呼吸道梗阻例数
	麻醉意外死亡例数
	其他非预期的相关事件例数
麻醉分级(ASA 病情分级)管理例数(季/年)	ASA - Ⅰ 级例数
	术后死亡例数
	ASA - Ⅱ 级例数
	术后死亡例数
	ASA - Ⅲ 级例数
	术后死亡例数
	ASA - Ⅳ 级例数

注:ASA,美国麻醉医师协会。

系统主要围绕三方核查、麻醉评分、麻醉医疗文书质控、质控数据统计、质控上报五大部分工作进行相应的信息管理支撑。

系统应支持安全核查功能,可自动生成符合卫生管理部门标准的手术安全核查单,支持医生、护士、麻醉医生规范进行三方的安全核查。系统应支持麻醉评分功能,支持 APACHE 评分、TISS 评分、PRAS 评分等多种评分方法。系统应支持麻醉医疗文书的校验功能,支持麻醉医疗文书的自动校验功能,如果遇到必填项未填写时,提示用户填写,并且限制功能。系统应支持麻醉医疗文书的质量监控功能,支持监控手术患者各医疗文书的打印、归档完成情况。系统应支持上报功能,支持不良事件的上报及麻醉质量控制数据的上报。

(6)麻醉科室管理子系统:麻醉科室管理子系统是协助医生完成科室管理、统计、查询工作的计算机应用程序,其主要任务是处理手术相关科室人员的工作量、统计和查询术前、术中、术后等相关信息,是管理者掌握科室情况、人员信息、工作状态的必要系统。

系统主要实现麻醉工作量、手术信息统计、报表导出等三大部分的管理应用。

系统应提供工作量的统计功能，支持科室的工作量统计，如麻醉科室、临床手术科室等，能够准确地记录手术名称、手术开始结束时间、手术医生名称等科室相关信息。提供人员工作量统计，支持麻醉医生、手术医生、护士的工作量统计，能够快速准确地统计麻醉时长、手术时长、麻醉开始结束时间、手术开始结束时间等医疗人员相关的工作量信息。系统应提供手术前相关信息的统计功能，支持统计患者的各种信息，如患者 ID、姓名、手术间、术前诊断、手术名称、人员安排等。系统应提供术中患者相关信息统计功能，支持统计麻醉方法、ASA 分级、自体血输血等信息。提供术后患者特征信息统计功能，支持统计入复苏室日期、患者姓名、床号、手术名称、入室评估、出室评估等项目。系统应提供不良事件上报功能，支持对出现不良事件的手术进行上报，上报信息包含住院科室、患者信息、年龄、麻醉方法、麻醉医生、手术医生、不良事件原因。系统应提供统计信息查询功能，支持查询术前、术中、术后所统计的所有信息，支持查询功能，可以查看一类手术，支持按照一定顺序排序查看，包括临床科室、麻醉方法、手术室等。系统应提供信息统计查询导出功能，支持从统计查询系统中导出所需的统计信息，支持导出为 EXCEL 格式报表，方便进一步分析处理。

（7）系统支持平台子系统：系统支持平台子系统是协助其他麻醉临床信息系统工作的计算机应用程序，其主要任务是为其他麻醉临床信息系统提供系统和数据的接口，进行数据维护，保证系统安全、管理文书模板等。

系统主要完成与其他麻醉临床信息系统相关支撑，一般分为信息系统接口支持、设备数据接口支持、基础信息维护、文书模板管理、系统安全和数据维护等各个部分。

信息系统接口支持功能，主要完成与医院各类信息系统连接，包括 HIS、LIS、PACS、EMR 等，支持通过多种方式与其他信息系统连接，包括视图、DLL、Web services、HL7 标准协议等多种方式。医疗设备接口支持功能，主要实现与多种设备连接，自动获取设备上的数据，包括监护仪、麻醉机、血气分析仪等。一般应提供离线体征数据采集保存功能，以便在网络中断时，依然能保持数据连续采集，当在恢复网络时，自动重新上传。基础信息维护可以提供字典 HIS 同步功能，支持通过系统集成的接口与 HIS 进行同步更新。也可以提供本地字典功能，支持字典本地化维护，支持用户手工修改字典，包括手术名称、手术等级、诊断字典、麻醉分级、科室字典、人员字典、手术名称、麻醉方法字典等。同时，基础信息维护可以提供麻醉记录字典配置功能，支持麻醉事件配置、麻醉常用量配置、麻醉方法配置，包括对麻醉方法进行编码、分类。

文书模板支持功能，需实现多种文书的模板化操作，包括麻醉文书、护理记录、手术清单、术前访视、术后访视、麻醉前小结等。应提供模板的保存和套用功能，可将现有的医疗文书内容保存为模板，及将保存的模板快速套用到现有的医疗文书中去。系统应提供多种模板配置功能，即支持公有模板配置，公有模板所有人可见，也可支持私有模板配置，私有模板只可模板配置者本人可见。

（8）用户权限管理子系统：用户权限管理系统支撑平台子系统是为其他麻醉临床信息系统提供用户管理的计算机应用程序。帮助医护人员轻松、快捷、方便地管理系统中的用户。系统一般需包含创建用户权限设置和角色管理两大部分。

系统需提供创建和修改功能，支持创建和修改用户名、登录密码及所在科室。也可提供用户角色分配功能，支持为用户分配角色，使不同用户拥有不同的访问权限，访问权限包括麻醉主程序、统计查询、手术排班等。同时，还可提供角色编辑功能，支持自定义角色，可定义为麻醉医生、麻醉主任、手术护士、系统管理员等。系统应提供麻醉医生资质分级管理功能，支持按照麻醉医生的级别限定手术范围。

（9）医护患协同子系统：医护患协同子系统是协助医生与患者交流沟通的计算机应用程序。其主要任务是处理患者所在手术状态的信息，帮助医生、护理人员以及患者家属及时、准确地了解患者所处于的手术状态。

系统主要完成与其他麻醉临床信息系统的相关支撑，包括手术公告、加速公告及谈话、大屏设置、大屏信息隐私保护等各个应用功能部分。

手术公告功能，需支持通过大屏液晶电视动态显示当天手术安排，内容包括时间、手术状态、手术间、患者姓名、手术名称、手术等级、手术医生、麻醉医生。依赖于家属大屏，可动态显示患者手术安排及手术状态，并支持信息的自动刷新。系统应提供家属呼叫功能，需支持语音呼叫家属，与家属交谈手术相关信息。同时，系统后台需提供大屏设置功能，支持手术公告大屏和家属公告大屏，设置内容包括调节大屏的显示信息种类、字体大小等。最后，系统必须提供大屏隐私功能，支持保护患者的个人隐私，包括名字、床号、术前诊断、手术名称等，一般只保留患者姓氏，保护患者隐私。

（10）主任工作站子系统：主任工作站子系统是协助主任监视和统计分析手术室工作的计算机应用程序。其主要任务是为主任提供实时的手术麻醉信息，以及手术麻醉的统计分析，便于主任掌控手术室麻醉的进程和每周、每月、每年麻醉科室的工作情况。

系统针对主任工作的需求，主要完成手术麻醉信息监控、图形化统计分析等两大部分的业务管理功能。

手术全览功能，可让科室管理者查看今日各个手术室的手术安排，包括患者姓名、ID、术前诊断、手术名称、主刀医生、麻醉医生、洗手护士、巡回护士等，也可提供手术间查看功能，支持查看各手术间的使用状况和手术进程。同时也支持麻醉信息的查看，可查看手术中患者的各类麻醉信息和患者体征状况。比较重要的一点，系统需提供体征预警功能，支持患者体征数据的规定值限定，当患者体征数据超过限定值，主任工作站应发出报警。

手术室相关的统计功能，包含手术室利用率的统计，并以柱状图或饼图显示各部分比例关系。主要可以支持准点开台率、划刀时间、手术时长、手术均时、手术时间、接台时长、接台均时、手术组成的统计。麻醉相关的统计功能，主要可以支持统计麻醉方法、ASA分级、自体输血等信息。工作量统计功能，主要支持麻醉医生、手术护士等的工作量统计。

急诊手术统计，主要支持统计指定时间段内各科室急诊手术例数及所占比例。统计结果的输出可以 EXCEL 格式导出。

（五）院前急救系统

1. 登记建卡·急救车接到患者后，可快速完成基本信息登记和建卡，支持到院后修改。

2. 预检分级·需支持院前迅速预检分级，通过接口通信方式将预检信息传入院内，方便院内做好准备工作。

3. 急救药物和措施·急救医生可迅速记录实时使用的急救药物和措施，生成急救医嘱并执行。

4. 院前急救病历·应根据院前的信息登记、预检分诊、体征录入、急救用药和措施等信息按医院的模板要求生成对应的急救病历、护理记录单、急救交接单等。

5. 一键传输数据至院内·应针对需要动用院内资源的胸痛、卒中、危重患者，通过4G/5G/物联网＋院内前置机/统一信息平台方式，可一键将患者数据传输至院内预检系统，与预检系统的"一键启动绿色通道"功能无缝链接，实现院内预警并做好准备工作，最大限度节省院内诊疗救治时间。

6. 院前急救时间轴·可精确记录院前急救的关键时间点，如接警时间、出车时间、接到时间、首次用药时间等关键时间点并形成院前急救时间轴。

■ 四、知识库与知识管理

医护人员在医疗活动中的差错已经成了国内外社会普遍关注的问题。1999 年，美国国家医学研究院（IOM）发表了一篇划时代的报告"To Err is Human"（人是会犯错误的）。报告表明：第一，医疗差错的数量惊人，医疗差错致死已经成为十大死因的第五位；第二，大部分的医疗差错是人为因素引起，是可以通过计算机系统避免的。

相关研究指出：临床医生在每三次的看诊中就会产生两项关于诊断或治疗的问题。临床医生每天大约会产生 11 个临床问题，但其中只有 40% 的问题最终会得到解答。如果临床医生的这些问题都能实时得到解答，则每天将会有 5～8 个治疗决策因此而有所改善。临床诊疗迫切需要运用计算机系统的强大存储、计算和处理能力，来有效解决临床医生知识的局限性问题，减少人为疏忽，相对降低医疗费用。

在业内，已经普遍认为提高医疗质量、控制医疗差错、提高患者安全是最优先和紧迫的任务。而临床指南的使用，能够有效提高临床诊疗的安全性、质量，它的重要性已经得到了广泛的认可。传统的临床实践模式是以教科书为指导来源，以权威意见和个人经验为主导，容易导致诊断不当。为改善这种不严谨的医疗模式，临床指南应运而生。1990年，美国医学研究所提出了目前被许多国家学者所公认的临床指南定义：临床指南形成的多组指导意见，可帮助医生和患者针对具体的临床问题做出恰当处理，从而选择、决定适宜的卫生保健服务。

临床决策支持是指能够提供给临床工作者、患者或个体以知识和个体或统计信息，并选择适当的时机,智能地过滤或表示这些信息,以促进更好的健康过程、更好的个体患者护理和更好的人群健康。可见,基于临床指南的临床决策支持系统(clinical decision support system,CDSS)能够有效提高医疗质量和效率、减少医疗差错、降低医疗费用。

(一)相关定义

美国医学信息学协会(AMIA)对临床决策支持(CDS)的定义为:Providing clinicians,patients or individuals with knowledge and person-specific or population information,intelligently filtered or presented at appropriate times,to foster better health processes,better individual patient care,and better population health. In other words,providing the right information,to the right person,at the right time,意为医务工作者、患者或任何个人提供知识、特定个体或人群信息,在恰当的时间,智能化地过滤和表达信息,目的是提供更好的健康、诊疗和公共卫生服务。

美国医疗保险和医疗救助服务中心(CMS)则定义 CDS 为:建立在电子病历基础上的 HIT 功能,目的在于为医疗干系人提供通用的或针对特定人的、经智能化过滤和经很好组织的信息,以提高医疗质量。

简言之,就是在正确的时间,对正确的对象,提供正确的信息。可以说 CDS 是有别于人工智能与专家系统的。而 CDSS 即为提供 CDS 服务的系统,我们通常称为临床决策支持系统。

1. 国外知识库的发展与现状·在国外,知识库的起步相对较早,早在 20 世纪七八十年代 HELP、Apache、DXplain 等公司就有了早期的知识库雏形,基于 HIS 的方式提供一定的医学知识提醒,如 1972 年 de Domal 就研发了急性腹痛鉴别诊断系统,1976 年 Shortliffe 完成传染病疾病鉴别诊断系统(MYCIN),该系统可以对细菌感染性血液病的诊断治疗方案提供咨询意见,专业鉴定结果表明,该系统对细菌血液病、脑膜炎方面的诊断和提供治疗方案的水平已经超过了这方面的专家。在后期的逐渐发展中,知识库系统逐渐相对独立于各种具体的业务应用系统,它提供了智能服务。就临床辅助的需求来讲,可分为一般辅助,即医生主动检索调阅、结合医疗流程自动提供知识和高级智能地分析病患的病情、用药及医疗措施,求解临床系统问题,干预护理活动。这个阶段国外较为知名的知识库及临床决策支持系统主要是 UpToDate、FDB、ClinicalKey 等。

2013 年,智能医生沃森开始登上医疗舞台,它既是癌症诊断专家,又是医疗服务利用情况管理的专业人士,沃森是 IBM 公司自 2007 年开始研发的人工智能系统,沃森拥有理解自然语言和精准回答问题的能力。在沃森体内存储了数百万的医学文档资料,包括字典、百科、新闻、文学,以及其他可以建立知识库的参考资料。沃森的硬件配置可以使它可以美妙处理 500G 数据,相当于 1 秒阅读 100 万本书。IBM 中国研究院指出沃森在拿到某个问题之后,会进行一系列的计算,包括语法语义分析、对各个知识库进行搜索、提取备选答案、对备选答案证据的搜寻、对证据强度的计算和综合等,处理效率及处理性能非常突出。

2. 国内知识库的发展与现状 · 近年来,医院信息化已经上升为内涵建设,以知识库为驱动的医疗质量管理俨然成为重中之重。无论是医院的内部驱动,还是以国家卫生健康委员会《电子病历系统功能应用水平分级评价方法及标准(试行)》的外部测评要求使然,国内知识库正在蓬勃发展,尤其是以药品知识库为代表的合理用药系统已经基本覆盖了 80% 的三级医院,在大部分的二级医院也已经广泛开展,然而在全院跨部门的知识库(如症状＋体征＋检查检验＋诊断＋治疗＋药物合理使用知识库等)方面还比较薄弱,从全国范围来看,CDSS 仍然只在局部医院使用,甚至医疗信息化相对发达的上海,CDSS 的使用率仍不足 50%。

目前国内的知识库厂商如表 3 - 4 所示,主要包括万方、知网为代表的医学文献知识库,以大通、美康为代表的药品知识库、天鹏恒宇为代表的医学知识库,还有一批专注于医疗信息化的 HIT 厂商,如以卫宁、智业、北大医信为代表的以电子病历为驱动的临床知识库及临床决策支持系统。

表 3 - 4　国内知识库厂商产品现状及特色

厂　　商	产 品 现 状	特　　色
万方	依靠万方图书及论文资源,已经建设了具有大量半结构化医学知识的万方医学知识库,目前限于知识查询	文献库、Mesh 主题词库
大通、美康	用药方面的信息查询,以及药-药、药-患者之间的判断提醒,以及事后的用药质量分析	合理用药知识库
厦门智业	以克拉玛依医院为原型客户,初步建设了具有信息查询、基于规则的提醒的临床知识库,具有八大功能:警示、提醒、评论、判断、预测、诊断、协助、建议	已建成的 11 个知识库,涉及 8 大类共 190 742 条医疗专业知识信息,13 533 条规则
天鹏恒宇	具有指南搜索、知识挖掘、文档管理、医学工具、指南推导、症状推导、ICD 图谱等功能	内容主要来源于人民卫生出版社的诊断学教材、美国国立综合癌症网络(NCCN)诊疗规范等内容
医脉通诊疗知识库	围绕具体疾病构建诊疗知识,每个疾病都遵循客观的诊疗过程,包括基础知识、预防、诊断、治疗、预后随访、临床资料、文献资料	采用维基模式,目前开展 23 个学科、885 个病种的诊疗知识库的编写
卫宁健康	依靠丰富的静态知识库配以动态的知识规则,以医院信息平台为引擎,集成各业务系统知识规则,提供广义的临床决策支持	自定义可扩展的知识规则,并集成万方知识库、Update、PubMed 等第三方知识库

临床决策支持系统从医院的实际需求出发,结合业务系统的专业特点、临床流程及病房具体的状况,不仅能够与医院现有信息化流程无缝对接,最大限度上提升临床效率和医护质量;而且能够充分利用最可靠和最先进的信息技术,实现信息化的最佳投资收益比。

临床决策支持是基于 CDR 临床数据中心实现从患者入院登记到离院全诊疗流程的跨系统、跨科室、跨时间的智能临床辅助决策,实现兼有中医和西医体系的临床诊疗体系和医务管理,诊疗质控同步,预警防范一体,可辅助支撑临床工作人员切实做好事前、事中、事后各个环节的医疗工作,保障医疗安全。

(二) 临床决策支持依据

临床决策支持的依据符合临床应用规范,覆盖医疗质量管理要求,具体包含以下内容。

1. 治疗决策依据·应包含常见多发病诊疗指南规范,覆盖相应的治疗环节,如进行开立药品、器械、耗材、有创诊疗性操作医嘱时,对治疗方案的合理性、必要性做规范,确保治疗的正确性和有效性。

2. 用血决策依据·应包含《医疗机构临床输血管理办法》、临床输血技术规范、三级综合医院评价标准、电子病历系统功能应用水平分级评价方法和标准对临床用血的质控要求,实现临床输血业务规范和安全。

3. 围手术期手术和麻醉决策依据·应包含择期手术术前检查常规项目和各项知情同意书;围手术期药物应用指导原则;应用于围手术期注意事项的智能提醒和用药规范管控。

4. 药品决策依据·应包含结构化药品说明书,能支持与历史数据、医技数据联动,辅助现有合理用药系统。

5. 护理决策依据·应包含护理操作,覆盖这类医嘱签收时、执行前的智能提醒,避免因不当操作造成患者致命的损伤。

6. 检验决策依据·应包含检验项目禁忌证、重复检查、注意事项、开立的必要性和特异性,检验项目的临床意义、标本要求、参考值、结果受药品影响等;以此,可以实现智能检验。

7. 检查决策依据·应包含检查禁忌证、重复检查、注意事项,覆盖这类医嘱开立、预约执行及检后报告前审核、报告后警示、随访的提醒,避免因人为干扰影响检查结果,或是不恰当的检查为患者带来医源性伤害。

(三) 临床决策支持管理

临床决策的管理可基于本体和本体的属性进行创建,如可以允许添加、导入、导出等操作管理,可以设置具体的条件,做到自定义、可扩展、自由配置。

信息系统接口引擎:可以服务接口的方式支持多业务系统扩展;实现和医院现有的HIS、LIS、RIS/PACS、EMR 等信息系统的接口,支持第三方静态知识库,支持 SQL Server 等主流数据库,支持 HL7 等多种标准和非标准接口,支持二次开发。

系统应提供自定义查询功能，如根据患者、科室、病区、医生、时间段、规则触发个数等进行查询。

应提供循证统计分析，如决策信息的满意度、不同层级的医生使用曲线、同一规则的使用分析、业务系统的调阅频次、对质量指标的量化支持等。系统应支持用户对规则进行标签，并针对不同的用户依据个性化统计结果，给出适当的决策支持信息推送，系统需支持手动开关提示信息。

系统应提供完整的权限设置，如按管理员、医生、护士等多种角色对用户权限进行控制，支持预定义角色权限分配。

应提供数据字典维护功能，通过提供可视化的界面，对基础数据字典进行维护。

1. 基础字典管理 · 基础字典管理主要用于医院项目字典与知识库项目字典进行关联映射。系统应自动进行相关映射，也可以手动映射时，可根据代码或名称进行映射。若需要辅助映射，可根据外部代码名自动匹配相似度由高到低的知识库知识。系统应可以更新、添加、删除字典映射。同时需支持本地字典表和医院外部代码的动态添加、维护等功能。

2. 本体元管理 · 本体论提供了一种对现实世界抽象化描述的理论体系。临床工作是一个复杂表达的业务，为了适应或者满足大部分的临床场景需要，模型需要高度的灵活与可定制化。基于这个思路，系统应实现所见即所得的临床建模体验，根据具体的业务需要创建不同的临床业务模型。通过构建的模型，在所见即所得的规则编辑器下形成复杂的业务逻辑表达。

这种设计模式可提供更加灵活和快速的业务响应，在系统部署时，根据业务的需要可在短时间内构建满足业务需要的临床规则库。

系统应提供对本体元属性的创建、本体元属性的映射、字典管理、查询更新等。

3. 规则管理 · 知识库通常可分为结构化内容、文件库、模型库、规则库等。作为知识库的重要组成部分，规则库是对复杂的临床业务做出决策的必备因素，这些规则是多变的，需求是多样的。传统的程序逻辑设计无法满足快速的临床业务增长需求，通过所见即所得的方式可以快速响应规则的需求，短期构建出专题的规则内容，满足临床业务场景的需求。

规则库通过本体元的属性表达，常见的逻辑关系组合，形成复杂的临床应用规则。根据不同的场景定义，在不同的临床环境给出决策支持。这些规则统一进入规则引擎中，由当前患者的临床数据决定满足当下场景的规则被触发，提示用户做出下一步动作或者禁止继续操作等。

规则管理模块提供规则的查看、搜索、根据专题库管理相关规则等功能。

规则内容的应用场景包括检查、检验、药品等医嘱开立，通过提醒、警告、禁止方式提醒医生相关知识，规则应支持导入和导出，新添加的规则，需先发布，再编译，点击测试查看是否正确。暂时不用的规则知识可以点击冻结，再编译规则。

4. 本院规则·根据医院需求将知识库内符合条件的规则添加到当前医院供其日常业务使用。本院规则也是规则起效的最后一道屏障,通过知识治理路径,可以完成规则的审批、发布流程,然后在全部规则部分通过页面的搜索找出想要的规则,或者批量选择某些规则,通过添加到本院规则,可以完成规则的测试,寻找满足当前规则的用户,甚至可以调试规则,编译后可以即时起效。

通常的操作如下,选中相应规则,在规则管理界面解冻无效规则,使规则状态变为有效。再发布规则,最后加入当前医院;若测试该规则,应先编译该规则,再进行测试规则,最后若不需要该规则,可移除该规则。

5. 外部代码域管理·一般情况下,各个系统的交互过程必然会涉及代码之间的交互,不同的业务系统的代码是不一样的。如 CIS 的医嘱代码和 NIS 护理定义的代码或者其他系统定义的一套代码,同一个名字可能有不同的代码描述。通过代码域的定义,设定不同的代码域映射到系统中的某一个代码域上,这样在应用的过程中,根据不同的用户访问,返回该系统可以识别的代码,指定不同业务系统的外部代码作用域。具体操作功能包括:① 查询:按照所属系统 ID 和所属系统名称和当前医院进行模糊查询,得到业务系统的外部代码作用域。② 添加:添加业务系统的外部代码作用域。③ 编辑:修改业务系统的外部代码作用域。④ 删除:删除指定业务系统的外部代码作用域。

(四)知识审批发布管理

1. 审批管理·知识的提交直接影响到临床业务系统查询与调用,不经过审核的知识是危险的。因此,系统应提供知识的统一审批。通过自定义审批流程,拖拽形成审批路径,把不同的管理层级分配到不同的组中完成流程的审核,实时关注流程的进度。根据不同的知识应用场景,如结构化知识添加、文档上传、规则录入等都属于不同的应用场景,可以使用不同的审批流程,并在同一的审批流程中管理相应的场景列表。

2. 发布管理·知识审批通过后,可以在一段时间集中形成发布包,未发布的知识在知识库中应该是无法使用的,系统往往只识别已发布确定具体版本的知识内容。知识的发布分为文档类发布、结构化类发布、规则类发布。每次发布需形成一个发布版本号便于统一管理知识。功能操作部分可以查看追溯该条知识具体的发布历史记录。知识在发布后,可以进入有效使用,如静态知识发布后才可以查询出相关的静态知识、文档类的发布后才可以在前台查询相关文档的关键字,规则类的发布后才可以添加到本院规则,统一编译后起作用,所以发布管理也是知识治理与管理的流程中不可或缺的重要部分。

(五)CDSS 在电子病历等级评审应用

1. CDSS 与电子病历等级评审·以电子病历为核心的医院信息化建设是公立医院改革的重要内容之一,为保证我国以电子病历为核心的医院信息化建设工作顺利开展,逐步建立适合我国国情的电子病历系统应用水平评估和持续改进体系,国家卫生健康管理委员会制定发布了相应的分级评价方法和标准。

CDSS 通过对电子病历 5/6 级评级的相关要求、规范,以及建设内容分析和设计,制订出针对电子病历评审的相关规则库,让电子病历评级相关问题迎刃而解。

2. CDSS 在电子病历评价的应用场景。CDSS 在提供支撑电子病历 5/6 级评级的临床知识库应用场景中,对标适应场景见表 3 - 5。

表 3 - 5　CDSS 提供支撑电子病历 5/6 级评级的临床知识库应用场景

场 景 名 称	场 景 描 述
药品医嘱开立	医生开立相关医嘱时,CDSS 系统智能审核患者当前医嘱申请和相关历史数据;若医嘱存在问题,知识库给出规则提醒,从而提高医嘱正确性和安全性,为医生提供服务
检验医嘱开立	
检查医嘱开立	
护理医嘱开立	
手术医嘱开立	
输血医嘱开立	
药品医嘱执行	护士执行相关医嘱时,CDSS 系统智能审核患者当前医嘱申请和相关历史数据;若医嘱存在问题,知识库给出规则提醒,从而提高医嘱正确性和安全性,为护士执行医嘱提供服务
检验医嘱执行	
检查医嘱执行	
护理医嘱执行	
输血医嘱执行	
药品医嘱签收	护士站护士签收相关医嘱时,CDSS 系统智能审核患者当前签收的医嘱申请和相关历史数据;若医嘱存在问题,知识库给出规则提醒,从而提高医嘱正确性和安全性,为护士签收医嘱提供服务
检验医嘱签收	
检查医嘱签收	
护理医嘱签收	
输血医嘱签收	
输血巡视	护士进行巡视时,CDSS 系统智能审核患者当前巡视的医嘱;提醒巡视中相关注意事项等,为护士巡视提供服务
术前访视	麻醉医生进行手术前访视,CDSS 系统智能审核患者当前访视相关在院数据,若巡视中存在问题,知识库给出规则提醒,从而为麻醉医生术前访视提供服务
检查登记	医技科室登记相关检查申请时,CDSS 系统智能审核患者当前登记的医嘱申请和相关历史数据;若医嘱存在问题,知识库给出规则提醒,从而提高医嘱正确性和安全性,为医技科室提供服务

续 表

场 景 名 称	场 景 描 述
报告读取	医生通过360视图查看患者检验相关数据,CDSS系统智能审核患者相关在院数据,若存在问题,知识库给出规则提醒,为医生提供服务
检查报告调阅	医生通过360视图查看患者检查相关数据,CDSS系统智能审核患者相关在院数据,若存在问题,知识库给出规则提醒,为医生提供服务
交叉配血	进行交叉配血,CDSS系统智能审核患者相关在院数据,若存在问题,知识库给出规则提醒,为输血科提供服务
临床路径变异分析	患者进入临床路径后,可能发生变异,CDSS系统智能审核患者当前和相关历史数据;若存在问题,知识库给出规则提醒,从而提高医嘱正确性和安全性,为医生提供服务
危急值判断	患者出现危急值时,CDSS系统智能提醒医生,从而让医生更快知道相关信息及采取相关治疗措施

■ 五、电子病历分级评价

(一) 电子病历应用水平分级评价的意义

1. 新医改以来,电子病历一直是医院信息化的重要内容与重点考虑。在新医改的形势下,医药行业正在运用信息技术创新工作,提升医疗卫生服务水平。《关于深化医药卫生体制改革的意见》(中发〔2009〕号)文件和《关于公立医院改革试点的指导意见》(卫医管发〔2010〕20号)文件指出,推进公立医院改革是新医改方案确定的五项重点改革内容之一,明确了"以医院管理和电子病历为重点推进公立医院信息化建设,提高管理和服务水平"总体目标。

2. 电子病历评审成为全国医院"以评促建"的最重要衡量标准。电子病历作为信息时代病历的新型存在形式,已发展成为医院临床与管理信息系统的核心代名词。推进电子病历建设,规范电子病历管理,考察电子病历应用对医院管理各环节的实际作用与效果,是现代化医院管理的重要基础。自2011年11月《电子病历系统功能应用水平分级评价方法及标准(试行)》发布以来,全国范围内广泛开展电子病历评审工作,全国共有数千家医院参与电子病历评审或自评工作,电子病历评审已经成为行业内评级信息化应用水平的最重要衡量标准,电子病历等级是医院信息化水平最直接、最直观的反应。通过电子病历应用不仅提高了医院信息化覆盖面、提升了医患便捷性,此外对提升医院医疗质量、患者安全、科研能力等医院内涵建设及医院管理水平都取得了很好的作用。

3. 电子病历评审得到国家卫生健康委员会正式批复,卫生信息化的国家标准正式确立。2017年11月,国家卫生和计划生育委员会发布《关于同意医院管理研究所开展电子病历系统应用水平分级评价有关工作的批复》,批复同意医院管理研究所建立电子病历系统应用水平分级评价机制,并要求完善相关信息系统建设,加强信息安全管理,保证电子病历系统应用水平分级评价工作的信息安全。评价工作开展6年以来,医院管理研究所对全国近6 000家医院开展了电子病历系统应用水平分级评价,其中二级医院占全国同类医院的52%;三级医院占全国同类医院的80%。评价标准成为实现医政医管各项工作目标的重要数据源与支撑工具。目前,电子病历系统是最完整、客观、准确的数据源,是医疗质量指标计算与分析的数据基础。通过对电子病历中的临床数据进行提取与分析,医院可以开展优质护理、合理用药、质量评价、患者安全、绩效考评、临床路径、分级诊疗,促进规范行医,有效排除医疗纠纷隐患,提高医疗纠纷举证能力。电子病历系统应用水平分级评价标准成为全国医疗卫生信息化行业中知名度高、参与医院数量多、行业内口碑好(公益性、客观性、指导性、连续性、可比性)的信息化评价标准。

(二)电子病历应用水平分级评价基本要求

见表3-6。

表3-6　电子病历应用水平分级评价基本要求

等　　级	内　　　容	基本项目数	选择项目数	最低总评分
0级	未形成电子病历系统	(项)	(项)	(分)
1级	独立医疗信息系统建立	5	20/32	28
2级	医疗信息部门内部交换	10	15/27	55
3级	部门间数据交换	14	12/25	85
4级	全院信息共享,初级医疗决策支持	16	10/23	110
5级	统一数据管理,中级医疗决策支持	20	6/19	140
6级	全流程医疗数据闭环管理,高级医疗决策支持	21	5/18	170
7级	医疗安全质量管控,区域医疗信息共享	22	4/17	190
8级	健康信息整合,医疗安全质量持续提升	22	4/17	220

(三)电子病历应用水平分级评价标准介绍

目前,对电子病历系统应用水平的最新评价标准,共划分为9个等级。每一等级的标准包括电子病历各个局部系统的要求和对医疗机构整体电子病历系统的要求。

1.0级:未形成电子病历系统

(1)局部要求:无。医疗过程中的信息由手工处理,未使用计算机系统。

(2)整体要求:全院范围内使用计算机系统进行信息处理的业务少于3个。

2.1级：独立医疗信息系统建立

（1）局部要求：使用计算机系统处理医疗业务数据，所使用的软件系统可以是通用或专用软件，可以是单机版独立运行的系统。

（2）整体要求：住院医嘱、检查、住院药品的信息处理使用计算机系统，并能够通过移动存储设备、复制文件等方式将数据导出供后续应用处理。

3.2级：医疗信息部门内部交换

（1）局部要求：在医疗业务部门建立了内部共享的信息处理系统，业务信息可以通过网络在部门内部共享并进行处理。

（2）整体要求：住院、检查、检验、住院药品等三个以上部门的医疗信息能够通过联网的计算机完成本级局部要求的信息处理功能，但各部门之间可未形成数据交换系统，或者部门间数据交换需要手工操作。部门内有统一的医疗数据字典。

4.3级：部门间数据交换

（1）局部要求：医疗业务部门之间可通过网络传送数据，并采用任何方式（如界面集成、调用信息系统数据等）获得部门外数字化数据信息。本部门系统的数据可供其他部门共享。信息系统具有依据基础字典内容进行核对检查功能。

（2）整体要求：实现医嘱、检查、检验、住院药品、门诊药品、护理至少两类医疗信息跨部门的数据共享。有跨部门统一的医疗数据字典。

5.4级：全院信息共享，初级医疗决策支持

（1）局部要求：通过数据接口方式实现所有系统（如 HIS、LIS 等系统）的数据交换。住院系统具备提供至少 1 项基于基础字典与系统数据关联的检查功能。

（2）整体要求：实现患者就医流程信息（包括用药、检查、检验、护理、治疗、手术等处理）的信息在全院范围内安全共享。实现药品配伍、相互作用自动审核、合理用药监测等功能。

6.5级：统一数据管理，中级医疗决策支持

（1）局部要求：各部门能够利用全院统一的集成信息和知识库，提供临床诊疗规范、合理用药、临床路径等统一的知识库，为本部门提供集成展示、决策支持的功能。

（2）整体要求：全院各系统数据能够按统一的医疗数据管理机制进行信息集成，并提供跨部门集成展示工具。具有完备的数据采集智能化工具，支持病历、报告等的结构化、智能化书写。基于集成的患者信息，利用知识库实现决策支持服务，并能够为医疗管理和临床科研工作提供数据挖掘功能。

7.6级：全流程医疗数据闭环管理，高级医疗决策支持

（1）局部要求：各个医疗业务项目均具备过程数据采集、记录与共享功能。能够展现全流程状态。能够依据知识库对本环节提供实时数据核查、提示与管控功能。

（2）整体要求：在检查、检验、治疗、手术、输血、护理等实现全流程数据跟踪与闭环管理。并依据知识库实现全流程实时数据核查与管控。形成全院级多维度医疗知识库体系

（包括症状、体征、检查、检验、诊断、治疗、药物合理使用等相关联的医疗各阶段知识内容），能够提供高级别医疗决策支持。

8.7级：医疗安全质量管控，区域医疗信息共享

（1）局部要求：全面利用医疗信息进行本部门医疗安全与质量管控。能够共享患者外部医疗机构的医疗信息进行诊疗联动。

（2）整体要求：医疗质量与效率监控数据来自日常医疗信息系统，重点包括：院感、不良事件、手术等方面安全质量指标，医疗日常运行效率指标，并具有及时的报警、通知、通报体系，能够提供智能化感知与分析工具。能够将患者病情、检查检验、治疗等信息与外部医疗机构进行双向交换。患者识别、信息安全等问题在信息交换中已解决。能够利用院内外医疗信息进行联动诊疗活动。患者可通过互联网查询自己的检查、检验结果，获得用药说明等信息。

9.8级：健康信息整合，医疗安全质量持续提升

（1）局部要求：整合跨机构的医疗、健康记录、体征检测、随访信息用于本部门医疗活动。掌握区域内与本部门相关的医疗质量信息，并用于本部门医疗安全与质量的持续改进。

（2）整体要求：全面整合医疗、公共卫生、健康监测等信息，完成整合型医疗服务。对比应用区域医疗质量指标，持续监测与管理本医疗机构的医疗安全与质量水平，不断进行改进。

第三节 · 辅助决策支持

■ 一、BI 商业智能管理平台

基于数据中心的 BI Server 是一个高度可伸缩、高效的查询和商务智能服务，平台通过全面整合日常报表、仪表板、即时查询、报告等查询工具，综合提供一整套信息化管理决策工具。

（一）院长决策支持系统

医院的经营理念内涵：一是以患者服务为中心，创造良好的社会效益和经济效益；二是目标管理制度，包含医院管理中各种指标体系，设定年度目标，并对目标完成情况跟踪，对目标完成情况实施奖惩；三是绩效管理制度，整个执行要制度化、表单化、自动化、合理化，激励员工的积极性和主动型。其中最重要的是异常管理。医院决策层如何能高效地决策，制订合理的医院发展目标，目标执行情况如何跟踪，如何才能把控目标的完成进度，同时在医院管理中如何才能合理公正地对员工绩效考核，对医院实际工作中的异常情况，及时发现并查明原因，制订相应措施制度改进。这一系列的问题，都是医院决策中需要解

决的最普遍、最常见问题。

传统的统计报表来自各个业务系统,信息不全面,同时各个业务系统的数据又存在不一致的情况,这为医院管理者准确掌握医院运行状况带来了困难。通过围绕数据中心的建设,贯穿业务、流程、财务、绩效、物流、后勤、人力资源等多个管理条线,建立院长决策支持系统,可为医院管理和运营监控提供及时有效的数据支撑和绩效管理的工具。

院长决策支持系统以成本管理、目标管理、绩效管理、院科两级指标体系方面构建多维信息视图,将院长关心的医院各项指标,如门诊住院分析、药品分析、手术分析、医保分析、治疗质量、员工视图等数据,以图形可视化形式集中分析展示,有效辅助院长决策。

(二) 科主任决策系统

科主任决策支持系统是面向科室主任,利用商业智能技术集中界面动态展示科室内各类数据变化的业务应用,科主任决策门诊科室收入分析示例界面见图3-22。科主任决策系统可辅助科室主任在一个界面中了解全科患者所有情况,并提供科室管理依据和相关数据支撑。科主任决策的类型主要分为以下两种:

(1) 临床科主任:主要实现科室情况综合一览、科室实时情况监控、科室工作量(门诊、住院)、科室费用监控(门诊、住院)、科室患者用药情况、科室手术情况、科室预警(费用、药品、医疗质量)等。

(2) 职能科主任:主要实现医务管理部门的统计分析、病案室统计分析、财务管理部门统计分析、医保科统计分析、药剂科统计分析、手术室统计分析、门诊办公室统计分析、院长办公室统计分析、后勤物资统计分析、装备部统计分析等。

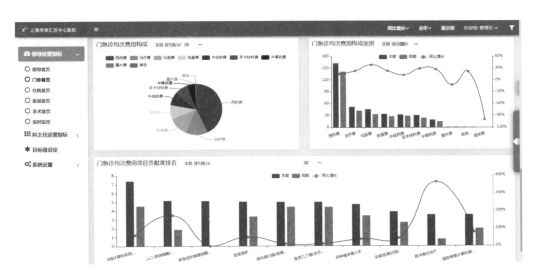

图3-22 科主任决策门诊科室收入分析界面

(三) 移动决策 APP

利用数据中心汇聚的真实客观的医疗数据,通过智能移动端实现预警、分析和监管应用,实现卫生资源、医疗服务、医疗保障、药品管理、卫生统计等指标分析,推动医疗管理指标展示与分析应用建设,并逐步构建动态、科学的区域医改监测评估模型。

1. 院长移动驾驶舱 · 院长移动驾驶舱应支持对院内的数据进行移动端的分析查看,一般可分为业务量分析、工作效率、收入分析、医保分析、药品分析、手术分析、医疗质量分析、医技分析等各个业务应用板块,操作界面满足从 PC 端到移动终端屏幕(如手机、PAD)的自适应功能。数据需支持实时动态更新,可帮助管理者第一时间及时掌握各业务进展情况,实时监控业务发展。

驾驶舱一般按照不同数据分析模块构建多维信息视图,将院长关心的医院各项指标数据分析结果进行集中展示,辅助院长对医院各项业务进行统一管理。实际使用中,驾驶舱按主题领域对医院的运营及管理进行分析;并引入多样的分析方法,满足数据的不同统计口径;分析结果可以雷达图、饼状图、曲线图、柱状图等多种形式展现;并可通过数据下钻分析更低管理颗粒度的科室、医护人员的业务开展情况,从而实现数据的完整追踪。院长移动驾驶舱的建设,使医院管理者可以直观清晰、一目了然地发现管理重点和医院的运行状况。因此,获取关键管理支撑信息的速度极大提高。

2. 科主任移动驾驶舱 · 科主任移动驾驶舱应支持对院内大内科、大外科等专科的数据进行移动端的分析查看,一般可分为业务量分析、工作效率、收入分析、医保分析、药品分析、手术分析、医疗质量分析、医技分析、专病分析、单病种分析、临床路径变异分析等板块,操作界面(图 3 - 23)也应满足从 PC 端到移动终端的自适应功能。数据需支持实时动态更新,可帮助管理者及时掌握各业务进展情况,实时监控业务发展。

驾驶舱一般按照不同数据分析模块构建多维信息视图,将科主任关心的医院专科各项指标数据分析结果进行集中展示,辅助科主任对科室各项业务进行统一管理。实际使用中,驾驶舱按主题领域对科室的运营及管理进行分析;并引入多样的分析方法,满足数据的不同统计口径;分析结果主要以雷达图、饼状图、曲线图、柱状图等多种形式展现;可通过数据下钻分析更低管理颗粒度的本科室、本科室医

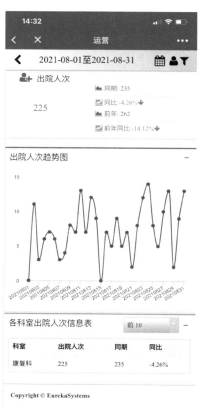

图 3 - 23　科主任移动驾驶舱操作界面

护人员的业务开展情况,从而实现数据的完整追踪。医院科主任移动驾驶舱建设,使科主任可以直观清晰、一目了然地发现管理重点和科室的运行状况。因此,获取科室关键运行信息的速度得到极大提高。

(四)全院指标监控大屏

全院指标监控大屏主要功能一般应包括:门诊指标监控、流量监控及医生工作量监控等各个需要实时动态管控的管理信息可视化展示,通过依托现有的数据中心,对门诊、住院运营管理的数据进行实时采集与图形化展示,从而实现当日实时的动态管理和及时的应急调度。

■ 二、数据仓库与数据挖掘

医疗机构经过多年的临床信息化建设积累,虽然医院的信息化水平有明显提高,但大量的数据信息往往分散在各个子系统中。为了有效地支撑管理决策支持,需要把当前和处于离散状态的业务基础数据以主题方式组织,经过二次加工,集成到统一的环境中。这一数据治理过程就进而形成了数据仓库的概念。数据仓库和数据挖掘都是数据仓库系统的重要组成部分,它们之间既有联系,又有差别。

联系:① 数据仓库为数据挖掘提供了更好的、更广泛的数据源。② 数据仓库为数据挖掘提供了新的支持平台。③ 数据仓库为更好地使用数据挖掘这个工具提供了方便。④ 数据挖掘为数据仓库提供了更好的决策支持。⑤ 数据挖掘对数据仓库的数据组织提出了更高的要求。⑥ 数据挖掘还为数据仓库提供了广泛的技术支持。

差别:① 数据仓库是一种数据存储和数据组织技术,提供数据源。② 数据挖掘是一种数据分析技术,可针对数据仓库中的数据进行分析。

(一)数据仓库

对于决策性数据最好建立单独的数据仓库(data warehouse)来管理。数据仓库是整合和利用业务系统产生的数据,为决策提供支持的一项技术。数据仓库系统专注于回答过去发生了什么,为管理层提供了及时、准确、全面的信息,从而可以帮助医院的管理层做更好的、基于信息的决策。

为快速地展示各种业务统计分析的报表及结果,必须首先对不同来源的数据按照主题的方式来进行组织和处理,按照业务统计分析的需求搭建数据仓库,实现对数据的多维管理。数据仓库包括相应的事实表和维度表,基于上述业务统计分析的要求,可采用多个面向不同主题的事实表共享维度表的"星形"数据仓库模型。数据仓库的建立,有利于后期对数据的高效应用。

多维数据库(multidimensional database,MDD)可以简单地理解为:将数据存放在一个 n 维数组中,而不是像关系数据库那样以记录的形式存放(图 3-24)。相较于普通数据存储机制,多维数据库增加了一个时间维,与关系数据库相比,它的优势在于可以提高数据处理速度,加快反应时间,提高查询效率。

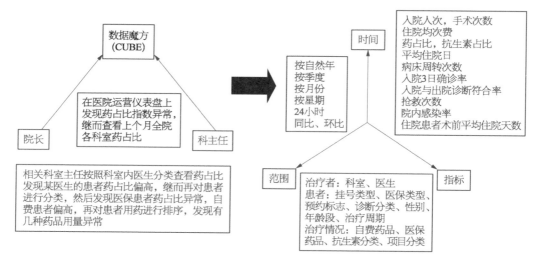

图 3‑24   多维数据库

(二) 数据挖掘

数据挖掘(data mining)就是从大量、不完整、有噪声、模糊、随机的实际应用数据中，提取隐含在当中的、人们事先不知道的、但又是潜在实用的信息和知识的过程。数据挖掘将数据库技术、机器学习、统计分析方法等领域结合起来，从更深层次中挖掘存在于数据内部的有效的、具有潜在效用的乃至最终可理解的模式。

相对于传统的统计分析，数据挖掘擅长处理大数据，尤其是海量的数据。大数据是指难以被传统数据管理系统有效且经济地存储、管理、处理的复杂数据集。具有海量的数据规模、快速的数据流转、多样的数据类型和价值密度低四大特征。大数据所要求的数据分析已经远非目前的统计技术能够实现。

医院信息系统经过多年的运行，产生大量的医疗数据保存在医院的数据库和其他信息仓库中，包括临床信息和医院管理信息，这些数据背后隐藏着许多重要信息，是医院的宝贵财富，除了日常业务中发挥重要作用外，对这庞大的数据信息进行合理的数据挖掘和利用，将其转化为知识是十分重要的。

利用数据挖掘技术可为医院管理和决策提供高层次的数据分析能力，在医院管理和临床中有着日益广泛的应用，院长决策、单病种管理、疑难病监测及专家知识库建立等都是基于大数据的应用实例。

数据挖掘的步骤：

(1) 确定业务对象：清晰地定义出业务问题，认清数据挖掘的目的是数据挖掘的重要一步。挖掘的最后结构是不可预测的，但要探索的问题应是有预见的，为了数据挖掘而数据挖掘则带有盲目性，是不会成功的。

（2）数据准备：第一步数据选择，搜索全部与业务对象有关的内部和外部数据信息，并从中选择出适用于数据挖掘应用的数据；第二步数据预处理，研究数据的质量，为进一步的分析做准备。并确定将要进行的挖掘操作的类型；第三步数据转换，将数据转换成一个分析模型。这个分析模型是针对挖掘算法建立的。建立一个真正适合挖掘算法的分析模型是数据挖掘成功的关键。

（3）数据挖掘：对所得到的经过转换的数据进行挖掘。

（4）结果分析：解释并评估结果，其使用的分析方法一般应视数据挖掘操作而定，一般会用到可视化技术。

（5）知识的同化：将分析所得到的知识集成到业务信息系统的组织结构中去。

■ 三、医疗大数据

2012 年，Gartner 将大数据定义为：需要新处理模式才能具有更强的决策力、洞察发现力和流程优化能力来适应海量、高增长率和多样化的信息资产。IBM 提出了大数据的 5V 特点：Volume（大量）、Velocity（高速）、Variety（多样）、Value（低价值密度）、Veracity（真实性）。

从进入信息时代起，医疗大数据就形成了，数据来源包括制药企业/生命科学企业、临床决策/临床业务、医疗费用、患者健康/患者行为等。这些数据中蕴含着大量的知识，通过对这些医疗大数据进行挖掘利用，可以在临床决策支持、精准医疗、费用监管、疾病分析等方面创造价值，对医护人员、患者、管理者和全社会都具有重要意义。

（一）大数据辅助医院管理决策和临床诊疗决策

基于临床指南的临床决策支持系统（clinical decision support system，CDSS），是一个基于人机交互的医疗信息技术应用系统，旨在为医生和其他卫生从业人员提供临床决策支持，通过数据、模型等辅助完成临床决策。

CDSS 的研究始于 20 世纪 50 年代末，最早的研究方向是医学专家通过推理引擎，将专业知识和临床经验经过整理后存储于知识库中，利用逻辑推理和模式匹配的方式，帮助用户进行诊断推断。直到 20 世纪 70 年代中期，世界上第一个 CDSS（MYCIN）才由美国斯坦福大学研制诞生，该系统可以根据输入的检验信息，自动识别 51 种病菌，正确使用 23 种抗生素；还可协助医生诊断及治疗细菌感染性疾病，为患者提供最佳处方。随后，各种功能特色的 CDSS 相继出现，如美国匹兹堡大学的 Internist‑I、QMR，犹他州大学的 ILIAD、HELP，哈佛大学的 DXPLAIN，Wolter Kluwer 公司的 Uptodate，Elsevier 公司的 MD consult 等。在医生看来，借助 CDSS 提升自己的诊疗水平，是一种高成效的方式。而大医院要想通过 HIMSS EMRAM 或电子病历应用水平评价体系，CDSS 是无法避开的一环。

CDSS 基本结构主要由四个部分组成，即数据部分、模型部分、推理部分和人机交互部分。数据部分可以是一个数据库系统，包含用于决策的患者临床信息数据；模型部分包括医学逻辑模型库及其管理系统；推理部分由知识库或规则库和决策支持推理机组成；人机交互部分是临床决策支持系统的人机交互界面,用以接收和检验来自临床信息系统的用户请求,调用系统内部功能为决策服务,使模型运行、数据调用和知识推理达到有机的统一,有效地实现临床决策支持。基于临床指南的 CDSS 框架如图 3 - 25。

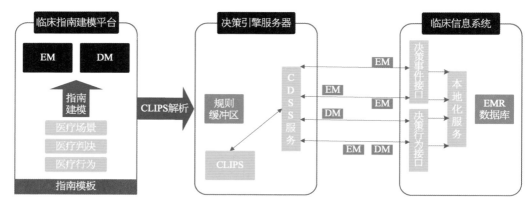

图 3 - 25　CDSS 知识推理框架

EM,时间模型;DM,数据模型;CLIPS,推理引擎

　　CDSS 是大数据、人工智能与临床医疗的结合,技术和医疗数据成为 CDSS 突破的关键与核心。

　　在技术层面,CDSS 在进行临床诊断辅助实际应用之前,第一,需要大数据、云计算等硬件加速,神经网络芯片等计算能力;第二,需要医疗领域大量数据进行系统训练和优化;第三,需要自然语言处理、认知技术、自动推理、机器学习、信息检索等技术提供支持;第四,需要机器学习、深度学习等各种算法;第五,需要 Tensorflow、Caffe 等深度学习框架。

　　在数据层面,根据 Gartner 的咨询报告,国内 2015 年的医疗数据总量已经达到 0.3 ZB,主要包含 HIS 的结构化数据、PACS 的半结构化数据、LIS 和视频监控、教学视频、科研文章等非结构化数据。同时,还以每年翻一番的速度增长,预计到 2020 年,医疗相关的数据将占全球所有数据的 7.2%,达到 2.5 ZB,我国医疗数据体量巨大。CDSS 是大数据和人工智能在医疗临床诊断中的应用,大量的医疗数据是辅助系统建立和深度学习的基础。

　　随着大数据技术的不断发展,在深入研究相关标准的基础上,集成整合更广泛的临床业务规则,逐步建立起一套完善的基于大数据的 CDSS,将在降低医疗差错、提升医疗质量和保障患者安全等方面发挥着重要作用。

(二) 大数据与精准医疗

　　精准医疗是一种个体化医疗,是通过结合基因组测序技术、生物信息技术以及大数据科学等多学科技术发展起来的新型医学概念和医疗模式。精准医疗会同时考虑人群基因、环境和生活方式、个体差异等综合因素,来研究促进健康和治疗疾病的解决方法,最终实现人类的健康。

　　近年来，生物医疗行业的海量数据迅速积累，伴随着大数据处理关键技术的突破、数据共享等契机的发展，大数据将在促进行业发展中发挥重要作用。随着基因测序技术的革新、生物医学技术的进步及大数据分析工具的出现，精准医疗的时代即将到来，并将为患者提供更精准、高效、安全的诊断及治疗。医疗大数据与精准医疗的联姻为实现健康医疗的精准预防、精准治疗、精准预后等方案提供了可行之路。

　　精准医疗最需要什么？大数据，特别是基因组学和生物医学数据。美国精准医疗计划测量 100 万个自然人的遗传密码；欧盟精准医疗研究测量 10 万个肿瘤和罕见病患者的遗传密码；日本精准医学在 2015 年建立疾病的全基因组数据库，识别日本人的标准基因序列和有利于疾病预后的基因……从各国对精准医学的布局可以看出，所有的核心都绕不过"数据"这个关键词。

　　不可否认，精准医疗计划是一个复杂的工程，如何科学、智能地获取和解读相关大数据，成为精准医疗发展的关键。自我国精准医疗计划发布以来，多项利好政策密集推出，尤其是《关于促进和规范健康医疗大数据应用发展的指导意见》的出台，提出四个方面的要求：夯实健康医疗大数据应用基础、全面深化健康医疗大数据应用、规范和推动"互联网＋健康医疗"服务、加强健康医疗大数据保障体系建设，这意味着医疗大数据上升至国家层面。在产业应用需求激增和政策利好的情况下，医疗数据的规范化有望得以加速，为精准医疗相关大数据解读提供基础。

　　随着人类基因组测序技术的不断发展、生物医学分析技术的持续进步、医疗信息化的有力支撑、数据共享机制的逐步健全及大数据分析工具的研发突破，将加速精准医疗走近大众、服务万千百姓的步伐。

第四节 · 医院资源管理与行政管理

■ 一、概述

（一）基本概念

　　医院资源规划（hospital resource planning）是医院引入企业资源计划（enterprise resource planning，ERP）的成功管理思想和技术，融合现代化管理理念和流程，整合医院已有信息资源，创建一套支持医院整体运行管理的统一高效、互联互通、信息共享的系统化医院资源管理平台。HRP 是医院管理者利用一切资源和手段不断推进医院管理创新的工具，是医院实现"人财物""医教研""护药技"管理科学化、规范化、精细化、可持续发展和战略转型的支撑环境，是医院树立整体观、服务观、效益观、社会观及推动医院谋求发展、体制创新、技术创新、管理创新的推动力。HRP 建立面向合理流程的扁平化管理模式，最大限度发挥医院资源效能，可有效提升传统 HIS 的管理功能，从而使医院全面实现管理的可视化,使预算管理、成本管理、绩效管理科学化,使得医护分开核算、三级分科管理、零库存管理、多方融资、多方支付及供应链管理等先进管理方法在医院管理中应用成为可能。

(二) 功能定位与建设目标

首先,通过实现员工动态信息管理,建立覆盖医院人事、财务、设备、办公室等各个职能科室的综合服务平台,建立快速、高效的协同办公环境。

其次,通过全成本核算体系建设,规范医院各个科室的基础管理工作,建立起覆盖医院成本核算、绩效核算、奖金核算与分配等各个环节的管理会计体系,并且全面、客观地反映医院的成本管理、经济运营、资源消耗、人员盈利能力等信息,为医院精细化管理和经营决策提供相关的必要数据支持。

另外,要通过建立科室绩效考核、员工绩效评价的动态分析模型和评价体系,更加全面客观地完成对科室和员工的评价,并与人力资源、科教管理、护理管理、成本核算、奖金核算与分配等系统实现无缝集成。

最后,要建立覆盖全院的物资设备供应链管理体系。实现物资请领、请购、库房管理、质量管理、维修、租赁、植入性材料与患者信息的绑定、病区及手术室的二级库房管理,并将材料物资的消耗与成本核算、绩效考核、HIS 系统等财务管理软件紧密结合。

(三) 主要内容

医院 HRP 服务平台是架构在管理数据中心基础上的管理类服务系统的集成与应用,融合了卫生主管部门的管理规范和众多医院管理专家的管理思想精华,涵盖了人力资源管理、固定资产管理、设备管理、总务物资管理、成本核算、绩效管理等各项内容,实现了与医院信息系统的无缝连接,帮助医院建立起完整的数字化医院中央集成平台。

建设医院信息化不仅仅是将原来的手工操作转变为电脑化操作这么简单,更需要信息和数据实时、动态地共享,为医院工作人员提供完善的电子化工作环境,为院领导提供辅助决策和预测的依据,为患者提供更优质的医疗服务。

医院 HRP 服务平台系统不仅消除了医院各部门原有的信息孤岛,有效地共享了医院内部各种信息和应用资源,加强了对医院各项业务,数据查询统计的管理,而且通过整合医院信息资源,加快了信息传递,提高了工作效率、工作质量和管理功效。具体内容如下:

第一,要建立强大的人力资源管理系统,体现以人为本、过程管理、精细管理和规范管理的思想,改变医院人事管理的手工单机管理方式,提高人力资源管理部门的管理工作效率。

第二,要建立的员工薪酬管理系统,适用于机关、企事业单位的通用化工资管理,既要符合国家工资套改的管理需求,同时又要符合绝大多数医院的内部工资管理要求。系统应支持完备的工资管理流程,包括薪资变动记录等。

第三,绩效管理是结合国内医院实际情况而开发完成的,有助于帮助医院设计、开发和定制绩效管理解决方案,建立起覆盖全院的绩效考核网络,实现职能科室与医疗单元的协作互动。通过跟踪关键绩效指标,帮助医院将整体愿景和战略转化为现实,实现医院战略与科室目标及员工目标的有机统一,有效地解决传统绩效考核存在的问题。

第四,要建设医院总务设备管理信息系统,主要为总务设备及各类材料物资实现流程化的信息管理模式。包括医院库房的管理、设备的折旧计提、质量管理、预防养护性维护(PM)、维修管理、计量管理、科务管理、在用管理、设备物资台账、计划采购、网上物资请领请购、二级库房管理、高值耗材管理、PDA固定资产清查等。

第五,要建设覆盖全院的全成本核算系统,实现真正意义上的基于全成本核算的管理模式。一般可通过多种方式采集HIS系统、财务管理系统,以及其他相关系统的成本数据,归集科室的直接成本,将行政管理、辅助服务、医技、药剂科室的成本按照合理分摊标准(如人数、面积、床位数、内部服务量等)逐级分摊到各个临床科室,完成全成本核算,真实全面地反映各个科室的成本状况。

(四) 关键技术与技术标准

一般应采用 ASP.NET、C♯语言等主流通用的开发语言,采用三层架构体系进行开发,并全面采用 Web Service 和国际通用开放接口标准。数据库应支持 Oracle、SQL Server 等通用型关系数据库,医院其他系统可以在数据层达到有机的整合。通过先进的架构及开发技术,可为产品的稳定性、开放性、易用性提供强有力的技术支撑。

三层架构体系采用B/S/S架构,B/S/S架构是目前主流协同办公广泛采用的架构(图3-26),能够最好地支持分布式办公。并且通过服务器及浏览器的方式,实现了客户端零安装、零维护,并可以用浏览器(IE、360等)直接实现远程访问。

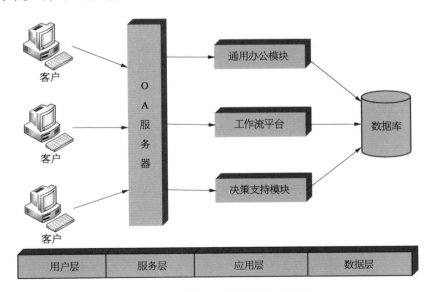

图 3-26　最适宜信息管理系统的架构

■ 二、医院资源管理系统

（一）人力资源系统

医院人力资源管理是指医院对人力资源的获取、开发、保持和利用等方面所进行的计划、组织、指挥和控制的活动，是通过协调医院内部人与事关系乃至医院与社会关系，以充分开发人力资源，挖掘人的潜力，调动人的积极性，提高工作效率，实现医院战略发展目标的理论、方法、工具和技术。主要的人力资源管理活动包括工作分析和人力资源规划、人才招聘、员工培训、薪酬福利、绩效考核等，并通过一系列统计分析活动为领导决策提供依据，为医院领导提供人力资源决策依据，进而帮助医院提高人力资源管理效率和人力资源管理水平。人力资源管理系统依托综合运营管理平台，涵盖了人力资源管理的日常重点业务内容，一般主要包括以下工作业务：科室管理、人事档案管理、合同管理、薪酬福利管理、考勤管理、报表管理，基于日常人力资源管理信息的统计分析和人力成本分析；并通过考勤管理提供的准确工作量为成本核算系统的人力成本分摊提供准确依据，通过薪酬福利、考勤管理直接向会计核算系统的工资发放提供薪酬福利考勤数据，并与综合运营管理平台的绩效奖金系统实现数据共享，从而实现了综合运营管理系统将医院人力、财力、物力三大核心管理内容融为一体的设计目标。

1. 科室管理·实现对组织结构，设置科室的编制人数，科室的移动、合并、停用等操作，产生科室编制方面的报表和组织机构图。

2. 职位管理·建立与医院相符的职类、职级、职等、职务、职位等基础信息，完成职位说明书和职位素质指标设置，指定职位上、下级关系，构建出医院完整的职位体系。

3. 人事档案·包含对人员的基本信息、附属信息、合同信息的全面管理。其中：人员信息管理主要建立医院的职工基本信息，包括岗位、职位、职称、学历等各种人员基本信息，并可以根据医院管理要求在结构设置中扩展基本信息的数据项目；能够根据查询批量修改数据项，也可以对人员照片信息进行统一管理。附属信息主要涉及职工的工作简历、职称变动、职位变动、学历变动、个人培训等各种历史信息，以及家庭成员信息等其他相关信息。除此之外，也应可以根据医院管理要求构建所需要的数据表项扩展管理内容；附属信息中也应可以保存各种照片信息如学历扫描件、职业证书扫描件等。另外，应具备合同信息管理功能，用以对职工合同的签订、续签、终止提供管理系统，并通过合同到期提醒为合同管理人员进行合同的续签提供方便。

4. 薪酬福利·薪酬变动以医疗卫生行业岗位薪级工资标准和套改政策为基础，完整核定和记录从入职、试用、转正、岗位变动，直至离职离退的薪酬变动历史，自动计算各种变动后的薪级及薪级工资，处理相关的津补贴变动信息，为人事部门确定人员基础工资和工资发放的基础工资变动提供依据。

人员薪酬管理，应可以根据管理要求对不同人员类别灵活设置薪酬项目和计算公式，薪酬项目包括基础工资项、福利项、考勤项等与工资计算有关的项目；通过计算公式可以自动获取薪酬变动中产生的当月薪酬变动信息,也可以自动获取考勤管理中产生的考勤数据,实现工资与考勤的联动;系统应提供批量录入和单个职工录入薪酬的功能,提供薪酬信息的导入、导出功能。通过接口可以自动将人事部门确定的薪酬信息自动转入财务的工资发放,实现人事薪酬与财务工资发放的联动。

薪酬接口也可以维护职工年度的基本工资、绩效工资、基本津贴、改革性补贴、其他津贴、年终一次性奖金、临时工资等需要统计上报的工资数据,提供从会计薪酬、人力资源薪酬导入数据功能。

5. 考勤管理·考勤管理,应可以灵活定义考勤项目和考勤人员类别,可以设置节假日,也可以针对节日设置公休调整,针对年假设置跨年休假人员。另外,需提供大科之间的人员借调管理。

考勤管理应支持职工多科室轮转考勤,能根据人员调动、借调自动生成考勤基本数据,能导入排班数据和职工休假数据,对有缺陷的考勤数据进行校验。考勤统计能实现各科室职工每天的各种考勤项目的统计,能查询他科到本科、本科到他科的考勤数据,自动计算公休、年假余额。考勤数据应采用科室编辑,医务处、护理部分别审核,人事部门最终确认考勤数据的多级管理机制。考勤可作为薪酬考勤工资的计算依据,实现与薪酬的整合。考勤分析表需能自动计算出职工在各个科室出勤的工作量,作为科室直接人力成本分摊的依据。

休假管理对职工的休假信息提供管理。休假申请实现职工的各种休假申请、审核,休假记录是职工实际休假的数据,能导入休假申请数据。休假余额表可统计职工各种假别的期初、增加、减少、余额数据及累计发生数据。

6. 职称评审·实现医院内部职称评审管理功能,产生高推人员列表上报省级卫生主管部门。需量化评分功能,通过设置评价指标,给申报人员量化评分,包括产生单项指标分数和综合评分。三专考核应可根据不同申报人员类别自动产生考试试卷,经专家阅卷评分后产生申报人员的三专考核分数。专家根据量化评分、三专考核结果投票决定是否通过高推评审,最终产生高推人员列表。

7. 报表管理·报表是人力资源管理系统中进行数据输出及统计分析的重要工具,是人力资源管理决策的重要依据。报表格式一般可以分为三类:统计表、花名册、登记表。统计表可以统计各种类别的人数人次、各种数值的合计数、最大最小值、平均值,并计算各种数据比率。花名册用于显示和打印各种信息的详细清单。登记表用于输出人事档案、个人审批表等个人的完整详细信息。使用三类报表可以完成人员信息、薪酬福利信息、考勤信息的统计分析,并制作对人事局、卫生健康委员会所需的各类报表。

(二)绩效管理系统

绩效考核管理系统针对医院人力、财力、物力多方面实现科室考核管理、人员考核管理。通过信息化手段,可解决以往手工考核管理过程复杂、数据质量差、过程监管缺失等一系列问题。实现了医院战略目标与日常考核的有机结合,促进了医院精细化管理。同时满足上级主管部门管理要求,绩效考核管理系统流程示例见图 3-27。

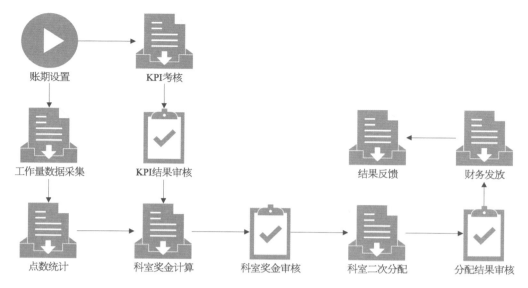

图 3 - 27　绩效考核管理系统流程

1. 考核方案管理

（1）以资源为基础的相对价值比率（resource-based relative value scale，RBRVS）是以资源消耗为基础、以相对价值为尺度来支付医师劳务费用的方法，主要是根据医师在提供医疗服务过程中所消耗的资源成本来客观地测定其费用。主要的功能业务如下：① RBRVS考核项目字典：可用于设置RBRVS绩效考核诊疗项目字典，包括项目增删查改、点数设置等功能。② RBRVS项目分类设置：用于设置诊疗项目类别，以及对诊疗项目设定分类。③ 科室考核项目字典：用于对每一个绩效考核单元设定RBRVS考核项目。每个绩效单元可设置不同考核项目；同样项目在不同绩效单元可设置不同点数。④ 特殊工作量统计口径管理：用于对需要特殊口径统计的考核项目工作量统计口径进行查看。⑤ 医师工作量统计规则设置：用于对每个医师类绩效考核科室的RBRVS工作量统计规则进行设置。各绩效单元可根据判读科室、执行科室等多个条件进行灵活配置。若各绩效单元统计规则一致，亦可实现批量设置。⑥ 护理工作量统计规则设置：用于对每个医师类绩效考核科室的RBRVS工作量统计规则进行设置。各绩效单元可根据判读科室、执行科室等多个条件进行灵活配置。若各绩效单元统计规则一致，亦可实现批量设置。⑦ 医技工作量统计规则设置：用于对每个医师类绩效考核科室的RBRVS工作量统计规则进行设置。各绩效单元可根据判读科室、执行科室等多个条件进行灵活配置。若各绩效单元统计规则一致，亦可实现批量设置。

（2）关键绩效指标（key performance indicator，KPI）是通过对组织内部流程的输入端、输出端的关键参数进行设置、取样、计算、分析，衡量流程绩效的一种目标式量化管理指标,是把企业的战略目标分解为可操作的工作目标的工具,是企业绩效管理的基础。主要的功能业务如下:① 科室 KPI 考核模板:主要用于对每一个绩效单元设置 KPI 考核指标,包括指标权重、评分细则、计算公式等。② 科室目标值维护:用于对每一个绩效单元的每一个有目标值的指标设置目标值。

(3)科室考核方案设置:① 奖金核算指标维护:用于设置奖金计算公式所用到的公式因子。② 科室奖金计算公式配置:用于对每一个绩效单元设置奖金计算公式。③ 人员考核方案设置:用于对每一个绩效单元设置奖金计算公式。

2. 考核过程管理

(1)会计期间管理:① 会计期间设置:用于设置考核会计期间,需可实现添加、删除、关闭、重新执行等功能。② 数据作业执行报告:用于为提供后台数据抽取作业执行情况报告,可通过该功能观察后台作业是否执行成功,以保证数据准确性。③ 奖金总额预算录入:用于为录入各条线奖金总额,适用于需要奖金总额预算控制的医院。④ 科室项目数量补录:用于手工录入或导入无法系统采集的诊疗项目数据。

(2)KPI 质量考核:① 科室实际值维护(按指标):用于各条线主管科室对所负责的各考核单元的各考核指标的实际值进行维护,应包含导入、导出、审核等功能。② 科室实际值维护(按职能):用于各条线主管科室对所负责的各考核单元的各考核指标的实际值进行维护,也需包含导入、导出、审核等功能。

(3)医师绩效考核:① 工作量点数统计:用于统计各医师绩效单元 RBRVS 工作量总点数。② 医师奖金试算:用于按照设定的公式及之前计算出来的工作量点数及 KPI 得分等计算各医师绩效单元的总奖金,且对计算出来的各医师核算科室的总奖金进行调整。

3. 绩效分析·主要为各种报表,用于实现点数及金额等数据分析。报表可管理如下数据列:医师全院绩点汇总、医师科室奖金、医师 RBRVS 分析、护理全院绩效汇总、护理科室奖金、护理 RBRVS 分析、全院汇总展示。

4. 系统管理·包括权限配置、基础参数配置、指标映射等内容。

(三)财务管理与成本核算系统

医院成本管理从成本预算开始,运用管理会计的理论,采用弹性预算、零基预算等方法,配合定额指标制订标准成本;成本管理采用管理会计理论和方法,运用成本管理模型、将医院的战略目标和财务会计和管理会计结合起来,以成本预算为起点、以成本核算为重点、以成本考核为末点,对成本进行有效的全面预算与控制和精细化管理;成本管理对成本形态实现了科学分类,提高效率及服务质量,明确经济责任,防止资产流失,实现全成本管理一体化。

1. 基础配置·这一业务中,最重要的是核算单元的定义、成本项目的定义、成本分摊标准的定义、成本分摊标准的数据采集、收入数据分摊方案的定义和成本分摊方案的定义,具体如下。

(1)成本核算单元:核算单元是基于医院业务性质及自身管理特点而划分的成本核

算基础单位。每个核算单元应当能单独计量所有收入、归集各项费用。财务部门为每个核算单元要建立会计核算账户。核算单元按科室分类具体分为以下四类：① 临床服务类：指直接为患者提供医疗服务，并能体现最终医疗结果、完整反映医疗成本的科室，包括门诊和住院科室，如心内科、普外科、妇科、儿科等。② 医疗技术类：指为临床服务类科室及患者提供医疗技术服务的科室，包括门诊药房、病区药房、中草药房、超声诊断科、放射科、手术室、麻醉科等。③ 医疗辅助类：指服务于临床服务类和医疗技术类科室，为其提供动力、生产、加工等辅助服务的科室，包括水电班、药剂科、供应室、制剂室、维修组、挂号室、病案室、出入院管理科、中药库、西药库、成药库、中心供氧、防保科、医辅公用、各种实验室等。④ 行政后勤类：指除临床服务、医疗技术和医疗辅助科室之外的从事院内行政后勤业务工作的科室，包括院长室、质控办、党委办、院长办、综合办、人事部、医务部、门诊办公室、科研处、教育处、护理部、财务处、档案室、资产管理科、院感科、保卫处、设备科、经管办、总务处、团委、医保办、宣传处、市场部、工会、信息管理处、基建科、审计科、投诉中心等。

（2）成本核算科目：成本核算科目是用来对科室成本的明细分类，与业务发生的源头成本数据关联。成本项目需支持级次，可以根据需要增加和调整。为了对某些重点成本进行监控，应提供成本费用性质的分类功能。为了进行成本的多维度分析和精细化管理，系统应提供各种成本属性定义，每个属性下面可以根据需要配置属性值，然后为不同科室的不同项目赋予对应的属性值以满足管理上对成本分析的要求。系统需根据新制度要求预置各个大类成本项目，以及更细的明细项目，医院可以根据自己的实际情况进行调整。

（3）归集分摊参数：要求系统可以按照员工人数、面积、工资、固定资产、收入、床位数、入院人数、出院人数、门诊诊次、手术诊次、其他服务人次等标准进行分摊，也可以按照上述标准的组合进行分摊。

2. 数据采集 · 为全面、真实、详细、及时地核算与反映医院成本，成本核算的基础数据必须按规范路径采集。

（1）收入核算：在新会计准则下有着十分明显的一个特点就是对于医院财务工作的精确度。特别是在医院收入核算当中，新会计准则要求医院的每一项收入都一定要有对应的科室。当然，由于医院的日常工作极为烦琐，同时每天还要面临大量的门诊患者和住院患者，涉及的科室也十分复杂。因此，如果每天的医院收入核算由财务人员手工录入并确认几乎是不可能的。因此，在这样的情况，采用信息化的手段来完善医院的财务工作是十分有必要的。HIS 系统可以准确地记录医院每天向患者收取的医疗服务费用，同时还可以通过专项接口将其数据自动化接入相应系统，使其作为财务系统和成本核算系统的医疗收入数据统计。

（2）业务量数据：主要包含医疗业务量、外部服务计量、内部服务计量。

（3）支出数据：主要包含人员经费、卫生材料消耗、药品消耗、固定资产折旧、无形资产摊销、提取医疗风险基金、其他费用。

3. 成本归集

（1）人员经费：根据会计分期和权责发生制原则，按支出明细项目采集到担任相应角色的人员。其中，工资津贴、绩效工资按计提发放项目采集到个人；社会保障缴费按养老、医疗保险等项目采集到个人；住房公积金按实际发生数采集到个人。对在同一会计期间内服务于多个核算单元的多重角色人员，应根据工时或实际工作量等标准将其人员经费分摊到相应的核算单元。

（2）卫生材料消耗：应根据重要性原则，建立二级库房卫生材料管理制度，分别按计价收费与非计价收费、可计量与不可计量、高值与低值、植入人体与非植入人体、门诊与住院、一次性使用与可循环使用等因素对卫生材料进行分类核算，优先选择个别计价法，按单品种卫生材料采购成本和二级库房实际用量归集各科室的卫生材料成本。

（3）药品消耗：以"临床开单、药房发药"信息为基础，分别按计价收费与非计价收费、西药、中成药与中草药、门诊用药与住院用药、医保患者与非医保患者等因素对药品进行分类核算，根据实际发生额计入相关业务科室。

（4）固定资产折旧：医院应按规定的固定资产分类标准和折旧年限建立固定资产管理制度，按会计期间、固定资产类别和品种将固定资产折旧核算到每一个成本核算单元。除房屋及建筑物以外的固定资产按实际价值和使用科室分别计提折旧。

（5）无形资产摊销：无形资产应当自取得当月起，在预计使用年限内采用平均年限法分期平均摊销，按受益科室确认无形资产摊销费用。

（6）其他费用：差旅费、培训费、办公费、印刷费、手续费、邮电费、因公出国（境）费等按照实际发生额计入相关业务科室。

（7）待冲基金-待冲财政基金：开展医疗全成本、医院全成本核算的医院，还应将当期"待冲基金-待冲财政基金"科目借方发生额按受益科室归集成本。

（8）待冲基金-待冲科教项目基金：开展医院全成本核算的医院，还应将当期"待冲基金-待冲科教基金"科目借方发生额按受益科室归集成本。

4. 成本分摊·各类科室发生的间接成本应当本着相关性、成本效益关系及重要性等原则，按照分项逐级分步结转的方法进行分摊，最终将所有成本转移到临床科室。具体工作步骤见图3-28。

（1）一级分摊：行政后勤类科室的费用分摊。① 将行政后勤类科室的费用按适当的方法（如人员比例、内部服务量、工作量等）向临床科室、医技科室和医辅科室分摊，并实行分项结转。② 分摊标准以人员比例为例：核算科室（临床、医技、医辅科室）分摊的某项行政后勤类科室的费用＝该科室职工人数/除行政后勤类外全院职工人数×当期行政后勤科室各项总费用。

（2）二级分摊：医辅科室成本分摊。① 将医辅科室成本向临床科室和医技科室分摊，并实行分项结转，分摊参数可采用收入比重、工作量比重、占用面积比重等。② 按收

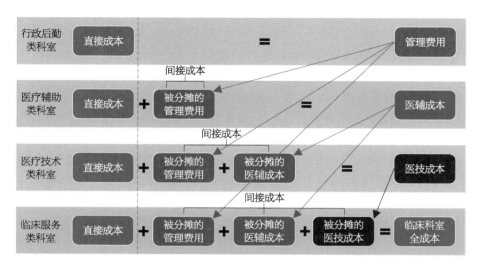

图 3 - 28 成本分摊步骤

入比重分摊(适用于门诊挂号收费、住院结算室等成本分摊):某临床科室(或医技科室)分摊的某医辅科室成本=该科室医疗收入/全院总医疗收入×当期某医辅科室各项总成本。③ 按工作量分摊(适用于门诊挂号收费、住院结算、洗衣、消毒、水、电、气等保障部门,病案部门等成本分摊):某临床科室(或医技科室)分摊的某医辅科室成本=该科室消耗工作量(或医疗工作量)/某医辅科室待分摊的工作总量×当期某医辅科室各项总成本。④ 按占用面积分摊:某临床科室(或医技科室)分摊的某医辅科室成本=该科室实际占用建筑面积/全院临床、医技科室建筑总面积×当期某医辅科室各项总成本。

(3) 三级分摊:医技科室成本分摊。① 将医技科室成本向临床科室分摊,分摊参数采用收入比重,分摊后形成门诊、住院临床科室的成本。② 某临床科室分摊的某医技科室成本=该临床科室确认的某医技科室收入(按开单科室归集)/某医技科室总收入×当期医技科室各项总成本。③ 医院可根据不同核算目的,分别计算出医疗业务成本口径、医疗成本口径、医疗全成本口径、医院全成本口径下的各类成本。

5. 成本分析·成本分析的目的,在于及时分析实际成本变动情况及原因,把握成本变动规律,提出有效管理和控制成本的合理化建议,降低医院运营成本,提高医院的经济效益和社会效益。

成本分析的方法多种多样,医院可根据自身管理的需要和主管部门的要求选择不同的分析方法,分析成本形成及产生差异的原因,寻求降低成本的措施,常用的分析方法包括以下几类。

(1) 趋势分析:成本趋势分析是通过对比两期或连续数期的成本数据,确定其增减变动方向、数额或幅度,以掌握有关成本数据变化趋势的分析方法。典型的趋势分析是将本期成本数据与上期成本数据进行比较,更为复杂的趋势分析则涉及多个期间的比较。

一般分为绝对数趋势分析和相对数的趋势分析。

（2）结构分析：结构分析是指对成本中各组成部分及其对比关系变动规律的分析。它通常采用计算成本中各组成部分占总成本比率的方法，用以分析医院成本的内部结构特征和合理性。可以分析整个医院以及各个科室的人力成本、材料成本、药品成本、折旧成本、离退休人员成本等成本元素的构成，为分析成本控制及管理提供依据。

（3）本量利分析：本量利分析主要研究如何确定保本点和有关因素变动对保本点的影响。主要分门诊诊次分析、住院人次分析和住院床日分析。固定成本是指成本总额在一定时期和一定业务量范围内，不受业务量增减变动影响而能保持不变的成本。变动成本是指发生额在相关范围内随着业务量的变动呈线性变动的成本。医院应结合医疗服务特点和成本形态，合理分析成本变动与业务量之间的依存关系，科学划分固定成本和变动成本，并根据实际情况及时调整。

（4）比较分析：确定目标成本，并采用历史最高水平、历史同期水平、同类医院平均水平、同类科室平均水平、预算目标、定额目标等，计算医院（科室、项目）会计期间的成本数据与目标成本的差异，找出产生差异的因素。

6. 成本控制·医院成本控制是医院在保证并提高医疗质量的前提下，利用各种管理方法和措施，按预定的成本限额、成本计划、成本费用开支标准，对成本形成过程中的耗费进行控制，努力实现成本最优化的目标。

（1）成本控制的原则：① 经济性原则：指成本控制的代价不应超过成本控制取得的收益，否则成本控制就是不经济的，难以持续。② 因地制宜原则：指医院成本控制系统的设计要考虑医院、科室和成本项目的特定情况，针对医院的组织结构、管理模式、发展阶段，以及科室、岗位、职务的特定设计对应措施。③ 全员参与原则：指成本控制观念要得到医院全体员工的认可，并且使每位领导和员工负有成本控制的责任。成本控制是全体员工的共同任务，只有通过医院全体员工的一致努力才能完成。

（2）成本控制的主要方法：① 标准成本法：制订成本标准或计划，比较实际成本与标准成本的差异，分析产生差异的原因并予以纠正。这种方法既有成本计划、核算，也有成本分析和控制。② 定额成本法：制订合理的消耗定额，比较实际成本与定额成本的差异，分析产生差异的原因并予以纠正。这种方法能及时揭示成本差异。

（3）医院成本控制的具体措施：① 预算约束控制。医院应当以成本数据为依据，以科室预算为基础，实施全面预算管理，做好营运成本分析与预测，将全部成本纳入管理范围，对各项经济活动进行统筹安排和全面控制。② 制订医院内部成本控制定额。医院应在调查、分析和积累成本资料的基础上，修订完善各项成本定额，主要包括：每门诊人次的各项消耗定额、每住院床日的各项消耗定额、各相关诊疗项目的消耗定额、百元业务收入的药品消耗定额、百元医疗收入专属（一般）卫生材料消耗定额、管理费用占总成本的比例、辅助费用占总成本的比例等。③ 可行性论证控制。医院重大经济行为必须建立集体决策审议责任制度，经过充分的可行性论证，利用核算结果指导经济管理决策，避免决策的主观性和盲目性。④ 财务审批控制。医院应当建立健全成本费用审核制度,加强内部控制,纠正、限制不必要的成本费用支出差异。⑤ 执行过程控制。医院应当加强经济活动的内部审计监督,落实招标采购相关制度,对成本控制关键点进行检查、评价,不断改进成本管理水平。⑥ 优化资源配置。医院应当结合成本效益分析,提高医疗设备利用率,减少卫生材料、办公用品等资源浪费,节约成本,增强自身的市场竞争力。⑦ 加快技术革新。医院应当积极推动医疗技术革新,加强信息化建设,优化各项工作流程,提高劳动效率,降低运行成本。

(四) 医疗物资与资产管理系统(医院资源规划系统)

1. **医疗物资管理** · 为了实现医院院内物流的精细化、全程化、可视化管理,应规划实施 HRP 医院资源规划系统,院内物流的整体流程、各环节的业务流程详见图 3 - 29。

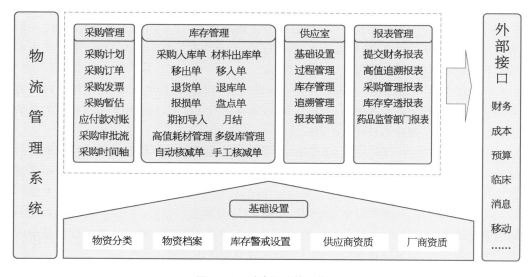

图 3 - 29 院内物流管理范围

(1) 院内物流管理流程:材料在院内的物流管理方式,针对医院高值材料、低值材料、其他材料等各类材料的管理难度、重要程度、材料价值、供货响应速度等多方面要求,需设计不同的管理流程。

(2) 寄售材料管理流程:该类耗材一般为高值耗材,其管理方式为先使用(零库存或科室二级库备货、手术跟台等方式)后入库(临床使用后将发票、领用单送采购供应部耗材库做账)。

物流管理包含供应商管理、采购管理、库存管理、内部交易等,为医院提供全面的购销存管理。

物流系统应可以与外部的预算系统整合,满足预算控制到业务系统的要求,将材料消耗数据核销预算;系统需与财务系统整合,自动生成会计凭证,实现财务到业务系统的单据联查,物资账与财务账核对;系统需与供应商采购平台整合,实现采购计划自动传递到采购平台,电子发票传递,付款结算;系统需与成本系统整合,实现物资消耗成本数据的自动传递,系统需与收费系统整合,实现材料的消耗与收费核销,与办公系统整合,实现办公一体化应用。

供应商管理系统主要完成对供应商在一段时期内的质量、价格、交期、服务、可持续性的改进等各方面进行综合的、全面的评估,为医院选择供应商提供量化的科学的依据。应支持基础档案维护,包括供应商、物料、分类、三证等;实现材料三证基础信息维护和管理;应支持维护供应商存货关系:具体是定义供应商与存货之间的对应关系以及它们之间所共有的信息,包括质量等级、供货配额、发货提前期、最小订货量等,同时记载供应商-存货的价格信息,是采购管理取价规则的重要信息载体。采购管理系统是以订单为核心,对采购过程中物流运动的各个环节及状态进行跟踪管理,应可区分出采购存货的计划状态,订单在途状态,到货待检状态,现存量状态,可用量状态,不可动用量状态等。同时应支持采购计划的管理。

系统应支持采购业务从计划、订单、收货、质检、入库、收票、到结算全过程的管理。通过与计划的集成,达到减少库存积压,保证供应的目的。通过货源清单、需求供给规则的灵活配置,支持跨组织、多级组织的汇总平衡。

系统应支持集中采购,包括分收分结、集收集结、分收集结、集采合同采购等多种模式。应支持价格审批单、请购单自动生成采购合同,并可跟踪采购订单的业务状态,全面反映采购资金。系统应支持采购订单的预付款功能,支持按整单部分比例支付、部分金额支付两种方式,支持通过订单生成应付与预付自动核销、订单付款与已有的应付自动核销的双向核销。

系统应支持对资产的采购。通过提供采购成本的构成定义,实现支持对采购成本的多角度分析,同时应支持即时结算,多对多结算等处理模式。

系统应支持采购的统计分析,可以多维度统计分析,如按照供应商、货品、领用科室、时间进行统计。

采购暂估与结算时,应支持对原值的暂估,并支持对费用的暂估。业务应通过供应商评估(事前),价格管理(过程),成本分析(事后)达到降低采购成本的目的。

系统应支持多种典型的业务模式:包括普通采购、供应商管理库存采购、消耗性采购等,也可根据医院的需要,通过流程配置定义其他业务模式,从而灵活适应医院不同的采购业务管理。应支持系统的自动补货模式,根据再订货需求生成订单。

采购审批流程应可以配置和定义,实现对医院每一种业务模式下的审批程序进行统一管理和规范,使医院对采购的发生和资金的流出进行科学的控制和管理。

2. 采购合同管理·合同是双方约定的一种契约关系,它的基本功能是为医院和供应商的合作提供参照标准和约束规则。基于信息化技术的合同管理,能通过产品设置对业务进行自动控制或提供参照。例如:对采购合同的填写录入、保存、审核、生效、变更、冻结、废止、终止、查询，以及根据合同进行付款等。同时，还需提供相应的预警机制，比如针对合同的生效日期、付款预警等。合同的信息化管理模式相对于文本形式的合同管理方式而言，具有很大的便利优势。

采购合同采用信息化管理，主要用于指导和控制后续的采购业务，比如提供采购价格、进行采购付款、对采购数量、采购金额、采购单价等进行控制等。

原始合同在 HRP 系统中录入后，后续对合同的审核、生效、变更、冻结、废止、终止、查询、可直接参照录入，无需再全部手工录入。

在对供应商进行付款时，可直接参照采购合同对原始信息进行维护并付款。在采购合同管理中，可对采购合同的状态进行动态管理，如可设定为：自由、生效、审批通过、冻结、终止等。也可依据采购合同，编制对供应商的付款计划，包括根据合同做预收、预付款处理。同时，也应支持和电子采购数据协同，如合同发布到电子商务平台。智慧化合同管理模式最终可实现合同整个生命周期的跟踪，以及便捷化的汇总查询。

3. 库存管理·库存管理是基于对实物的收发管理业务。一般情况下，库存系统根据销售及采购，生成制造系统的出入库通知或备料计划，并进行实物的出入库，使用过程中根据需要进行库位分配，批号管理。库存系统可以完成内部的移库、盘点、调拨、借入借出、报废、形态转换等业务，并将结果传递给存货核算系统，完成财务处理。库存管理需具备如下业务功能：① 支持多计量单位的存量管理。② 支持分批次管理、效期的库存管理和跟踪。③ 支持产品序列号库存管理、序列号跟踪。④ 自由项的灵活应用，可以为每个物料设置不同的自由项属性，并进行现存量、可用量的管理。⑤ 支持可用量管理，可用量计算可以自定义。⑥ 动态库存状态管理：现存量、冻结量、预计入、预计出、在途库存的管理。⑦ 支持库存预留管理，冻结、解冻。⑧ 支持货位管理，可以进行货位容量控制。⑨ 支持条形码管理，规则字典定义，条码解析，条码录入。箱条码管理，条形码导入，条形码跟踪。⑩ 支持寄售式管理模式，可实现库存消耗汇总结算。⑪ 应支持 PDA、无线条码枪等终端使用，便于实现移动发货、盘点等业务。⑫ 应支持多级库管理，并实现多库房、各维度分析。⑬ 系统应支持与 HIS 的整合，实现对耗材出库耗用与收费的追溯管理。可以查询该材料的患者、手术等信息，以及材料在医院的流转过程，实现材料的追溯。⑭ 应支持库存流程的自定义。⑮ 应支持对资质效期、物资效期、安全库存、物资到货期等预警功能。⑯ 应支持关系组织间的库存调拨业务。⑰ 应支持各类查询、统计、报表。⑱ 应支持第三方物流公司的数据交换。

4. 资产管理·固定资产是医院资产的重要组成部分，固定资产的管理在整个医院管理的过程中起着举足轻重的作用。为了尽量保证固定资产发挥其最大、最持久的工作能力，充分发挥其最大效力，延长使用年限，就必须做好固定资产的管理和维护工作。特别是在当前国家大力倡导建设节约型社会的大环境下，如何加强固定资产管理，降低经营成本，对节约卫生资源，支持事业计划和工作任务的完成都具有十分重要的意义。

资产管理要求解决资产的全生命周期管理，涉及从资产采购、入库、领用、调剂、盘点、保养、设备维修、计量检验、报废等全过程管理。

资产管理可以提供医院资产全生命周期的完整解决方案；提供在用资产的管理、资产设备使用过程中的跟踪管理，设备运行中的维修维护管理、资产租赁管理等各个业务。

（1）资产的管理模式：为了实现医院院内固定资产的精细化、全程化、可视化管理，需对院内资产的全生命周期进行管理。针对医院医疗设备、信息资产、办公家具等不同资产的管理重点、管理要求、管理难度等多方面差异，提出精细化管理要求，且需设计不同的管理流程。

（2）资产日常管理：① 固定资产的日常管理包括：资产卡片的增加、设备领用、资产部门调整、设备盘点、设备报废等内容。② 设备盘点包括盘盈：盘盈的记录应生成"资产盘盈"单，由相关领导审核后，资产盘盈单据审批通过后，可生成设备卡片，并将盘盈记录自动回写资产卡片的附卡页签信息，并按需要进行资产入库登记；然后根据设备卡片生成资产新增卡片。盘点差异：盘点前后不相符的资产记录应生成"盘点差异调整"单，由相关领导审核后，进行资产变动。盘亏：盘点单通过审核后，可自动将盘亏的设备卡片变成盘亏（处置）状态，并根据设备卡片生成减少单。

（3）设备计量管理流程：① 在建立设备卡片时，需要明确该设备是否属于计量设备；"计量设备"标识可通过存货管理档案进行相应设置。② 设备管理部门在年初需对已有的计量卡片建立年度检验计划，包括外检（强检）计划和内检计划。③ 系统应设置在计划检验日期前的预警机制，设备管理相关人员在接收到预警信息后，提前与质检部门联系计量设备检验的相关事宜。④ 设备到达检验日期后，应由设备管理人员陪同质检部门进行计量设备检验，并现场贴合格标签。对于检验不合格的设备，需要维修后再次进行检验。若维修后仍不合格则进行报废处置。⑤ 检验完成并收到质检部门出具的检验报告后，应依据报告在系统中填写检验记录，并将报告存档。系统根据报告情况，应自动更新设备卡片中的计量记录及预设下次检验日期。

（4）设备预防性维护流程：① 当设备仪器发生异常后，各科室/部门应按管理制度直接在系统中填写维修申请单。② 维修部门通过生成单据的方式，直接生成维修工单，并在工单中填写维修负责人来进行维修派工，并按审批流程流转给负责的维修工程师。③ 收到维修任务的工程师应对设备维修工作进行评估并确定维修方案，如果是外修需要在工单中确定外包维修方。如果维修过程会产生维修费用，则按制度提交合同等审批文档至职能部门审批。④ 维修前需要打印工单，维修完成后纸质工单需要由设备使用科室验收后多方签字确认。⑤ 签字确认后，应在工单中记录维修结果及产生的费用，然后变更设备状态。⑥ 验收签字的纸质工单应由设备管理部门统一进行归档。

（五）药品采购管理系统

药品供应链平台的运营模式可作用于各级医院与供应商之间，也可作用于区域医院与多个供应商之间。平台需支持决策层对医院药品的运营监管、决策支持分析、药品经营分析；需支持管理层对医院药品的运营管控、审批、结算监控，对药品物流的全程追溯、使用性分析与监控;也应支持作业层对医院药品的过程管理、精细化作业管理。

在医药分开的推进过程中,药房托管是一种推行范围较广、较成功的模式。在目前医院的运营和补偿模式下,如果将药房从医院彻底分离出去,医院的生存可能受到严重影响。在这种两难情况下,药房托管改变"以药养医"为"以药补医"的良性模式,可以缓解医院补偿不足的问题,为医药分离改革提供了一种有效的过渡模式。

以区域社区医院为例,通过建立完善的信息平台,实现区域化社区医院药品的采购与阳光平台对接、GPO对接、药房托管诉求,由供应商和医院共同承担区域化社区服务中心的药品管理。药品供应商依据在社区医院所建立的"中心仓库",实现主动配送、自动入库、消耗对比结算等业务,为社区医院药师完成大量药品物流操作。区域药品采购管理平台,同时为区域卫生主管单位提供全方位、全流程、多节点的监控管理,为管理部门有效地对社区医院、企业进行监督、评价。

建设区域药品的统一管理平台,并将下属各医疗机构的药品管理系统接入平台,实现统一目录、统一价格、统一库存、统一监管的"四统一"管理模式,以及统一采购、统一配送、统一结算的"三统一"药品供应链采购模式。同时,可以实现各医疗机构药品"虚拟统一库存""库存内部调拨",平台内部流程见图3-30。

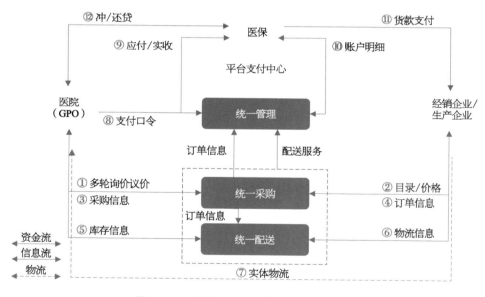

图3-30 区域药品的统一管理平台内部流程

1. 统一采购 · 各医疗机构药品信息系统按照安全库存规则和一段期间的药品消耗量,自动生成采购计划,采购员根据需要手动调整采购数量;采购计划生成后,交由各医疗机构相关主任审核,审核采购种类是否齐全,数量是否符合要求等;各医疗机构采购计划内部审核通过后,周期性统一汇总提交采购中心审核,二审通过后,生成采购订单编号,并发给各供应商;供应商对采购订单进行确认,并生成配货单。

2. 统一配送·各配送商收到采购订单后生成配送单,同时供应商通过系统接口将配送单数据(包括订单号、配送药品的品规、数量、批号效期、价格、发票信息)上传到区域药品集中管理系统中。区域药品集中管理系统根据配送单中的配送目标(医疗机构)信息,向各个医疗机构提供供应商配送单信息,由供应商统一配送到各医疗机构。

各医疗机构可以在区域药品集中管理系统上统一管理相关订单;供应商货物到货后,检验员受理入库,生成待验收单;检验员用 PDA 手持终端,扫描配送单条码,完成入库接收及验收操作。其间可逐一核对实际入库药品;若存在检验不通过需供应商退货处理;对于供应商提供的原始票据(配送单、发票),可以采用两种处理方式,一是集中提交采购中心保管;二是由各医疗机构入库扫描后,将图片数据存入数据库,与验收单一一对应,各医疗机构自行保管原始票据。

3. 统一结算·采购中心收到各医疗机构验收确认的纸质验收单(包括药品品种、数量、发票信息),经与区域药品集中管理系统进行比对确认无误后,完成采购流程并与供应商完成结算付款。针对不相符情况,应退回医疗机构核实后重新提交结算申请,再次核实无误后完成统一结算。

4. 统一目录·区域平台可以统一药品目录及供应商信息,各医疗机构需要定期自动更新药品目录和各类信息,支持手工新增或者 Excel 模板导入,也可提供标准化接口,供 HIS 和药品管理系统自动下载更新药品目录。全区药品目录的统一化处理,可对药品品种、规格、资质证书实现统一。

5. 统一价格·全区药品的价格可实现统一定价,由采购中心工作人员定期维护。各医疗机构药品管理系统通过接口定期自动更新药品价格,其价格不得超过从区域药品集中管理系统上下载的价格,如各医疗机构自行洽谈输入的某种药品价格,应低于区域监管平台的价格,这类药品也应自动通过接口传输给集中管理平台,并实现统一目录相应扩增。

6. 药品虚拟库存·通过平台对各医疗机构的库存统一管理,可提供区域药品库存的实时监控,形成实时图形和报表展示,各医疗机构的药品库存情况也可以进行低库存预警,并自动发送相关信息到各医疗机构。如有需要,各医疗机构可以看到平台内其他机构的药品库存情况,以便应急时调拨处理。

7. 业务综合监管·对全区药品的目录、价格、库存,以及供应商药品配送等信息,需进行实时监控,并形成各类报表和图形,供领导决策。

(1)供应配送监管:通过调取供应商的配送及入库数据,监管各个供应商配送的及时率、保供率、采购量/配送量对比等,并采用图形化展示,方便监管部门对供应商配送效率的考核。

(2)入库监管:验收入库后,各医疗机构将验收单及验收单扫描照片回传给监管平台,平台将收到的数据与供应商的配送数据进行差异性比对,比对出的差异数据提供给监管部门,并根据差异查找相关验收单扫描件照片以供校对。监管部门通过监管平台抓取差异信息,向各医疗机构发出差异信息表,由各医疗机构反馈差异原因及处理结果上报监管部门,监管部门审核完毕生成最终的处理结果。

(3)医疗机构库存监管:支持查询各个医疗机构当前的库存及各个药品的批号效期等。

(4)供应商资质监管:正常工作中,各供应商的资质需通过扫描形式录入监管平台,同时注明资质失效日期等,如果供应商资质不全或者即将到期,系统应自动提示监管人员。

(六)废弃物追溯管理系统

采用条形码技术的供应室消毒包管理信息系统,应和 HIS 系统进行无缝连接,示例流程见图 3 – 31。追溯信息系统从 HIS 系统接口中取得患者 ID,领用消毒包信息。被发放的无菌消毒包经条码扫描后,被追溯系统标识,相关信息被系统记录。使用后的消毒包经回收、清点后,如有物品损耗折旧发生,损坏折旧数目将自动在 HIS 后勤物资系统中被记录、更新。通过业务过程中的一些重要数据被记录,可在管理信息系统中实现追溯、分析和应用。

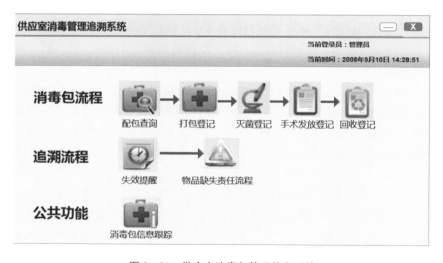

图 3 – 31　供应室消毒包管理信息系统

1. 基础设施类・主要完成医用包组成设置,病区/科室医用包基数设置,消毒锅信息维护,条码编码规则维护,打印机设置和消毒包有效期设置。

2. 消毒包流程类・实现清洗登记,配包查询,打包登记,灭菌登记,手术发放登记,回收登记。

3. 手术室功能类・实现核对功能,手术费用录入。

4. 追溯流程类・实现失效提醒,物品缺失责任流程管理。

5. 公共功能类·实现物品消毒条码打印,消毒包信息跟踪,医用包领料单,消毒锅次跟踪,库存查询,物品折损管理。

6. 查询统计类·实现失效消毒包统计,科室消毒包分布,科室消毒包使用分布图,科室损坏丢失物品统计,时间查询,人员查询,科室查询,器械查询。

■ 三、行政综合管理与指标体系

医院在管理的过程中,已经逐步步入了规范化、精细化的管理轨道。业务层面的 HIS 系统管理、药品管理、物资管理,到基本层面的成本分析,财务分析体系已经建立,医院非常需要一个能够贯穿医院所有管理方面,又能够与医院目标相统一的管理体系:通过战略与绩效管理来整体融合和提升医院管理能力。医院需要建立科学的评价和激励体系,而与此相对应的绩效管理信息化系统则是对绩效管理最好的支撑和运行平台。

医院管理层在管理时存在很多困扰,如综合考核评价不完善、过分注重财务业绩指标,忽视非财务指标、绩效评价和医院价值的不协调、无法满足管理创新对信息的需要、动态指标不能反映岗位本身的价值、绩效考核指标流于形式。医院绩效管理系统,正是解决医院管理层这些困扰的很好抓手。

通过构建基于平衡计分卡和行为锚定法的医院绩效管理体系,实现一个能够贯穿所有管理方面的工作,同时又与医院管理目标相统一的管理框架,可以使医院的目标管理与绩效管理相结合,从而提升医院管理能力,使医院的管理逐步步入规范化、精细化管理的轨道上来。

逐步建立并完善医院的绩效管理体系,能够解决医院管理中存在的部分问题,例如综合考核评价不完善,过分注重财务业绩指标,忽视非财务指标,绩效评价和医院价值的不协调,无法满足管理创新对信息的需要等问题。

建立高效的管理平台,用信息自动化解放生产力,可帮助医院建立公开、公正、公平的绩效管理手段。

挖掘绩差具体原因,如发现药品比例超标,可最终挖掘到每个患者的药品明细,成本亦可下钻到每个项目明细。

落实医院发展规划,通过将绩效数据精确量化,医院可以有效实施发展战略。

简化评估流程,利用信息化的解决方案不仅提高工作效率,又能同时减少此前因繁重文书工作的相关成本。

建立沟通机制,无论在目标设定还是在行动计划编制上,平衡计分卡都会促进医院上下级之间、平级部门之间以及员工之间进行主动沟通,并从流程的视角来看待医院的运作,长此以往就会帮助医院形成开放的、重沟通的组织文化。

实现医院全员的绩效管理,让系统可以实现对医院科室、岗位、个人的绩效考核,实现全员绩效管理。

建立全面的指标考核体系,让系统可以实现医院质量、效率、效益、安全等全面的绩效考核体系。通过强调财务指标和非财务指标的结合,同时将医院的短期发展和长期发展结合在一起考虑,无疑,这对医院战略的制定者非常具有吸引力。

(一)绩效管理与绩效分析

绩效考核主要完成数据采集、考评计算、绩效总结与审核、模拟测算的工作。绩效考核应支持多方案考核;至少包含个人考核和组织考核;也应支持360度考核和基于平衡计分卡的考核。

绩效分析一般可通过多种分析方法:绩效查看、指标分析、趋势分析、同比分析、环比分析、汇总分析、雷达分析、指标对象交叉分析、院长查询等对绩效考评结果进行分析和评价,为院领导决策提供科学的依据。

随着公立医院改革的持续深入,绩效考核作为改革的活性剂,是以提高医院职工的工作积极性为核心的全过程管理,有效的绩效考核方法能够更好地适应公立医院重大改革和持续发展的需求,对职工起到更好的激励作用,使医院工作效率和服务质量有效提升。

目前在绩效管理主要采用方法包括:目标管理法、平衡计分卡法、关键绩效指标法、360度绩效考评法等。

1. 平衡计分卡法·通过逐层分解组织战略目标,并将其转化为各种互相平衡、具体的绩效考核指标,这种考核体系作为具有执行基础、可靠性强的业绩管理体系,其中所包括的各类指标主要针对不同时段进行实现状况的考核,可进一步确保战略目标实现。另外,进行绩效考核管理时,精细化监测、信息化导航、常规化运行是成功的关键,常见的方法主要从财务、客户、内部运营、学习与成长四个角度出发,通过将公立医院的战略发展目标转化为具有可行性的目标值和衡量指标,并与其他绩效考核管理方法相结合,对建立并完善多项考核相结合的绩效考核机制,可以形成高效的激励约束机制。

2. 关键业绩指标法·此考核方法是通过管理指标量化,并对流程绩效进行衡量的考核方法,通过对公立医院战略目标实现的关键因素进行归纳和提取,对内部流程的关键参数进行计算和分析,遵循"二八原理"进一步将战略目标进行分解,成为绩效管理量化指标的重要工具和衡量标准。另外指标数据来源应具有易操作性、准确性,应确保被考核者具有较高的可理解性和接受度,并形成共识。同时在指标选取上应遵循少而精、具体化及可量化的原则。

3. 360度考核法·此考核方法属于全方位的绩效考核,具有维度多元化的特点,通常其考核的维度至少有四个,主要涵盖了领导、中层干部、职工、工勤人员及外包服务客户等多个层面,可对职工进行全方位的绩效评估。

在绩效考核方案设计中,首先设计基础为关键绩效指标法。各级评价指标的筛选主要根据有关的专业理论和实践经验,全面分析所有可能使用的评价指标,一级绩效考核指标主要有效划分为:工作量考核、岗位风险考核、成本核算绩效考核、效率指标考核和综合考核。

(1)工作量考核:结合临床科室的不同特点,通过关键绩效指标法的运用,对影响科室工作量绩效的二级关键性指标或者医院管理层注重的某些指标进行提取,不同科室的考核依据主要包括:门急诊人次、治疗人次;实际占用床日和出院患者数;手术量和手术等级,以及各自科室所规定的考核项目等。

(2)岗位风险考核:在业务科室工作人员对应岗位职责中,岗位风险考核绩效根据医疗风险系数×人均标准×科室实有人数进行计算。其中一般以上一年度医院医疗质量委员会确定的科室风险考核系数,作为医疗风险系数。

(3)成本核算绩效考核:针对不同科室,成本核算绩效考核计算方法有所不同。在临床科室的成本核算中,主要根据科室成本核算结果,科室绩效劳务根据绩效考核比进行计算。在医技科室成本核算中可以结合科室前两年实际成本率水平和年度目标任务指标,对科室成本率定额进行确定,如科室实际成本率低于定额成本率,并且超过5%时,可根据此实际成本节约额的10%对科室进行奖励。

(4)效率指标考核:影响科室效率绩效的二级关键性指标,可通过关键绩效指标法的运用进行选取,其中主要涵盖了出院患者平均住院费用、平均住院日、药占比、每门诊人次收费水平等层面,并结合质控部门进行数据关联考核。

(5)综合考核:平衡计分卡可运用于各职能部门对业务科室的绩效考核,通过四个维度指标的运用,对科室运营情况进行有效衡量。其中主要包括科室内部运营质量、财务、患者满意度、学习成长等管理指标,采用百分制考核制度,并对各职能科室进行综合分析,从而对不同的考核权重予以明确。通过对院科两级考核进行严格设定和执行,坚持实行按劳分配原则,以及采用医院核算到科室、科室分配到个人的相关分配制度。各科室实际操作中,应与医院绩效考核的具体内容相结合,根据对各级各类职工的分配比例进行明确,按医疗、贡献大小、技术、服务质量等进行职工绩效分配,从而使优绩优酬、多劳多得的分配原则得以充分体现。

(二)标准化工作量核算

标准化工作量核算管理包括:KPI指标的确定、绩效考核单元的关联、权限管理、权重测算、考评方法抽取、方案审核、方案查询、方案调整等工作,帮助用户完成绩效计划阶段的准备工作。方案应支持不同的考核方法:平衡计分卡考核、360度考核、KPI考核、目标管理等。

第五节·智能运营支撑与管理平台

■ 一、概述

随着建筑规模和后勤设备设施数量的增加,传统的后勤管理与服务呈现出现技术手段落后(人工记录、信息化程度低、缺乏安全预警)、管理模式单一(现场巡视、分散驻点值守)、维护效率低下(管理台账不清、标准化程度差、故障判断困难、维护不及时)等问题,设备安全隐患难以及时发现并处置,极易引发安全生产事故。一旦遇到突发事件,往往是被动应对,而非事前预警、主动预防。同时设备运行也存在着能效低下、能源浪费的现象。由于缺乏有效的设备管控技术、高效的服务保障模式、成熟的运维服务供应市场,现代医院的管理成为后勤改革的难点,在一定程度上影响了公立医院改革的推进。

在现阶段信息技术不断发展的过程中,通过后勤管理信息系统的建立,则能够在医院经济效益提升的基础上保障医院服务质量,对医院成本降低及持续发展都有重要意义。

为了更好地履行投资、管理和运营职责,推进医院后勤服务改革,引导医院转变传统后勤服务管理模式,提高建筑设备设施的标准化、专业化、集约化管理水平。基于互联网、物联网、大数据等信息技术的整合应用,建立"智能运营支撑与管理平台",可以有效提高医院后勤管理服务水平。

智能运营支撑与管理平台的建设主要包括:建筑信息模型(building information modeling,BIM)或者建筑信息管理(building information management,BIM)综合运维管理、统一融合通信系统、综合安防系统、数字多媒体系统、数字机电控制系统等内容的建设。可实现以下管理目标:① "摸家底":即建立医院建筑、设备、物资等基础数据库,包括图纸、照片、文字等电子档案,供管理人员查询和维护。② "管运行":即优化医院后勤业务服务流程,实现后勤服务流程的可控制、可追溯、可评价的闭环管理。③ "降能耗":即通过后勤设备设施运行的能效分析和智能管理,规范用能行为,优化用能结构,减少能源浪费。④ "保安全":即对后勤设备设施的运行状况进行实时动态监控、安全告警、故障诊断和自动报修,确保设备设施安全稳定运行。⑤ "提效率":即对医院后勤各类资源在同一平台上实现集约化管理,提高管理效益和效率。

随着信息化、智能化技术的不断发展,医院后勤智能运营支撑与管理平台将向两个维度加以拓展:首先,信息化涵盖范围仍将持续扩大,物联网、大数据、云存储、移动互联网等新技术的深入应用,将在后勤设施设备运行维护、基建工程、保障医院和患者安全、提高后勤服务质量等方面起到更为有效的作用;其次,医院后勤管理智能化水平将继续提升,如 BIM 技术在基础建设中的暴发性应用,将彻底打通前端基建工程与后端医院后勤运维之间的信息障碍,即后勤智能化面临的信息障碍将被打破,医院后勤服务将摆脱经验模式,可以更直观、更便捷、更智能的方式开展能耗管理与设施设备运行管理。

■ 二、综合运维管理

(一)系统概述

BIM 是以建筑工程项目的各项相关信息数据作为基础,建立起三维的建筑模型,通过数字信息仿真模拟/数字孪生建筑物所具有的真实信息。BIM 运维系统正是将 BIM 与建筑物真实信息实现真实信息实时交互,在建筑物联网的基础上实现虚拟与现实的实时关联,所看即所得,所得能所控。其运作模式正如我们的感觉和神经系统不断向大脑传送信息从而允许我们做出各种决定一样,楼宇管理系统内的处理器可以接受和处理来自项目上成千上万只传感器的数据,并向各种子系统发出适当的指令。同时,用户界面(user interface,UI)本身就是从设计之初到建造至运维流转来的 BIM,实现三维展示和交互,UI即 BIM,BIM 亦 UI。真正实现 BIM 到运维并实现 BIM 最主要的几大特性:信息完备性、信息关联性、信息一致性、可视化、协调性、模拟性、优化性等。BIM 运维系统架构见图 3-32。

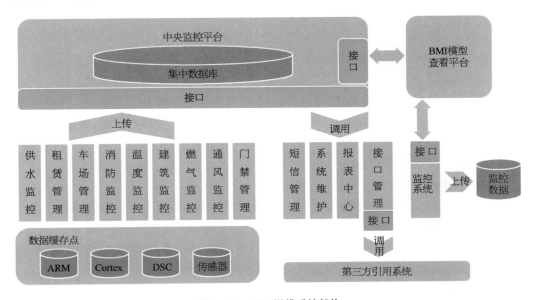

图 3-32 **BIM 运维系统架构**

(二) 系统架构

系统以现代电子技术、传感技术、网络技术及多媒体技术为基础,融合数据库技术图形用户界面、客户服务器架构、计算机辅助开发工具、可移植的开放系统等对运维资源进行有效集成,构成系统的物理层及人机交互应用层。系统可在 BIM 三维场景中进行可视化游历,虚拟场景中设备通过相应接口实时读取或操作对应的真实设备,再增设虚拟监控摄像头实时读取监控摄像头视频,实现信息实时、数据可视、监控便捷、管理直观的现代医院管理目标。后勤综合运维平台以系统化的管理思想,为结构安全检测、设备维护,后续设计、管理决策、空间管理提供了有效的技术支持和保障,为决策层及员工提供了一个辅助决策运行的 BIM 运维管理平台。

BIM 运维系统集成各类智能化系统传感器,各类传感器则可以确保管理系统始终了解如结构是否安全;结构检测信息的科学分析与可视化呈现,如什么时候抽水马桶需要维修、哪里正在释放腐蚀物质或人们聚集在哪里等信息,以及应该使用哪种安全机制或哪些房间需要通风等。利用传感器对内部设施状态进行监控测量并通过自控软件,系统地管理相互关联的设备,发挥设备整体的优势和潜力,提高设备利用率,在不影响设备工效的情况下,优化设备的运行状态和时间,从而可延长设备的使用寿命,降低能源消耗,有效减少维护工作人力资源。

■ 三、统一融合通信系统建设

(一)建设规划

1. 一个平台·多业务融合平台,通过多种业务系统的融合对接,构建上下联动、横向呼应、高效运行的现代指挥体系。单一集成平台实现了宽窄带、有线无线语音、有线无线视频、移动视频和电话会议视频的融合,实现了 GIS 平台及各类终端间专业系统的信息关联、业务联动。

2. 三个目标·实现看得见、呼得通、调得动的指挥调度系统。① 看得见:视频监控摄像头、移动专业终端、车载巡逻终端、无人机等在一屏显示。② 呼得通:固定话机、公网手机、卫星电话融合呼叫。③ 调得动:预案拉得动、周边执勤人员拉得动、联动单位拉得动、辅助决策资源拉得动。

(二)业务功能

1. 视频融合功能·可以实现点到点视频通话,终端之间进行视频通话业务,在通话进行的同时,通话双方均可以实时看到视频画面。

2. 语音融合功能·平台可融合固定电话、移动电话、VoIP 电话等多种语音业务,集成各类语音通信的能力并实现各类语音网络进行语音媒体的交互,同时通过语音融合枢纽,实现了对多种语音媒体的融合,跨语音网络建立了包含公网语音、集群语音、VoIP 语音的统一融合会议,可支持一体化的信息沟通及指挥,满足应急行业及时、高效、无障碍的沟通需求。

平台可支持一体化接报调度,支持高级别接报优先保障。一体化语音调度提供接报位置自动定位、多类型终端统一调度、多部门联动、跨部门协同功能。同时解决了指挥中心以往模式下只能看但无法正常参与到重大事件处置过程的问题。

平台可以提供公网 PoC 组呼、模拟集群组呼之间的混合编组联合调度。

3. GIS 融合调度功能·统一融合通信系统通过 GIS 融合,可以支持在电子地图上定位终端,并显示终端的状态信息、位置、方向等相关信息。电子地图可显示固定摄像机位置,并可通过电子地图对摄像机进行设置和观看监控画面。也可以在电子地图上选择终端触发点对点组呼、语音呼叫、视频点呼、视频回传、视频监控、群组多媒体,短信等相关功能。

(三)应用方向

融合通信平台的建设可以实现音频与视频的融合调度,可以支撑重大活动安保工作,以及重大事故的应急指挥。

■ 四、综合安防系统建设

（一）视频监控系统

视频监控系统作为整个安防系统的重点，对院内楼宇及建筑物的安全防范起着至关重要的作用。系统通过以太网络组网的形式，对主要出入口及通道、进出楼栋的主要出入口、大楼门厅、各楼层电梯厅、电梯轿厢、楼梯口、走廊、重点机房、停车库的主要车道等场景进行监视，监视图像实时传送到监控中心。监控中心对整个楼栋进行实时图像的监控和记录，使值班室中心人员充分了解楼内外的人员活动情况和动态。

1. 设计思路·前端设备均采用高清摄像头，从而实现高清视频采集，同时为满足前端多种应用场景的不同需求，可以兼容使用不同类型、不同功能的 IP。中心后端采用 NVR 存储模式对实时视频进行分布式存储，实现存储系统的高可靠、高性价比。

视频综合平台实现模块化、集成化的部署，结合高清显示大屏实现视频图像、电子地图的上墙显示、拼接控制等功能；同时视频综合平台还配置服务器板卡，为部署平台软件提供必要环境，实现软硬件一体化。视频信息管理应用平台，实现了对系统的统一管理；同时引入视频质量诊断技术，可保障系统稳定运行。

2. 设计目标·平台采用高清视频监控技术，实现视频图像信息的高清采集、高清编码、高清传输、高清存储、高清显示；系统基于网际互连协议（IP）网络传输技术，提供视频质量诊断等智能分析技术，实现全网调度、管理及智能化应用，为安防与医疗业务提供一套"高清化、网络化、智能化"的视频图像监控系统，满足用户在视频图像业务应用中日益迫切的需求。

（1）平台应实现业务管理的统一化：通过管理平台实现全网统一的视频资源管理，对前端摄像机、编码器、解码器、控制器等设备进行统一管理，实现远程参数配置与远程控制等；通过管理平台实现全网统一的用户和权限管理，满足系统多用户的监控、管理需求，真正做到"坐镇于中心，掌控千里之外"。

（2）平台应实现系统高清化与网络化：通过以建设全高清监控系统为目标，提供更清晰的图像和细节，让视频监控变得更有使用价值；同时以建设全 IP 监控系统为目标，让使用者可通过网络中的任何一台电脑来观看、录制和管理实时的视频信息，业务组网便利，结构简单，新增监控点或客户端都非常方便。

3. 拓扑结构·视频监控系统从逻辑上可分为前端部分、传输网络、监控中心三部分内容，视频存储、视频解码拼控和大屏显示等内容在监控中心部分进行设计（图 3-33）。

（1）前端部分：前端支持多种类型的摄像机接入，包括网络高清摄像机、数字高清摄像机、同轴高清摄像机等，系统设计采用网络摄像机，通过局域网实现视频图像的传输和存储。对于有音频采集需求的场景，可通过部署拾音器，经音频线接入网络摄像机或硬盘录像机，进行音频编码后接入网络进行传输、存储。

（2）传输网络部分：传输主要是对前端接入到核心交换机之间的网络进行设计，前端摄像机直接通过以太网线或通过光纤收发器进行光电转换后接入到接入交换机,再通过接入交换机将网络信号汇聚到中心的核心交换机,监控中心的接入交换机负责客户端和存储解码设备等的接入。

(3)监控中心部分:监控中心采用 NVR 将高清视频图像进行存储,解决数据落地问题;同时配置视频综合平台,完成视频的解码、拼接;监控中心部署 LCD/LED 大屏用来将视频进行上墙显示等。系统可将模拟摄像机、网络摄像机和数字摄像机都接入到视频综合平台,实现统一的管理平台、统一的切换控制系统和统一的显示系统,实现对整个系统的统一配置和管理。

(4)平台部分:应用管理平台部署在视频综合平台的服务器上,形成一体化的配置,应用管理平台可以对高清视频和用户进行统一管控,并且配置 PC 工作站进行预览、回放、下载等操作。

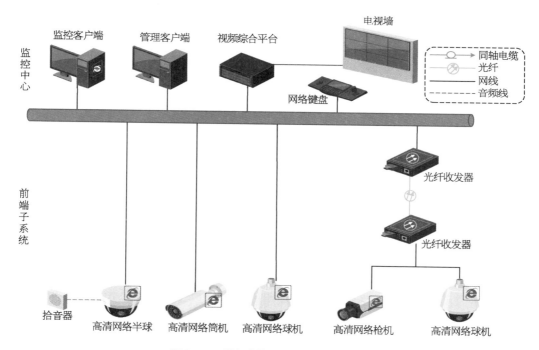

图 3 - 33　视频监控系统拓扑结构示意图

(二)防盗报警系统

为了确保人员人身安全、保障重要资料及财产安全、预防紧急事件的发生,部署综合报警系统是非常有必要的。在楼宇内,根据不同点位的重要程度、风险等级和现场条件部署信号探测器,在管理中心部署报警主机和管理平台,从而在第一时间收集报警信息,及时上报管理中心并进行相应联动,实现楼宇的安全保障。

1. 设计思路·综合报警系统的设计以满足楼宇实际需求为出发点,以报警主机为核心,用电子围栏系统作为大楼周界防范措施,形成第一道防线;用红外双鉴探测器、紧急报警按钮等设备作为室内重要房间防范的手段。报警主机通过交换机接入安保管理中心。

2. 拓扑结构 · 从结构(图3-34)上来讲,综合报警系统可以分为前端和监控中心两部分组成,其中前端包括各类探测传感器、报警主机;监控中心由客户端、服务器及报警管理服务模块等组成。

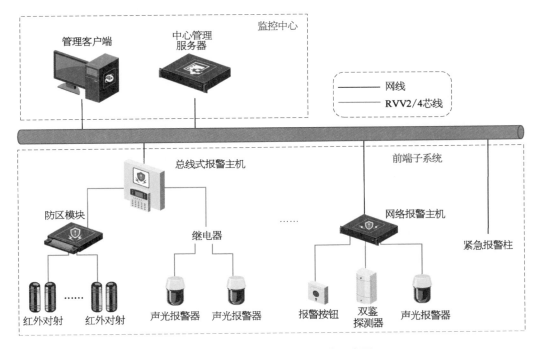

图3-34 防盗报警系统拓扑结构示意图

3. 前端设计 · 前端报警探测器的点位分布直接影响着整个楼宇的安全,不同于视频监控设备,报警产品在安防系统中起着前期防范的作用,目的就是为了防止意外情况的发生,以便在第一时间使相关的人员获知意外情况并采取相应的措施,从而达到安全防范的作用。

4. 传输设计 · 在报警系统中,报警信号的传输是整个系统非常重要的一环,这部分关系到整个报警系统的稳定性和报警信息上传的及时性,因此需要选择合理、高效、经济的传输方式。目前,提供的报警系统解决方案中,报警系统的拓扑可以采用总线型方式和以太网络型方式两种。

(1)总线型方式:该类布线方式适用于大楼周界报警部分,一般大楼的周界范围都比较大,围绕周界的报警探测器都比较分散。这时候就比较适合选择总线式报警主机,通过走总线的方式,将所有前端的探测器通过地址扩展模块接入到主机端,报警主机再通过网络上报接警中心。

（2）以太网络型方式：该类布线方式适用于楼层的报警部分，由于楼层分布不规则，且楼层与楼层之间的距离不一，但每栋楼层内的探测器分布却较为集中。因此，采用以太网络型报警小主机就非常合适。通过网络小主机的汇总，将独栋楼的探测器先做汇聚，然后以网络传输的方式，将每栋楼层的探测器信号全都传送至接警中心，从而达到统一控制的目的。

5. 接警中心设计 · 接警中心是整个综合报警系统的信息管理和控制中心，负责接收安防网内所有控制通信主机的各类状态报告和警情报告；对前端设备遥控编程；监测本系统和通信线路工作状况。接警中心的设备功能、组织形式、管理水平直接影响着整个网络，因此常把它比作整个联网报警的大脑和心脏。接警中心设备通常有：客户端、管理软件和其他打印、传真辅助设备组成。

前端报警发生后，安保管理平台按照视频复核系统的应用设置，视频会自动弹出，通过报警和视频系统的有机结合，通过视频来监控现场情况，接警人员就可以迅速准确地确定是否是真实警情，并第一时间对所发生的警情进行处理，从而减少处警资源。同时，还能为监控中心工作人员及用户提供可靠的视频物证，意义与作用显著。平时无报警联动时，中心平台也可主动预览、回放前端用户现场图像。

6. 系统功能

（1）接处警功能：接处警终端可以按每个单元组为一机双屏结构设计。其中一屏为接处警台及视频复核台，一屏为防区地图。接处警系统界面可集成接警、处警信息界面，通过提供直观、方便、快捷、友好的人机交互界面，既能显示当前报警信息资料、处警预案，又能显示最近数十条既往报警条目，并对报警受理状态加以明显标识为报警中、已处理、报警停止等，并有接警员根据标识进行相应处理。在接处警界面上，接警员应能方便地进行报警信息查询、统计、编辑、修改、打印等操作。

（2）布防和撤防：可由管理人员手动进行布撤防，也可通过定义时间窗自动对系统进行布撤防；可通过报警键盘进行布撤防，也可通过平台软件进行布撤防。在布防时，若有前端报警采集设备触发报警时，系统应立即报警并执行相关联动操作；在撤防时，即使触发了前端报警采集设备，系统也不会报警。

（3）布防后的延时：如果布防时，操作人员尚未退出探测区域，报警控制器能够自动延时一段时间，等操作人员离开后布防才生效，这是报警控制器的外出布防延时功能。

（4）防破坏功能：如果有人对线路和设备进行破坏，报警主机会发出报警。如遇线路短路或断路、非法撬开等任何一种情况发生，都会引起报警主机报警。

（5）报警联动功能：在布防状态时，一旦探测到报警信号，应立即通过联动触发器触发现场声光报警，并将报警信号发送给安保管理平台。平台在收到报警信号之后，按照预先的编程设置，启动对应的摄像机或驱动摄像机进行自动跟踪监控，同时在特定的报警监视器组上显示与报警有关的视频图像。另外，系统还应联动报警视频启动备份录像、大屏报警信息显示、电子地图定位报警点、监控中心语音播报报警信息、短信邮件发送等。

（6）集中管理功能：应对报警事件进行日志记录，包括时间、防区、操作人员等，并可按时间进行汇总、查询、分类、打印等。

(三)电子巡更系统

1. 系统概述·电子巡更系统是基于楼宇周界、道路、通道、室内监管场景等固定巡查作业需求,采用技术防范与人工防范相结合的安防系统,实现智能化巡检和可视化联动管理。电子巡更系统结合视频关联、报警联动、电子地图、报表等功能,可实现巡查工作的自动化运行,全方位调度和可视化管理。

系统主要针对保安巡逻人员的工作进行监督和管理,根据各建筑的整体布局情况设置在线巡更点,并通过设置合理的巡更回路,在巡更管理系统的主机上完成巡更运动状态的监督和记录,并能在发生意外情况时及时报警。

2. 系统组成·电子巡更系统一般设有综合管理平台,综合管理平台通过接入服务器、报警服务器以及管理服务器对在线巡查系统进行信息的获取、处理、转发、记录,从而实现了对在线巡查系统的功能性集成。系统可通过报警服务器对在线巡查系统设置报警联动预案,与巡查系统产生相应的联动措施,实现智能化管理。

巡更系统一般由三部分组成:巡查点、传输网络和中心管理软件。

3. 系统设计·电子巡更系统可以与门禁管理系统在线共用同一数据库、同一网络、同一张卡片,与门禁系统使用相同的控制器及读卡器设备,并在设计点位时充分考虑利用现有门禁读卡器做巡更用。

考虑到巡检效率和工作环境因素,采用的技术手段既要体现高效便利性又要兼顾有效针对性,因此,对应大楼不同的场景设计巡检方式和点位,并应根据系统复杂程度和设备重要性进行巡查内容的区分设计。① 在大楼侧门、停车处、消防通道等门禁管理处,可采用门禁考勤一体机,可以利用现有门禁和视频监控资源,将门禁读卡器作为巡查点。② 在走廊通道、楼梯间等,应设定检查视频是否故意遮挡、门是否关闭,在机房、配电间等消防重点监控区域检查设备安全性。安防管理者可以通过管理平台灵活配置巡查路线,定期安排巡查员按路线进行巡查,从而实现对巡查工作及时有效地进行监督和管理。③ 在内部停车场、办公区及其他重要场所,达到在线式闭环巡更目的。

4. 支持功能·需支持门禁一体机、IC读卡器、监控点(移动监测报警)等多种巡查点类型,并将巡查信息通过网络传送至后台。

(1)门禁一体机同时应具有人员考勤功能。当保安人员巡逻至该点时,完成读卡动作即表示已到该巡检点,并实时将所有巡查刷卡记录信息上传到管理中心。

(2)在控制中心应动态显示该次巡更所应经历的线路、时间、人员,并可以记录发生事件的时间和地点。如果未按时巡更及未按点进行巡查的情况,系统将进行记录,并在控制中心作出报警标志。

(3)应可支持多班次、多线路、多方向的交叉管理,记录清楚、准确无误。

(4)应可自动生成分类报表、并打印,支持对失盗、失职进行分析。应可对数据定期进行统计汇总,并作为评估巡更效果和考核保安人员工作表现的依据。

（5）在电脑关机状态下，各检测点读卡器应该仍然可正常工作，所有记录均应自动存储于控制器内，便于管理人员查询阅读。

（6）巡更员按规定的时间、线路巡视一次，并通过读卡器均有完整记录，视为完成一次工作。

（7）应可配置多种联动报警，联动方式包括：录像联动、云台联动、抓图联动、电视墙联动、输出联动、开门联动、短信联动、邮件联动及预案联动。

（8）中心管理平台应具有电子地图显示功能，能实时显示、记录、查询巡查情况及巡查员所到地区的情况。

5. 系统集成设计·电子巡更系统应可独立运行，可提供数据服务接口供外部系统进行数据查询，也可直接开放数据库相关数据表的查询权限，直接提供数据共享服务。

（四）一卡通系统

1. 门禁管理系统·是针对楼宇出入口、电梯、楼道、办公室、会议室、档案室、机要室、设备机房等重要部位的通行门，以及主要的通道口进行出入监视和控制的重要安全管理系统。一般采用 TCP/IP 网络化部署，在提高门禁系统信号的传输速度和传输质量的基础上，为门禁的安全管理提供安全性和稳定性保障。

2. 设计思路·主要由前端设备、传输网络与监控中心设备组成。前端设备由门禁读卡器、电控锁、开门按钮及门禁控制主机等组成。前端设备主要负责采集与判断人员身份信息与通道进出权限，结合电锁控制对授权人员放行，特殊场景需支持指纹、人脸等的因素生物认证识别功能。传输网络主要负责数据传输，包括门边设备与门禁控制主机之间，以及控制器与监控中心之间的数据通信。监控中心负责系统配置与信息管理，实时显示系统状态等，主要由管理服务器与管理平台组成。

3. 拓扑结构·门禁管理系统拓扑结构如图 3-35 所示。

4. 前端设计·楼宇门禁点设计主要考虑受控区域的进出权限控制，结合大楼的环境特点与实际应用需求，通过对进出通道设置门禁设备，限定不同人员的出入权限，并对人员进出信息进行记录查询等。

5. 支持功能

（1）门禁功能：人员一旦非法闯入，门磁报警信号会立刻上传到控制中心。门禁管理软件提供便捷的授权方式，具备无限个通道等级。

（2）系统管理功能：服务器和控制器实时通信，设定好程序后，控制器可脱离服务器进行工作，并实现门禁报警的所有功能。工作站通过授权的方式可以部分或者全部管理整个系统，所有操作记录均存储在服务器上。

（3）报警功能：控制器的输入点可以作为报警输入，接入控制器后，可以实现按时间区布防撤防、刷卡布防撤防、电子地图、报警联动等多种功能。① 无效卡报警：如在该刷卡地点的读卡器上未被系统授权；与系统使用相同品牌和种类但不属于本系统的卡。② 开门时间过长报警：有效卡刷卡开门后，门的开启时间超过设定值（设定值可修改）时

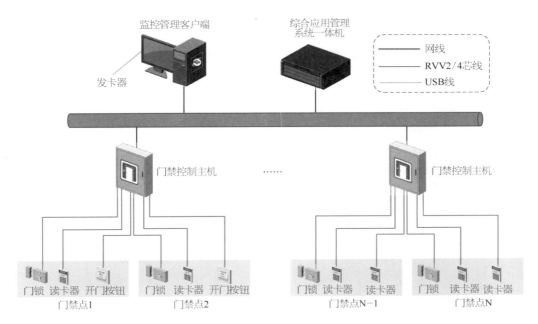

图 3 - 35 　门禁管理系统拓扑结构示意图

报警。③破坏报警：门被非正常强制打开时报警；读卡器被破坏时报警。以上所有报警信息在门禁服务器上实时记录，并有相应的图文弹窗预警机制；弹出处理窗口可指导安防人员如何处理报警，当安防人员处理完毕可以填写处理结果，以方便在历史事件中检索查询；同时，系统应可联动打印机自动打印报警信息。

（4）卡片授权定位：可在监控中心或管理主机统一授权、发卡，可由软件直接发卡，也可由发卡器发卡。除了对内部人员进行发卡、授权外，也应可对访客等临时人员制作临时卡，并对持有该卡的人员进行跟踪、定位、限制活动区域、设置出入路线等。门和继电器的集中控制支持手动控制、远程控制。

（5）逻辑开门功能：同一个门需要两人同时刷卡才能打开电控门锁。

（6）照片比对：当授权用户刷卡时，门禁服务器上应可显示该用户的照片，以便安保人员比对、核实。

（7）进出通道的权限：应对每个通道支持设置进出权限及有效的进出通道的时段。

（五）智能停车管理系统

1. 系统概述·在院内各区域的大门或露天停车场、地下停车库出入口部署车辆出入口控制系统，当有车辆驶入或驶出时，抓拍单元可以对车辆进行抓拍识别记录，并联动道闸放行，在无需用户任何操作的情况下，即可实现快速驶入驶出。系统应实现车辆黑白名单功能；当车位紧张状态下可设置白名单，对允许停放的车辆自动开闸放行。

车牌识别系统利用电动挡车器、出入口控制终端、车牌识别、线圈检测器等出入口设备做联动整合,对于每辆车停车时间亦可计算或限制,更加强防盗/防弊功能,使对通过出入口的车辆能更有效地辨识和管理。

2. 系统组成 • 车牌识别系统由前端子系统、传输子系统、中心子系统组成,实现对车辆的 24 小时全天候监控覆盖,系统记录所有通行车辆出入情况,自动抓拍、记录、传输、处理、计费,并支持车牌与车主信息管理等功能(图 3-36)。

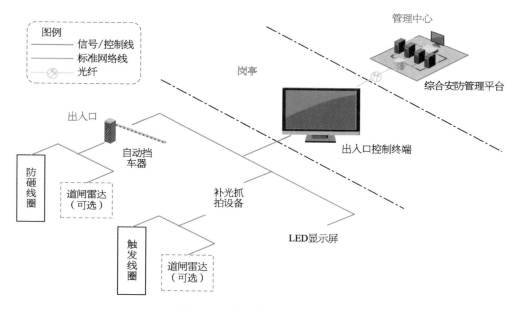

图 3-36 车辆出入口结构示意图

3. 前端子系统 • 负责完成前端数据的采集、分析、处理、存储与上传,负责车辆进出控制,主要包含电动挡车器模块、车牌识别模块等相关模块组件。主要包括以下设备。

(1)电动挡车器:手动按钮能作"开闸""常开""关闸"操作;支持软件控制"开闸""常开""关闸"操作;停电可以自动解锁、停电后可用摇把手动抬杆;配备车辆检测器,一般具有"车过自动落闸""防砸车"功能;系统应具备丰富的底层控制及状态返回指令,使电脑可对电动挡车器实现最完备的控制。

(2)车辆检测器:用于防砸线圈检测。

(3)雷达检测器:用于雷达防砸检测。

(4)车牌识别模块:含出入口补光抓拍单元,出入口补光抓拍单元是由防护罩、抓拍机及补光灯组成,包含 LED 高亮补光灯,采用高清晰逐行扫描图像传感器(CMOS),具有清晰度高、照度低、帧率高、色彩还原度好等特点。

(5)车辆检测器:采用线圈触发方式,由前端车辆检测器来检测进出通行车辆,可与防砸线圈车辆检测器共用。

（6）出入口控制终端：出入口控制终端负责进行前端数据采集、处理、上传后端平台，可实现实时视频、抓拍图片显示、进出抓拍图片关联、实时报警信息显示、系统日志显示、软件开/关闸、高峰期锁闸、设备连接状态显示、报警联动等功能。

（7）LED 显示屏：室外 LED 显示屏用于显示"中心发布信息"，实时显示"车牌号码""余位数"等信息。

（8）微信二维码：入口二维码用于处理无牌车或者车牌污损无法识别的情况，车主可以用微信扫描该二维码，用自己的微信号的账号来代替车牌作为本次停车的唯一识别码。通过该识别码可以实现自主出入场。同样，出口二维码也起到用于处理无牌车与污损车牌车辆的自助出场辅助。

4. 传输子系统·负责完成数据、图片、视频的传输与交换。其中前端主要由交换机、光纤收发器等组成；中心网络主要由接入层交换机以及核心交换机组成。

5. 中心子系统·平台完成数据信息的接入、比对、记录、分析与共享。由以下软件模块组成，包括：数据库服务器、数据处理服务器、Web 服务器。其中数据库服务器安装数据库软件保存系统各类数据信息；数据处理服务器安装应用处理模块负责数据的解析、存储、转发以及上下级通信等；Web 服务器安装 Web Server 负责向 B/S 用户提供访问服务。

6. 系统功能

（1）电动挡车器软件控制：客户端远程控制电动挡车器启闭，实现操作人员管理和特殊需要。支持过车图片和信息实时显示，视频实时预览，进出车辆自动匹配，图片预览按车道轮询等功能。控制主机包含语音提示系统、信息显示屏，车辆驶入、驶出可以根据客户需要提示语音、收费金额显示等。

（2）号牌自动识别：可自动对车辆牌照进行识别，包括车牌号码、车牌颜色的识别，能识别黑、白、蓝、黄、绿五种车牌颜色。

（3）车辆信息记录：车辆信息包括车辆通行信息和车辆图像信息两类。在车辆通过出入口时，必须能准确记录车辆通行信息，如时间、地点、方向等。在车辆通过出入口时，牌照识别系统能准确拍摄包含车辆前端、车牌的图像，并将图像和车辆通行信息传输给出入口控制终端，同时可选择在图像中叠加车辆通行信息（如时间、地点等）。应提供车头图像（可包含车辆全貌）。抓拍摄像机需具备智能成像和控制补光功能，能够在各种复杂环境（如雨雾、强逆光、弱光照、强光照等）和夜间拍摄出清晰的图片。

（4）车辆管控：① 固定车辆：车牌识别或远距离卡识别比对正确后，即可进场放行，无需任何操作。对于管控要求较高的场景，可以采用车卡一致识别方式，即两种认证方式同时通过时，才能进场。② 布控车辆：嫌疑车辆则系统自动在前端和中心产生报警，同时人工参与处理。

（5）车位预约：在停车场情况允许的情况下，车主可以通过相关停车场的 APP 或微信公众号等进行本日的车位预约。此功能能够解决车主到达停车场时却无车位的问题。管理端可查询通行信息、报警信息、场内车辆、操作日志、设备状态、收费金额等信息并输出完整的数据报表。当系统识别出来的车辆车牌不符合条件时，或者车牌在黑名单库时，管理中心应自动报警，提示工作人员进行核查，同时可根据实际需求选择不同的报警联动方式，如预览通道切换、报警输出、声光报警、软件提示、LED 显示等。

（6）特殊车辆确认：停车管理系统在长期工作过程中可能有异常情况发生，例如通行过程中车牌会识别失效。为了避免因这些异常情况造成不必要的损失，或导致流程无法执行，对这些异常情况必须采取特殊处理，使整个系统工作流程在正常状态。特殊车辆确认功能就是采用人工干预的方法解决上述异常问题，提高系统可靠性。

（7）数据上传功能：过车数据自动上传中心，由中心集中存储和管理，需支持前端数据缓存及断点续传。

（8）报表功能：需支持类别车辆数据统计报表、特殊车辆收费情况、内部车辆收费信息、异常信息等报表功能。

（9）权限设置和用户管理：为了实现系统的安全管理，需要对用户权限进行管理，主要应具备如下功能：支持系统操作员、系统管理员两种人员类别操作权限，系统管理员可以添加、删除和修改系统操作员，并且可以分配用户权限。权限包含系统配置、卡片管理、车辆信息管理、布控/撤控、查询、统计等。系统配置包括：用户管理、出入口管理、车位管理、系统设置。支持车位利用率、车流量的统计分析，支持列表和图形显示等。

（10）设备运维：支持安装信息、设备维护信息的管理。

（11）状态监测：设备运行状态监测，提示设备运行异常信息，系统可以支持自动校时或统一授时。

（六）统一授时系统

1. 系统组成·统一授时系统的构成框图一般如图 3-37 所示。在弱电机房内设置北斗/GPS 标准时间接收单元［如果距离楼顶超过 30 m，需要将其安装在楼层顶层的房间里或改用其他长度（50～100 m）的天线馈线］、中心母钟、网络接口箱、NTP 服务器和维护管理终端；楼顶安装 GPS 天线，在天线馈线上加装防雷保护器；中心母钟接收来自北斗/GPS 的标准时间信号，通过交换机（或接口单元）传输给子钟，并由交换机（或 NTP 服务器或其他接口单元）提供给其他用户，实现整个系统时间同步。同时，通过监控计算机实现全系统的状态监控，并可提供给上层监控系统。子钟具有定期自检功能，能定时自动检测整个系统的工作状况，并将检测结果上报母钟。

2. 支持功能·时钟系统的功能：显示统一的标准时间信息并向其他需要统一时间的设备和计算机提供标准时间信息。

（1）时间源：可接收上层时间信号，并能对所接收到时间码进行判断处理。可接收标准 GPS/北斗锁定，并能够消除卫星失步和抖动造成的时间误差。应支持 GPS、北斗或上层网时间信号之间的并行无扰、多重冗余工作方式。扩展性应良好，其类型和数量可根据工程需求自由配置。

（2）中心母钟：母钟对接收到的多重时间源，产生精确时间信号，经由母钟平台输出

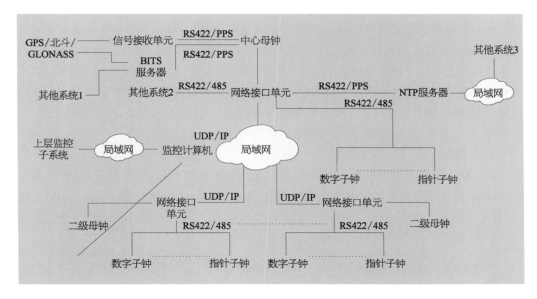

图 3-37   时钟系统架构示意图

多路、多种类型的时间信号及脉冲信号供子钟及其他系统使用;通过传输接口及通道向子钟传送同步时间数据,统一校准子钟,并通过相应接口,能够给楼宇各相关系统提供时间同步及脉冲信号;母钟应带有内部高稳晶振或铷原子钟基准,具有高精度守时功能;守时源的扩展性良好,可根据工程需求即时自由配置两者的类型和数量;需具备测定子钟精度的功能;具备锁相稳频功能,可用每秒脉冲(PPS)信号进行驯服;系统需支持热插拔操作,便于维修;接口扩展性良好,可即时自由配置;输出接口具有数据传输状态指示功能;需支持级联工作模式,可利用 RS422 接口和以太网等方式组网;二级母钟系统通过数据传输通道接收一级母钟系统发出的标准时间信号,使二级母钟与中心母钟随时保持同步。

(3)子钟:可接收标准 NTP 等时间码输入锁定;子钟应具有可监控功能,可反馈自身状态信息给母钟;可对输入的标准时间信号进行判断处理,接收误码时可以消除,并进行传输延迟补偿,以保证走时精度;子钟应具有独立晶振,脱离母钟能够保持时间精度,正常运行;应具有断电记忆功能,自身能反映与母钟通信的同失步指示;子钟的地址码可任意设置;子钟应具有高性能复位电路,抗死机;指针式子钟可采用低功耗背光照明,可根据环境自由设置亮度等级;数显式子钟均采用全静态显示、无闪烁,显示清晰醒目,色泽均匀,视觉柔和,显示字符边缘清晰,字体饱满;子钟应采用高精度、超低功耗器件,符合绿色环保的要求;子钟应可按照外观的统一规范、安装现场装修风格的要求及用户实际需求,定制子钟外形外观。

(4)监控终端:监控终端与母钟系统的接口形式可采用 RS232/以太网,通过该接口接收母钟发来的系统设备运行状态信息;监控终端可对母钟系统发出操作指令,实施对全系统的控制管理；监控终端可设置 1 路运行状态信息及告警信息的输出接口，接口类型为标准的 IEEE802.3 以太网接口，与通信集中告警系统连接，并按照通信集中告警系统提供的协议，完成数据集中告警采集；监控终端可实现对时钟设备进行实时点对点监控，包括设备运行状态以及子钟的地址名称、校时间隔等，发现故障应可自动发出声光报警；监控终端应可显示故障部件的位置、内容、时间，并可打印历史故障记录，方便系统维护人员维护和修理；时钟网管软件应为全中文简体版本，具有图形化的人机界面，包含实时监控、配置管理、安全管理、故障管理、存储打印等功能。

（七）监控中心

应设立全院级的监控中心，该中心汇集院区内外的视频监控、报警设备、门禁控制等系统资源，将视频等数据通过网络化进行传输、存储、共享，并根据授权进行远程调阅、查询，由开放的接口实现互联、互通、互控及其他多种应用。监控中心由解码控制系统、图像显示系统、监控工位及必备的中心网络设备等组成（图 3 - 38）。

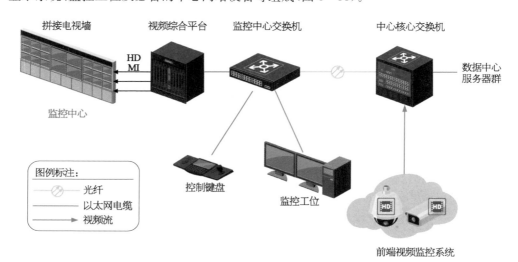

图 3 - 38　监控中心架构示意图

1. 解码上墙·应支持实时视频解码上墙，用户可以用鼠标直接拖拽树形部署资源上的监控点到解码窗口中，立刻进行该监控点实时视频的解码上墙处理；应支持历史录像回放视频解码上墙，可查询前端设备或中心存储录像，并将播放的录像视频直接拖拽到解码窗口中，立刻进行该监控点当前回放视频的解码上墙功能；应支持动态解码上墙云台控制功能，在监控点实时视频进行解码上墙时，通过点击云台控制操作盘，进行远程控制操作；应支持多画面分割，能够支持 1、4、9、16、32 等多种画面分割模式。

2. 大屏显示子系统·大屏幕显示子系统建设的总体目标是：充分考虑先进性、可靠性、经济性、可扩展性和可维护性等原则，通过采用先进成熟的技术、设计优良的系统布局、合理的应用设备、友好简便的操作界面、有序实用的应用功能、良好升级扩展的系统架构,来构建监控中心的液晶大屏拼接系统,以达到满足大屏幕图像和数据显示的需求。

大屏显示子系统结构:大屏显示子系统不仅包含用来视频图像显示的大屏显示部分,还包括解码控制等产品,一般采用46寸以上的超窄边液晶单元拼接组成。整个大屏系统可以分为以下几个部分:

(1)前端信号接入部分:大屏显示子系统支持各类型信号的接入,如模拟摄像机、高清数字摄像机网络摄像机等信号,除接入远端摄像机之外还能接入本地的VGA信号、DVD信号及有线电视信号等,满足用户所有信号类型的接入。

(2)解码、控制部分:前端摄像机信号接入安防集成管理平台之后,可由安防集成管理平台对各种信号进行解码或控制,并输出到大屏显示屏幕上,并可通过在控制主机上安装的拼接控制软件实现对整个大屏显示系统的控制与操作,实现上墙显示信号的选择与控制。

(3)上墙显示部分:上墙显示部分是由LCD/LED组合而成的显示墙,对安防集成管理平台传输的视频信号进行上墙显示,大屏显示系统支持VGA信号、DVI信号、HDMI信号等多种信号的接入显示,通过控制软件对已选择需要上墙显示的信号进行显示。

3. 主要功能效果展示

(1)单屏显示:组合大屏的每个单元单独显示一路视频画面,每个单元的视频信号可以任意切换(显示效果见图3-39)。

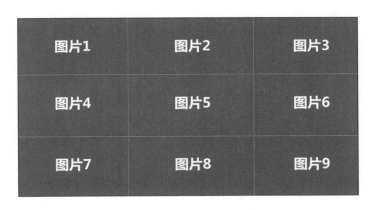

图3-39　单屏显示示意图

(2)整屏显示:整个大屏显示一路完整的视频图像,显示的图像可以是复合视频(PAL或NTSC)、VGA、S-Video、Ypbpr/YCbCr、DVI(显示效果见图3-40)。

(3)任意分割组合显示:以一个屏为单元可任意1、4、9、16路画面分割显示;也可以任意几个大屏组合显示一路画面(显示效果见图3-41)。

(4)图像叠加漫游:可以将任意一个或者多个信号叠加到其他信号之上显示,并且可以随意移动,进行漫游(显示效果见图3-42)。

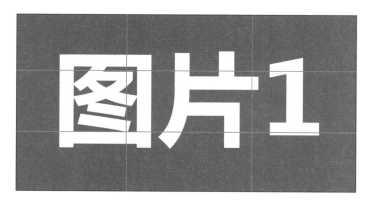

图 3 - 40　拼接显示示意图

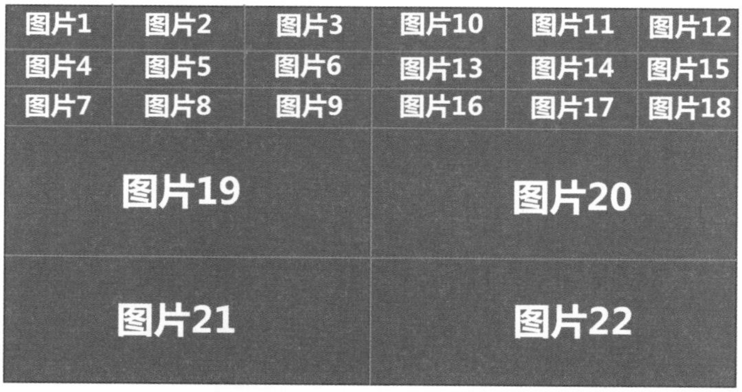

图片1	图片2	图片3	图片10	图片11	图片12
图片4	图片5	图片6	图片13	图片14	图片15
图片7	图片8	图片9	图片16	图片17	图片18
图片19			图片20		
图片21			图片22		

图 3 - 41　分割显示示意图

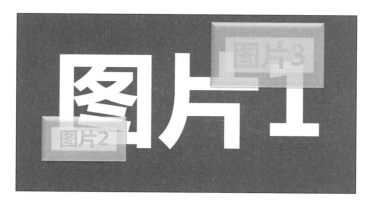

图 3 - 42　叠加显示示意图

（5）图像半透明混合处理：可将任意一个信号叠加到其他信号（地图）之上，图像透明度可调，既可以看到实图像又不覆盖其他信号（显示效果见图3-43）。

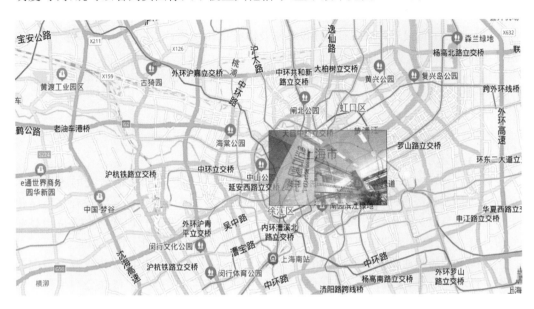

图3-43　半透明显示示意图

（6）图像拉伸：可将一个信号在整个屏幕墙上随意缩放（显示效果见图3-44）。

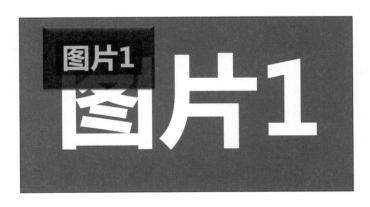

图3-44　图像拉伸显示示意图

4. 监控中心配套设备

（1）音视频多媒体接入：多媒体音响系统是监控中心的重要组成部分，可实现远程语音对讲和指挥调度。系统主要由无线话筒、有线话筒、功放、音响、调音台、均衡器等组成，并接入视频会议系统。

（2）报警提示设计：可以在监控大厅设计声光报警设备，当发生指定类型的报警信息时,进行警灯闪烁提示,同时可以结合大厅音响系统,进行声音的告警提示,结合大屏、摄像机等设备,可以让用户快速有效地掌握报警现场图像情况,为快速有效的处置提供信息支撑。

(3)监控工位设计:根据实际建设需求及医疗机构规模,可在监控中心设置4~6个监控工位,通过图像实时监控和电子地图信息同时显示的模式实现院内的安保运行管理。一般每个监控工位配置一台主机和两台显示器,并结合中心监控显示大屏,实现前端设备的操控管理、图像调用、平台操作等功能。

■ 五、数字多媒体系统建设

(一)手术示教系统

1. 系统概述·系统一般采用便携式终端架构,适用于新建和改造医院的各类手术室、医学院实训室,既可以多点联网运行,也支持单机应用,无论是常规手术室还是数字化手术室均能与之实现无缝集成,通过专门为手术示教应用开发的管理软件来支持示教业务的开展,系统应具备即插即用、一键启动、全自动示教和导播切换示教等功能。

与传统录播和通用编码器架构相比,前端核心设备单机可支持10路以上高标清混合编码,可以接入任何接口规格和信号格式的医用影像设备,支持医用特殊分辨率、4K及3D信号的接入。

通过使用广播级的纯硬件编码与视频会议流媒体服务器(MCU)技术相结合,可在同一个平台上实现统一编码的音视频同步传输,无需额外的语音终端即可实现双向示教,在增强了音视频的同步效果的同时,提高了系统的稳定性和性价比。

系统应具备强大的媒资管理功能,需支持录制存储和点播发布,在示教直播的同时,通过手动或自动的方式对指定内容进行存储、编目和发布,同时支持后台管理和后期编辑功能,并可以根据需要从媒体库中下载后进行精编,建立精品课件和在线学习资料库。

示教室接收系统同样采用音视频统一编码平台,接收终端应支持多屏解码输出,可以根据示教室的大小和示教类型,规划设计为具有交互通话功能的双向示教室和只具备接收功能的单向示教室,在其他区域则可以采用通过加密授权的客户端软件,在普通电脑或手持终端上进行收看。

2. 系统组成·示教主机、移动示教转播车、示教分机、全景摄像机、术野摄像机、MCU、手术示教管理软件、单向接收软件。

3. 支持功能

(1)手术室监控功能:在院内手术室满足采用网络摄像机作为全景摄像机的条件下,通过采用手术示教软件兼容的ONVIF协议设备接入应用的方式,来组建独立的手术远程监控系统,既能方便地接入手术室所有遵循该协议的摄像机和硬盘录像机,同时通过管理平台可以随时进行现场监控管理,体现了高性价比和高可用性的原则。

(2)远程会诊系统应用:若医院属于某个远程会诊服务平台的会员,需要由服务方提供远程会诊和手术指导服务时,或者需要向请求方提供远程医学指导服务时,只需将 MVBS－T5 示教分机的解码输出与远程会诊终端的音视频输入端进行连接,远端的影像可通过 MVBS－T5 示教分机传输至手术室显示器,从而实现双向远程会诊和手术指导功能。

（3）院内视频会议应用：由于手术示教系统一般采用视频会议 MCU 技术架构（图 3－45）,因此也能用于医院召开全院大会,各科室或值班人员无需集中于会场也可以参与会议,示教点之间还可以实现多方和分组会议讨论功能。

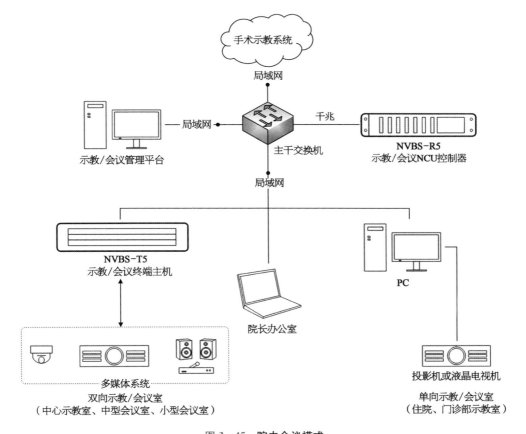

图 3－45　院内会议模式

（二）紧急广播及背景音乐系统

1. 系统概述·数字广播系统,利用网络通信 TCP/IP 协议的优点,采用基于现有的 LAN/WAN 网络来建设,安装时无需单独布线。基于 IP 网络的节目传送方式,解决了传统广播系统存在的线路功率损耗、节目单一、控制方式落后、广播信号传播单向性等弱点。作为 IP 网络广播系统,通过基于网络的通信,单独设置系统服务器和通信终端,通信终端通过网络与系统服务器连接,采用基于网络传输的数字 TCP/IP 通信协议,达到将音频信号以数据包形式在局域网和广域网上进行传送，再结合人性化的操作硬件，可组成一套纯数字传输的远程应急呼叫对讲系统。作为新一代具有纯数字音频、双向对讲、免提对讲、紧急呼叫、远程呼叫、音乐广播、应急广播等先进使用功能的数字 IP 网络双向对讲通信系统，有效解决了传输区域大、传输难、音频信号损耗高等问题，且能保证系统传输质量更好，系统更稳定；系统一般采用多级服务器管理架构，可满足工程中多点控制、多级控制、终端数量多等使用需求，这种架构方式系统结构清晰，通过将终端接入计算机网络即可构成功能强大的数字化通信系统。系统一般采用嵌入式的数字服务运行体系，通过采用基于 Windows 的数据库运行数据，保证系统稳定、可靠运行；系统在实现每个点接入时无需单独布线，轻松实现计算机网络、数字视频监控、电话通信的多网合一。

2. 功能设计·根据公共广播系统的使用需求，并结合相关设计标准，如《火灾自动报警系统施工及验收规范》等。规划设计时以实用性、先进性、可靠性、开放性、兼容性、标准化为原则，需实现以下功能。

（1）背景音乐：应支持管理人员通过在服务器编程，定时定点定曲播放，可设置不同的分区播放不同的背景音乐、打铃。

（2）业务广播：利用广播远程寻呼站，可进行广播通知、信息播报、寻人等。

（3）信息传播：支持管理人员利用背景音乐广播，宣传院内防控常识、安全生产常识、医院文化等。

（4）播放监听：支持在广播控制中心可以监听到任意点实现单点选择监听功能，如监听其播放内容和音量大小，以判断终端和功放是否正常。

（5）紧急广播：支持紧急事故情况发生时，能及时播放紧急广播信息，公共广播系统的其他功能（背景音乐、一般广播等）将被暂停，快速起到紧急疏散人群，引导人员疏散方向的作用。

（6）消防联动：支持广播系统通过消防智能接口与消防系统对接，当遇到火灾等意外时，消防智能接口接收到消防系统的报警触发信号，立即切换背景音乐，优先播放消防广播。

3. 配置说明

（1）广播中心机房：主要由服务器、音源设备、话筒、消防联动设备、电话寻呼设备及周边设备组成：① 服务器，服务器是整个广播系统的核心部分，用于所有网络数据交换和处理；支持广播系统数据和音频的传输，支持系统定时播放、终端点播、临时插播、消防紧急广播等系统服务器功能。② 话筒设备主要由 IP 网络寻呼站、寻呼话筒组成，桌面式 IP 网络寻呼站可以进行对各个区域进行对讲和广播，广播方式可以采用单个区域或多个区域的广播。③ 音源设备主要有 CD 播放器、收音机组成，作为系统辅助音源，CD 播放器、收音机通过软件的采播，可以播放到每个分区或者全区。④ 周边其他设备主要由监听音箱、节目定时器、机柜等组成，配置节目定时器，用于定时控制设备电源打开和关闭，可以定时给音乐设备供电，可用定时采集节目到指定区域播放，给其他设备定时上电和断电。⑤ 消防联动设备主要由消防智能接口组成,消防智能接口联动消防系统,紧急情况下,停止背景音乐播放,启动紧急广播。

(2)前端区域:① 在前端区域设置带功放数字 IP 终端,不同的分区用不同的数字 IP 终端,驱动不同分区的扬声器。② 在前端区域设置不带功放数字 IP 终端,不同的分区用不同的数字 IP 终端,接纯后级功放,功放带不同分区的扬声器。

(3)扬声器选型:作为广播系统的主体之一,扬声器在广播系统中占了很大的部分,对扬声器的选择就显得十分重要。扬声器的选型与点位原则上应视环境选用不同规格的广播扬声器。在设计扬声器时应结合使用环境,参考《公共广播系统工程技术规范》,围绕扬声器系统音质、清晰度、声压级、声场不均匀度等相关指标参数来满足具体业务要求;根据公共广播声压设计标准,一般要求背景音乐≥80 dB,业务广播系统≥83 dB,紧急广播系统≥86 dB。

(4)传输线路:广播线路一般采用二线制,室内广播线采用护套喇叭线,线路采用穿管天花暗藏敷设。

(三)信息发布系统

多媒体电子显示是一种全新的媒体概念,指的是在医院、银行、大型商场、超市、酒店大堂、饭店、影院、街道、广场、地铁、火车、公交车站、学校及其他公共场所,通过终端显示设备,发布商业、财经和娱乐信息的多媒体专业视听系统。其旨在特定的物理场所、特定的时间段对特定的人群进行多媒体信息播放的特性,既融合了多媒体视频信息的多样性和生动性,又实现了信息发布的远程集中管理和内容随时更新,使受众在第一时间接收到最新鲜的各类资讯。它将成为信息化建设的重要载体,在提供及时、全面、优质、高效的信息服务及全新的文化氛围的同时,还能够极大地提升环境的整体形象,也是现代医院建设的必然趋势。

多媒体信息发布系统是构架在网络环境的新一代多媒体信息发布系统,采用 TCP/IP 传输协议,由中心控制系统和显示终端结合工作。系统软件构建了一个通过集中管理方式,实现实时多路播出,且具有统一调度与灵活分组分区的多媒体信息发布平台。管理人员通过用户账号校验登录到控制服务端进行节目内容的采集、编排、发布和管理等功能操作,节目通过网络传输到各显控终端进行本地存储及信息实时播放。

■ 六、数字机电控制系统建设

(一)智能楼宇管理系统

1. 系统概述·现代的楼宇建筑,都拥有一大批种类繁多、功能各异的机电设备和系统,对其进行监控和管理的功能和要求也各不相同。医院通过采用各种智能的弱电系统,在为各楼宇提供机电设备、办公和通信的智能化管理功能的同时,又创造了舒适、和谐、节能的医疗工作环境。为此需配置建筑自动化管理系统(IBMS)收集整个大厦的楼宇设备自控系统(BA)、火灾自动报警系统(FA)、闭路监控系统(CCTV)等系统的信息,并对它们进行统一的监测和管理,实现 3D 楼宇信息展示以及必要的联动控制。

智能建筑管理系统是一个在技术上、品质管理上、施工管理上都有很高要求的项目,它要根据楼宇的性质、用途特点,采用先进、成熟的软件技术和系统集成技术,将各类弱电子系统形成一个统一的、相互关联的、相互协调联动的综合管理系统,实现楼宇综合信息的高度共享。其目的是对楼宇各子系统进行集中的监视、控制与管理,有效地提升楼宇的管理水平,方便用户对大楼的综合管理。

IBMS 系统采用了先进的层次软件设计结构,是利用分布式软件和面向对象技术开发成功的一套成熟、稳定可靠的系统。该系统在设计理念、系统运行环境等方面进行了全面优化,使其成为市场中具有较高性能价格比的专门针对智能楼宇集成管理的软件产品。具有如下明显的优势和特点:

(1)系统采用三层软件体系结构,分别称之为通信网关层(驱动服务层)、核心处理层和界面显示层。其中核心层是整个系统的核心,负责完成对所有子系统数据的逻辑分析和处理,是系统的心脏。

(2)核心层通过采用业界最成熟、可靠的大型数据库作为中央数据库,为用户在使用 IBMS 时,在系统可靠性、稳定性和安全性方面带来极大的保证。系统通过 Windows 图形化界面使界面显示方式具有独到的优势。

通过运用标准化、模块化及系列化的开放性设计,构建起以中央监控管理级、部门(子系统)监控(分层)管理级和现场信息采集与控制级的三层组成结构,通过系统一体化的公共高速通信网络,使整批楼宇形成楼宇集中监视、控制和管理的统一的计算机操作系统平台。由于楼宇设备各类信息资源汇集到一个系统集成平台上,因此通过对资源的收集、分析、传递和处理,可实现对整个大厦进行最优化的控制和决策,从而达到高效、经济、节能、协调运行状态。

2. 系统设计·主要监控内容一般包括:① 冷热源系统(冷水机组、循环水泵)。② 空调新风系统(空调/新风机组的运行状况)。③ 送排风机系统(送/排风机的运行状况)。④ 给排水系统(集水井/生活水箱/生活水泵/潜污泵)。⑤ 照明控制系统(楼层公共区域、会议室内部照明回路)。⑥ 电梯系统(电梯的运行状态)。

3. 系统功能·利用楼宇建筑结构楼层平面图、系统设备运行状态图实时动态显示相关信息,可比较直观地对楼宇各子系统的设备状态、数值、变化、故障和报警进行集中监视,且对相应可控设备进行集中控制。

管理人员通过运行 IBMS,系统性概要显示各子系统的运行状态,包括楼宇自控系统、消防报警系统、视频监控系统、入侵报警系统、门禁系统、停车库管理系统、电力自动化系统、电梯系统、冷热源系统、泛光照明系统、屋顶溶液式新风机组等,必要时可按需进入各子系统主画面,再通过各子系统主画面对各子系统的设备进行操作或更进一步进入各子系统的各个楼层的画面。在每幅楼层平面图中,都图示化标有该楼层的弱电设备的所在位置,以及楼层的房间实际分割情况。当操作者利用鼠标点击某一设备后,画面会自动弹出该设备的详细运行状态图,以便管理人员查看和控制该设备。

(二)智能照明控制系统

1. 系统概述 · 在现代生活中通过对照明设备进行各种形式的控制,可以节省大量能源,同时还可以节省人力,降低管理成本。由于照明设备无处不在,对于不同的照明用途,控制方式完全不同。例如病房及办公室应按日间、夜间等作息时间表和照度来控制照明;外围照明灯应按平时、节假日、上半夜、下半夜等来控制照明。

2. 系统功能 · 总的控制方式包括:就近控制、远程控制、定时控制、照度控制、动态感应控制(有人无人)、联动控制(与其他设备联动)、组合控制、区域控制等。

(1)中央控制(远程控制):在主控中心对所有照明回路进行监控,通过电脑操作界面控制灯的开关就近控制;所有照明设备都应在现场有控制开关,可以直接控制,确保系统万一失灵时可以人工控制。

(2)定时控制:在中央控制室,通过电脑人机界面可以方便设定各照明设备的开关时间,实现定时控制。

(3)照度控制:利用日光补充照明的控制,当日光充足时,能自动关掉一部分或全部照明以节省能源、保护眼睛。

(4)动态感应控制:根据对人体动作感应自动控制,当有人来时自动将灯打开,当没有人时会延迟几分钟将灯关闭。

(5)联动控制:与投影机、电动窗帘、中央空调等设备进行联动的控制。

(6)组合控制:根据节假日等要求对彩灯进行组合控制,以达到各种不同的效果。

(7)区域控制:对大会议室、大教室、检查室等有时需要的区域控制。

第四章

互联网医院与智慧云医院建设

第一节·概　　述

■ 一、基本概念

（一）互联网医院

互联网医院是指通过互联网技术结合移动互联网，实现资源重整、流程梳理、医患互动的目的。将居民、患者、家庭（专科）医生、检验和检查机构、药店、健康卡（健康档案）等医疗健康服务要素互联重组，盘活现有医疗服务资源，支撑专科医生、家庭医生、分级诊疗、优质医疗资源纵向流动等医改措施的落地，开展新型医疗健康服务的实体运营机构。

（二）智慧云医院

智慧云医院是基于"互联网＋人工智能"，利用大数据、云计算、物联网、移动互联网及传感器技术来实现网上诊疗、健康管理及主动干预等功能的远程医疗服务与协作平台。其核心主体依托于医联体（横向或纵向医联体、虚拟医联体）及医疗合作联盟，终端采用互联网医院的业务形式展开。同时，通过医疗专网＋互联网的结合，引入"互联网"手段，优化和改造传统的就医流程，对就医需求形成智能化的应答，并提供辅助诊疗手段体系。

■ 二、互联网医院

（一）互联网医院架构

互联网医院利用云服务平台和互联网技术，对接现有公立医疗卫生机构、医生及市民，通过创新医疗健康服务模式，盘活传统医疗资源，为市民提供安全、高效、快捷、优质的医疗健康服务。互联网医院总体架构见图 4-1，整体组成环境，包括：

1. 网络医院服务平台·网络医院服务平台是支撑网络医院面向居民提供健康诊疗服务包，面向医院提供医疗协同服务，面向卫生行政部门提供监管服务的支撑平台。

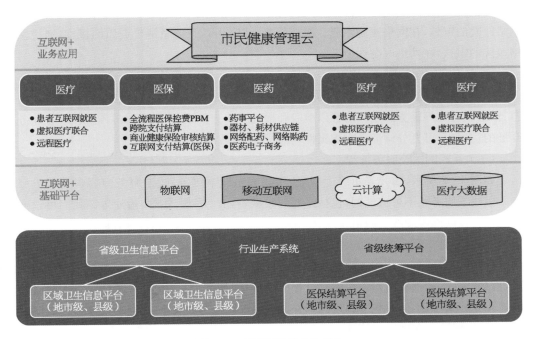

图 4-1 互联网医院总体架构

(1) 居民通过访问网络医院服务平台,基于互联网就可以享受:就医前的导医、咨询、预约服务;就医中的网络预约检验/检查、网络处方/配药、院内导诊和一站式付费等服务;就医后的治疗跟踪服务、随访服务、康复服务、护理服务。

(2) 医生基于网络医院服务平台,可以依托居民一体化的健康档案信息,为居民提供个体化的全程医疗和健康服务。

(3) 卫生行政部门接入网络医院服务平台,可以实现 3 个管理提升:医疗健康服务从被动提供提升到主动发起,医疗健康业务从事后监管提升到全程监管,医疗健康效果从政府唯一评价提升到居民和政府共同评价。

2. 服务团队和服务机构来源

(1) 线上服务团队:以健康顾问为主,可以由三类人员来担任。首先,网络医院招聘全职有行医资格的人员承担;其次,网络医院通过与社区卫生中心及全科医生签约,逐步由全科医生来兼职承担;对于专病,由三级医院医生担任。

(2) 线下服务团队:以全科医生、专科医生为主。其中,全科医生主要来源是基层社区卫生服务中心的全科医生,通过网络医院的审核,在网络医院注册。专科医生来源主要是有执医资格的二三级医院医生,通过网络医院的审核,在网络医院注册。

(3) 线下服务机构:涉及实体医院、检验/检查机构、医院药房、药店等。实体医院为网络医院提供医生、检验检查、药房等医疗资源的医院和社区卫生服务中心,通过网络医院的审核,在网络医院注册。检验/检查机构为有检验/检查能力和资质的医疗机构,通过网络医院的审核,在网络医院注册。医院药房、药店为具有药品销售资质的机构,通过网络医院的审核,在网络医院注册。

(二)互联网医院服务流程内容

线上与线下相结合,线下提供的是临床服务内容;线上提供医疗服务,如分级诊疗内容、预约和咨询等服务。业务内容以检验和检查互认为基础,可实现跨机构合作。在业务开展的过程中,可充分调动各方积极性,有效推动医改政策的实施。

(三)互联网医院服务流程

如图4-2所示,虚线表示线上服务,实线表示线下服务,线上服务内容多于线下服务。但线下服务是不可或缺的,包括必要的检验、检查、手术、住院、治疗等。我们可以通过远程与互联网实现线上服务。以"糖尿病患者"为例,患者患病后,首先通过线上远程咨询健康顾问[健康顾问由三类人担任:社区家庭医生、第三方、专科医生(团队)等]。在咨询过后,健康顾问帮助预约医疗机构。患者到预约的线下医院就诊,这就是分级诊疗的概念,也是"医改"的重点内容。在就诊过程中,可以申请咨询远程专家,通过网络预约必要的检验和检查项目,然后线下到检验和检查机构进行检查。整个过程中,需要通过商业模式、政策的保证。在做好政策铺垫及监管、运营、系统保障等内容的前提下,有助于医改政策的推进,如分级诊疗、多点执业、医药分家等。

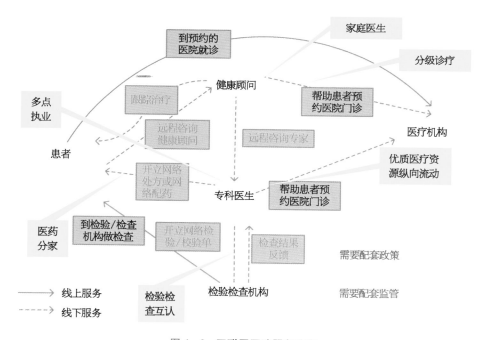

图4-2 互联网医院服务流程

■ 三、智慧云医院

随着人民生活水平不断提高,健康需求快速增加,现有的医疗模式和公众的医疗健康需求矛盾很突出。在就医服务上,医疗机构力求通过创新医疗服务、深化优质服务、改善医疗环境,最大限度拓展支持各类患者的需求。

在"互联网＋"时代,"基于互联网患者就医服务"概念的树立,通过网络实现"虚拟医联体",以及远程医疗的应用组成了"基于互联网的患者就医服务体系",由此形成了智慧云医院的网络医院形态。

（一）什么是患者服务体系

患者服务体系(图4-3)按照就医流程,分为就诊前功能、就诊中功能、就诊后功能及公共功能。

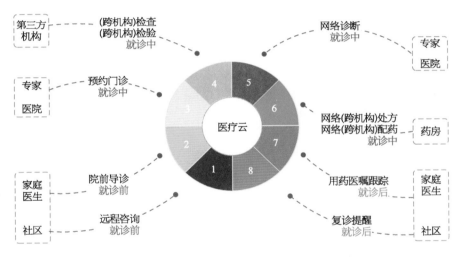

图4-3　"医疗云"**B2B2C**——患者互联网就医服务体系

（1）就诊前服务包括:远程(网络)咨询、远程(网络)导诊、网络预约门诊。

（2）就诊中服务包括:网络(跨院)预约检验、网络(跨院)检查、网络(跨院)诊断、网络(跨机构)处方。

（3）就诊后服务包括:网络(跨机构)配药、远程(网络)患者跟踪。

（4）公共功能包括:服务评价、互动交流、医疗支付、一体化健康档案服务、健康教育。

（二）什么是虚拟医联体

在医改的背景下,医联体主要是通过政府主导,把三级医院、二级医院和基层卫生机构联合在一起,通过联合体内的协调合作,引导患者分级就诊。典型的服务模式是由区域内的一个综合实力强的三级医院牵头,联合二级医院和基层医疗卫生机构,居民与医联体签约就医,在社区首诊,逐级转诊。但目前医联体实际效果不佳,没有实现优质医疗资源纵向流动的目的,反而出现三级医院虹吸患者和医生的局面。

虚拟医联体基于区域卫生信息平台,不仅限于目前的医联体。以支撑互联网患者就医服务为目的,实现互联网就医服务中跨医疗卫生机构的医疗服务,如跨院检验、跨院检查、远程会诊、网络配药等。

此外虚拟医联体充分考虑大众不同医疗卫生服务需求,结合患者就医行为变化,在大小医疗卫生机构之间建立各种形式(如区域医联体、综合医疗集团、专科医联体、医院科室联盟、医疗诊所的联盟等)的新型协作关系,其目的是充分发挥不同机构各自医技、临床的优势,进行优势互补,实现资源共享、合理利用。

虚拟医联体服务系统(图4-4)的功能如下(以下功能都是单个患者在多个医疗机构间协作的业务):网络(跨机构)检查协同、网络(跨机构)检验协同、网络(跨机构)会诊协同、网络(跨机构)处方协同、网络(跨机构)配药协同。

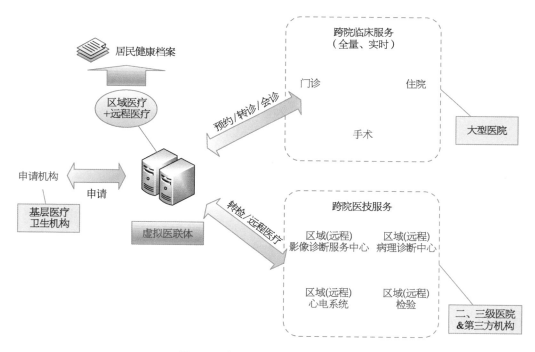

图4-4   虚拟医联体服务系统的组成

总而言之,虚拟医联体服务是以患者为中心,以医疗人员专业化,科学分工细化,多机构医疗服务无缝衔接,共同实现医疗服务水平的提升,这也为患者服务提供重要的业务支撑。

(三)基于互联网的患者就医服务

基于互联网的患者就医服务是以互联网、大数据等技术为依托,结合人工智能,提出新型的线上(online)与线下(offline)打通的第三方医疗卫生服务模式(online to offline,O2O)。利用互联网优化门诊就医流程,患者就医体验可以得到明显改善:开展专业导诊避免盲目就医;医患互动畅通;就近获得合格的检验、检查服务;排队现象减少,候诊时间缩短;配药取药安全便捷;获得专业的康复帮助等。从而提高患者满意度,最终解决服务能力差异大和资源利用不合理的问题。

1. 虚拟医联体·基于互联网患者就医服务的重要支撑,以管理、信息、技术等为手段,以提高医疗卫生资源的合理利用为核心,以实现联网组团医疗和分级医疗为根本,形成医疗卫生服务各环节有序连接的共同体。联网内医疗机构分工协作、资源共享、无缝连接、高效运行,突出医疗服务的连续性、可及性、高效性,提高医疗服务的整体绩效。从而实现了医疗服务的防治结合、急慢分治、轻重分诊、上下联动、社区首诊、双向转诊的目标。同时,有力推动服务能力差异大和资源利用不合理问题的解决。

2. 远程医疗·在互联网患者就医服务和虚拟医联体服务的重要支撑下,实现便捷的医患互动。远程医疗实现了对医疗条件较差的边远地区及特殊环境提供有效的远距离医学信息和服务支撑。远程医疗服务在恰当的场所和家庭医疗保健中可以极大地降低运送患者的时间和成本;可以良好地管理和分配偏远地区的紧急医疗服务;可以突破时空限制,共享患者信息,有利于患者治疗和临床研究;可以为偏远地区的医务人员提供更好的医学教育等。从而很好地解决医疗资源分布平衡、服务能力差异大和资源利用不合理等问题。

(四) 以"医疗机构为主"发展的患者服务业务形态

基于互联网的患者就医服务,其患者服务是依托互联网,采用O2O模式,建立患者与医院的双向沟通渠道,鼓励患者参与自身疾病管理,有利于患者疾病康复,为患者提供方便、快捷、可及的全环节个体化医疗健康服务,改善患者就医体验,提高患者满意度。

■ 四、总结

因此,无论是"互联网医院"还是"智慧云医院",需要围绕目标以"患者的就医服务"为核心解决相关问题,怎样运用好现有的"互联网+"技术,在项目中怎样诠释和理解,成为众多医疗机构和相关厂商关注的问题,也延伸出了以下几种模式类型。

1. 单点医院形态·以城市中单个医疗综合实力较强的医院为基础,针对患者个体就医需求,在单个机构中进行就医流程优化。开展以线下传统医疗服务为主,线上完成预约门诊、诊间付费等服务为辅的就医服务。

2. 多医院协同形态(基于区域卫生信息平台的业务形式)·在有效整合区域内医疗卫生资源的基础上,实现跨机构间的无缝医疗协作业务(业务包括:临床、医技、药品、耗材等),针对患者个体就医需求,按需在多个机构中完成。开展线下必要的临床活动,线上完成可转换的传统就医服务流程。

第二节·业务和服务

■ 一、面向个人和医生的服务内容

（一）基础服务

1. 签约服务

（1）居民签约互联网＋基本公共卫生服务包：针对国家和地方的基本公共卫生服务要求覆盖的属地居民，根据拟定的《互联网＋医疗健康实名认证管理办法》。可以通过签约《互联网＋基本公共卫生责任制服务合同》,享受互联网＋基本公共卫生服务包的内容。签约方式可以通过线上或线下申请。针对没有上网条件的居民,可持有效身份证件至就近社区服务网点办理。对于完成实名注册和签约的居民,每一次的服务过程都将自动记入居民本人的电子健康档案。

（2）居民签约扩展服务包：服务平台提供扩展服务包内容,用于有意愿的居民个体或以家庭为签约单位的全体家庭成员。在完成服务平台的注册并完成实名认证后,居民可根据服务平台上提供的各类服务套餐,下单并同时和对应的服务主体(如属地基层医疗卫生机构、全科团队或第三方服务机构等),进行在线签约。同时,需授权签约服务主体有权调阅本人的健康档案。签约内容包括服务范围、服务流程、服务标准、服务期限、收费标准等内容,其中服务范围包括国家和地方规范以外的免费或有偿服务目录。

（3）执业卫生技术人员加盟签约：针对有意愿单独加盟且有执业许可资质的卫生技术人员可根据《互联网＋医疗健康服务管理办法》中所允许的在线医疗健康服务目录,进行执业卫生技术人员加盟签约。签约内容包括服务范围、日常排班、服务标准、收费标准、合同期限等内容。签约需进行"实名认证和资质审核"并进行"多点执业签约"。① 实名认证和资质审核：对于自愿加盟且有执业许可资质的卫生技术人员,除完成实名认证外,还需通过人脸识别终端,持有效身份证件和执业资质许可证件,完成活体检测,以备审核。② 多点执业签约：医生自愿加入服务平台上有关诊疗服务科室,并向平台提交《互联网＋医疗健康执业申请》,由相应的互联网＋医疗健康专家委员会对其进行审核和评价,审核通过后进行《互联网＋医疗健康执业责任制服务合同》签约,正式成为在线医生。服务费用按其资质进行定价或议价,并根据服务对象的评分进行动态调整。若患者满意度下降到一定水平,则自动解除合同。

2. 一体化健康档案服务

（1）订阅服务：签约后,居民可以享有一体化健康档案服务,订阅一体化健康档案隶属的各个分类文件夹、线上就诊过程记录等。居民可以通过服务平台网站、微博、微信、移动端 APP 等订阅通道,根据自己的订阅习惯和关注角度,选择需要的内容。

对于已和居民建立契约关系的医生，在居民授权后，可以围绕合同要求，医生可以根据自己的阅读习惯，选择订阅并处置服务过程中产生的报告、视频、音频文件或异常事件提醒。

（2）推送服务：为已注册/签约居民、已签约家庭医生和专科医生提供推送服务。居民可根据隐私保护个性化需求，自行配置可推送契约医生的分项文件夹目录。居民和医生可以根据自己的接受习惯，选择网站邮箱、微信端、移动端 APP、短信链接等推送途径。推送内容：① 医疗健康报告：各类检验报告、检查报告、电子处方、电子医嘱、出院小结、随访记录等。② 服务提醒：预约提醒、复诊提醒、诊间提醒（候诊、支付、结算）、物流提醒、服务评价以及异常提醒等。③ 服务推荐：根据居民的病情、关注内容推荐服务目录；根据医生专业和日常排班推荐病例资料和属地病源等。

（3）检索调阅服务：已注册/签约居民可以检索并调阅自己的一体化健康档案目录。

已签约服务医生或就诊医生，可以在居民授权的前提下，通过医生工作站、微信或移动医生工作站 APP，根据时间、事件等检索条件，分类调阅患者的一体化健康档案。签约服务医生也可以根据自己的专业特点或隶属科室，过滤和配置报告展示内容和视图。

（4）自助上传健康档案数据服务：已签约居民可以根据签约服务的管理要求，通过服务门户网站、微信或移动端 APP 等途径以图文、音频、视频等形式，自行将未纳入服务平台关联的电子健康档案数据，上传到服务平台，以备签约医生查阅。如未接入网络医疗机构产生的病历资料、个人自我健康管理产生的体征数据等。

（5）亲情绑定服务：已注册/签约居民日常可以通过服务平台门户网站、微信或移动端 APP 维护自己乃至家人的日常健康日志或其他信息，如亲属账户绑定、亲属电子健康档案隐私授权等。在每次就诊结束后，居民也可以调阅本人、查询家庭成员的医疗健康报告。

同时，居民可以根据自己的接受习惯，选择网站邮箱、微信端、移动端 APP、短信链接等多种方式接收推送信息内容。如医疗健康报告、服务提醒和服务推荐内容（内容同"推送服务"）。

居民与亲属账户绑定后，可进行亲属健康档案隐私授权。居民依规通过门户网站、微信/移动端 APP 等多种渠道，以图文、音频、视频等形式上传相关健康信息，维护家人的日常健康日志，以备签约医生查询。类似信息内容，如未接入网络医疗机构产生的病历资料、家人自我健康管理产生的体征数据等。

（二）医疗服务

1. 院前导诊服务·为了避免盲目就医，特别需要熟悉居民情况的签约对口医生，能综合居民的临床、康复状况，给出最精准的就诊建议。居民在与医生沟通后，由医生根据其最近的一体化健康档案，代理完成预约专家咨询服务或预约专家门诊。医生在导诊交流之后撰写导诊建议，作为预约医院专家问诊时的参考。导诊的手段以电话或视频为主，也包括文本聊天（类似微博、微信）等。

2. 预约和转诊服务

（1）居民预约家庭医生咨询服务：由于家庭医生的配比不足，居民预约家庭医生咨询服务的时效性和可管理性往往较差。为了保障对居民的咨询服务质量，在居民需要咨询时可根据医生的日常排班，可通过多渠道方式进行预约。居民根据操作提示，选择履约日期，反馈需要咨询的专题、履约形式。预约结束后，服务平台将以消息推送方式告知患者和医生。居民可以线上或线下履约咨询，之后进入咨询流程。

（2）居民预约挂号服务：居民可通过网站、微信/移动端 APP 进行预约挂号服务，或拨打服务平台的全国统一客服专线。到就近的任意一家加盟接入医院，由服务平台驻现场的服务专员协助居民进行预约、自行在复诊医院自助终端上操作等方式预约挂号，选择预约资源和履约日期。当居民到医院履约就诊时，可以至自助终端取号，也可以到服务窗口取号，进入院内就医流程。

（3）居民预约康复护理服务：服务流程类似居民预约挂号服务，预约的内容是具体的康复护理服务项目。

（4）家庭医生代理预约复诊挂号服务：根据《互联网＋分级诊疗管理办法》，家庭医生可以根据管理办法中规定的复诊预约目录，按照业务规则代理居民预约。家庭医生可以根据对居民的康复护理进展，在居民知情同意的前提下，通过医生工作站或网站、微信/移动端 APP 的医生端入口等渠道，代理患者预约择日复诊业务。预约结束后，服务平台将以消息推送方式告知患者和专科医生。当居民到医院履约就诊时，可以至自助终端取号或服务窗口取号，进入院内就医流程。

（5）家庭医生（专科医生）代理转诊服务：对于无法诊断或治疗条件欠缺的基层医疗卫生服务机构，家庭医生或专科医生可以根据加盟签约和合作签约医院的服务资质和服务范围，在患者知情同意的前提下，代理预约转诊服务。签约医生可以根据对居民诊断和治疗的具体情况，在居民知情同意的前提下，代理患者预约转诊业务。代理预约成功后，居民在本机构的就诊病历资料，也将随同预约通知，在进入履约过程中一并流转给接诊医生桌面。

（6）家庭医生（专科医生）代理预约康复护理服务：服务流程类似医生代理预约复诊挂号。

3. 远程医疗服务

（1）远程门诊/线上门诊：医生通过网络，结合签约居民的全过程病历资料，与居民直接在线视频问诊。医生诊疗结束后，开具电子处方，诊疗情况直接归入居民电子健康档案。整个过程全程录像，以备纠纷发生时取证。

（2）远程影像：远程影像以三甲医院远程影像服务中心为主，通过互联网云平台辐射远程服务点（社区卫生服务中心、乡镇医院、二级医院、民营医院和诊所等），并通过服务点覆盖周边居民，实现（医院-医院-患者）远程医疗诊断服务（影像诊断、影像会诊）和对个人的影像咨询和云胶片服务。

（3）远程心电：远程心电覆盖范围同"远程影像"，可实现 B2B2C 的远程医疗诊断服务（常规和动态心电诊断），以及对个人的心脏疾病健康咨询服务，如基于个人移动设备的心电诊断和心脏康复咨询服务——计算机自动分析和人工诊断，包括术后康复和药物疗效监测、心律失常监测、自主神经系统（ANS）监测等。

（4）远程家庭监护：医生通过网络，针对签约复诊患者将远端居民的生理信息和医学信号传送到监护中心进行监护，实时监测人体生理参数，视频监控被监护对象的身体状况。同时，医生也可以通过接入现有医院的信息系统，给出在居民日常情况下的预警提示和异常情况下的及时救助。

4. 跨院医技合作服务

（1）居民跨院检验服务：对于经常复诊的慢性病患者，通常需要定期安排实验室检验，以便让主治医师判断疾病恢复期间的病情稳定情况。在居民授权后，根据原就诊医院出具的出院小结或治疗方案，代理预约加盟合作签约的就近医院或首诊医院乃至第三方检验机构，并由家庭医生出具检验申请单。一旦预约成功后，居民将收到预约确认信息，同时服务平台运营商将通过驻现场的工作人员引导居民完成检验服务。

（2）居民跨院检查服务：通常三级医院的医技科室业务负荷非常高。主治医生可以在征得患者同意的前提下，代理预约本院下次的检查时间或直接预约加盟合作签约的外院检查机构，同时主治医生还将出具检查申请单。一旦预约成功后，居民将收到预约确认信息。对于接受外院检查服务的，居民在履约时，服务平台运营商还将通过驻现场的工作人员引导居民完成检查服务。

（3）居民转住院服务：通常二三级医院的床位都比较紧张。对于经过门诊首诊，需要进一步住院治疗的居民，当本院没有空闲床位的时候，主治医生或家庭医生，可以根据居民的病情资料，开具跨院住院申请单，并通过服务平台代理预约加盟合作签约的就近或指定医院的住院服务。预约成功后，收到服务信息。居民线下履约时，运营服务商驻现场的服务人员将引导患者办理入院手续。同时，门诊医院的申请单和病例资料，将通过服务平台流转到住院医院，供住院医师治疗参考。

5. 云诊所服务·签约多点执业医师和药师可以通过服务平台所提供的各业务系统，解决网上执业所需使用的信息化工具，同时也解决了和其他加盟合作机构之间的信息共享和业务衔接，实现了医生拎包即可网上执业的需求。

6. 掌上医院服务·掌上医院服务内容覆盖院前、院中、院后业务环节。

（1）面向患者的服务：已注册/签约居民在就医过程中，可以通过移动端 APP 或微信接入端，使用或接受如下服务。

● 公众信息查询服务：① 在线业务服务：在线申请院内就诊卡、隔天预约专家挂号。② 当日即时挂号，直接进入就诊队列。③ 可查询科室，专家，个人的排队信息。④ 根据 HIS 业务流程，推送院内门诊导诊信息。⑤ 线上直接缴纳住院预交金。⑥ 线上完成住院的床位预约。⑦ 出院患者在线填写随访表单。⑧ 查询检验检查报告和费用详单。

- 消息提醒：① 新的实验室检查报告结果推送。② 挂号成功排队提醒、临近就诊号提醒、过号提醒。③ 医生完成处方后付款提醒。④ 完成收费后，窗口配药提醒等。
- 线上支付：① 预约挂号支付。② 诊间支付。③ 门诊预授权方式支付。④ 同时支持医保、支付宝或微信等第三方支付。

（2）面向医生的服务：已注册/签约医生在就医过程中，可以通过移动 APP 或微信接入端，使用或接受如下服务。

- 院内业务：① 管理门诊、住院等就诊患者，并标记需要关注的患者。② 与临床数据中心集成，查看患者的 360 视图。③ 院内及会员单位的会诊管理服务。④ 内部员工开放部分的加号功能，便于内部调配资源等。
- 随访管理：① 制订随访计划。② 随访方案。③ 记录随访患者详情。④ 查询和制订方案等。
- 消息提醒：查询医院内部发布的公告、管理制度、重要通知等。
- 通讯录：查询全院通讯录，实现员工号码快速搜索查询。

7. 院外关怀服务

（1）家庭医生指导用药服务：根据目前大量关于患者二级预防用药依从性研究显示，患者普遍存在忘记服药、时间错误、剂量错误、间隔错误或过早中断服药的情况。为了解决这个问题，患者就诊和出院后，服务平台根据医生的医嘱和处方，为已签约注册的患者提供个体化用药方案和指导用药服务。

- 日常服药提醒：针对患者因缺少症状提醒而忘记用药，用药方案复杂而漏服药物的情况，为患者提供准确、可靠的用药提醒。① 用药医嘱自动获取：服务平台自动和加盟医院同步患者医嘱。② 个性化用药维护：由于患者可能有其他用药，服务平台为患者提供用药维护功能。患者可在离线状态下自行新增、修改或删除用药信息。并由服务平台自动和加盟医院以及主治医生同步更新电子病历。③ 用药提醒：服务平台将根据医生治疗方案，为患者计算并生成用药计划，生成用药提醒。
- 远程指导和干预：家庭医生主动指导患者用药，家庭医生可在管理端查看患者用药情况以及每周健康记录信息。
- 患者在线联系医师：患者通过实时与家庭医生发起会话的方式，询问药物用法、病情变化等信息。
- 药事知识推送：对出院患者进行针对性的健康宣教和知识定向推送，提供最新的健康知识。
- 服务追踪与分析：服务平台自动记录患者的日常药事日志。同时，家庭医生和隶属基层机构，通过查看患者操作日志，可分析其使用频率、用户黏合度、重点使用模块及关注的宣教资讯内容。药事日志为后继的服务的优化提供信息支持作用。

（2）专科（家庭）医生随访服务：服务平台在和接入的加盟医院对接后，根据随访方案，自动生成随访计划和执行内容，以方便就诊医院医护人员或签约家庭医生代理随访，为签约居民提供服务。

- 面向医生的服务：① 随访队列管理服务：服务平台通过和医院电子病历对接，自动为随访医生筛选出患者列表产生候选随访队列，同时可以动态调整随访队列。② 共享患者基本信息和病历服务：执行随访的医护人员或家庭医生可以随时调阅患者的既往病史、处方、检验检查结果等。③ 定制随访内容：平台根据治疗的不同阶段制订个体化的随访内容，包括患病不适症状情况、体格检查情况、用药依从性、来院复诊代理预约检验检查等服务。

- 面向患者的服务：① 复诊提醒服务：患者需要复查前，服务平台通过手机提醒患者复查。同时，服务平台也可并行提醒家庭医生，由家庭医生主动联系患者复查。② 复诊预约服务：同预约和转诊服务。

8. 远程咨询服务·对于已签约的医生和居民，居民可以远程向家庭医生咨询药、就诊、健康等方面的知识。居民也可预约专科医生，在预约时间段与专科医生之间开展远程医疗、医药、医保、健康的咨询服务。居民也可通过家庭医生预约和专科医生三方之间的远程咨询，在预约时间段与家庭医生和专科医生三方之间，接受远程医疗健康咨询服务。咨询的手段以电话或视频为主，也包括文本聊天（类似微博、微信）等。具体服务内容有：家庭医生解读检验报告服务、家庭医生解读检查报告服务、家庭医生解读病案首页和出院小结服务。

（三）医保服务

已在医保部门完成实名认证的居民，在线上或线下的医院、药房等定保定点机构，都可以通过互联网实现诊疗费用的脱卡支付结算。该服务内容需要省级人社部门逐步制订和完善互联网医保定点服务机构资质审批、互联网医保结算管理办法，并将线上诊疗科目纳入医保报销目录。

（四）医药服务

1. 居民自主外配药服务·已签约或注册的居民在就诊后，通过服务平台发出的外配药处方及电子处方单二维码实现自主外配药。居民自主查找加盟合作签约医院或就近的社会化药房，并出示电子处方。药房执业药师扫码，完成居民身份确认和审方环节，最终让居民完成支付并取药。

2. 家庭医生代理配药服务·当患者某服药疗程即将结束时，在居民发出申请并经对口家庭医生同意后，可代理居民配药服务，并经物流送到居民就近服务网点。家庭医生可以根据居民长处方，在居民知情同意的前提下，选择药品下单。结束后，服务平台将以消息推送方式告知居民和医生。

3. 药师网络药事服务·在签约居民外配药过程中，由执业药师在线通过网络审方、留方、拆方的典型服务形式，负责处方的审核及监督调配，指导合理用药。

（五）康复/护理协同服务

通过服务平台的居民需求和资源配对，可以由已签约的有资质的康复医师根据方案指导残疾人日常康复治疗;居民属地基层机构护理人员,根据家庭医生医嘱,上门提供静脉输液、肌内注射、伤口换药、测血糖等护理服务。

1. 健康体检基础服务 · 健康体检基础服务分为线下"健康体检服务"和"健康评估服务"两部分。

(1)线下健康体检服务:不仅开展临床检验和检查,还为居民提供身体成分和运动素质检测。

(2)健康评估服务:在健康体检的基础上,为体检者提供生活方式评估、高血压风险评估、糖尿病风险评估、心脑血管风险评估。

2. 慢性病专项管理 · 针对已注册或签约的居民提供包括:糖尿病、高血压、肿瘤等慢性病专项管理服务。根据疾病预防和诊治特点,打包医疗服务和健康服务,面向个人和医生等不同角色,使用专项慢性病管理服务规范。

(1)面向个人服务:如疾病筛查、指标监测、自我控制疗效评估、专家咨询、预约服务、长处方配药等。

(2)面向医生服务:医生代理转诊、专家评估、专家定制治疗方案。

■ 二、面向机构的业务内容

(一)签约服务

1. 医药机构加盟签约 · 为线下医院(或辖属科室)、基层机构(或辖属全科团队)、医院集团、医联体、社会化药房、互联网医疗服务机构等提供医药机构加盟签约服务内容。由执业医疗主体的工作人员负责将本机构的执业许可资质材料上传到服务平台,以备资质审查,并进行辖属机构的执业医师资质审核,完成加盟签约服务。合作双方根据国家和地方法律规定,在线签订电子合同。

2. 医药机构合作签约 · 联合有业务合作意愿的医疗/医技/供药机构达成业务合作意向。根据国家和地方法律规定,在服务平台上根据合同模板,在线签订电子合同。签约内容包括:服务范围、业务规则、医疗资源共享目录、资金结算模式、责任和风险条款、合同有效期限等。机构间签约结束后,服务平台将为各个医药服务主体提供:合作业务的市场推介、信息服务、资金结算、业务流量分析等服务。

(二)远程会诊服务

对于加盟的基层机构或医院,可以服务平台为载体,向其他接入的合作医院或自由执业专家端申请远程会诊,受邀方接受申请,开展远程会诊并出具诊断意见及报告。

(三)院间检验合作服务

对于一些加盟的基层机构或医院,如没有配备检验科室的或不具备某些项目检验能力的,可由就诊医院负责采集样本,并通过物流形式送到有资质的医院或社会化检验机构,来实现委托跨院检验服务。检验机构出具报告后将通过信息流转至采样机构,最终流转到居民手中。

（四）院间医学影像合作服务

1. 委托跨院影像诊断·拍片医院作为申请方，可以根据签署的医药机构合作签约关系选择相应的受邀方并上传诊断申请，服务运营商在排班后通知受邀方机构进行远程诊断。受邀方机构在线查看病例资料后出具影像诊断报告。申请方可以根据该报告，为居民诊断或出具治疗方案。

2. 委托跨院心电诊断·服务流程类似委托跨院影像诊断。申请医院在线提交诊断申请和病例资料后，由相应的受邀方出具诊断报告和诊断意见，同时通过平台完成报告信息流转，申请医院可以在线查看和打印报告单。

3. 委托跨院超声诊断·服务流程类似委托跨院影像诊断。

4. 委托跨院病理诊断·服务流程类似委托跨院影像诊断，即申请医院利用病理检查工作站，通过服务平台上传居民的病理切片组织图，相应的受邀方也可在远端控制显微镜，观察显微镜下的组织病理图片，并出具病理诊断报告。申请方主治医师据此参考，进行临床诊断。

（五）院间住院合作服务

即医院转住院服务，对于异地住院居民，住院医师可开具转住院申请单，并通过服务平台代理预约已签约的就近或指定医院的住院服务。预约成功后，居民收到服务信息确认并线下履约。同时，出院的病例资料，将通过服务平台流转到居住地医院，供住院医师治疗参考。

（六）院间手术合作服务

即委托手术服务，对于不具备手术条件的就医医院，住院医师可以根据居民的病情资料，通过服务平台上传手术申请单，并邀请加盟合作签约的有资质的医师来本院手术。

■ 三、政府业务监管

互联网＋医疗健康服务，是一种新兴的服务模式。所以，政府各行业行政部门，需要从源头开始，对服务主体、服务资源、服务目录和过程进行全方位的监督和管理。

（一）在线服务主体监管

一是要落实执业主体的资质审核，需要对涉及在线执业的医疗机构、科室、卫生技术人员等，是否具有执业许可资质进行审查。上述机构或个人，在签约注册时，将自动接入相关卫生监督许可管理系统，并在后台完成执业资质审核和实名身份比对。

二是要落实执业服务项目的许可审核。首先，要对执业主体是否登记或变更在线项目进行许可资质审核；其次，要对已营业服务目录是否超出许可项目范围进行监管。上述服务项目在机构或个人注册或居民签约时，将自动接入相关卫生监督许可管理系统进行即时核实。

（二）在线服务资源监管

一是要对资源结构合理性监管；二是要对资源分配公平性监管；三是要对利用高效性监管。上述信息可由运营服务方以服务日志形式提交政府监管部门，由其自行统计进行监管分析;也可以以周、月等频率,按照政府监管部门的统计口径,直接提交分析结果。

（三）在线服务行为监管

涉及 3 个层面,一是服务可及性监管,二是服务的规范性监管,三是服务效果量化评价。

■ 四、运营服务

（一）服务评价

针对已注册或签约家庭医生,加盟签约的执业医生、执业机构、服务平台驻现场的健康服务专员。居民可以在接受服务后对其进行评价。这些服务的评价结果,将会联动签约服务医生或医疗机构的服务定价和"退市"机制。具体内容如下。

1. 居民评价·签约居民在接受每次的医疗健康服务后,可以对于提供服务的医生和医疗服务单位进行各种维度的反馈评价。

2. 医生评价·签约服务医生或机构,可以单次或分类统计分析自身的客户满意度和同行排名情况。

3. 浏览评价·注册居民和医生可以通过服务平台门户、微信或移动端 APP 随时了解自身及他人的服务评价。

（二）订单服务

涉及下单、撤单、查询等订单服务。

（三）支付服务

1. 面向居民结算·实名注册居民在订单支付结算过程中,可以选择各种支付通道,包括第三方支付和银行网银支付等。对于参保居民,也将在联动互联网医保支付结算的基础上,余额自费部分再联动个人完成移动支付。

2. 面向机构结算·涉及跨机构合作结算,也涉及机构间的清算服务及各种日、周、月等对账服务。

（四）客服关系管理

接入平台的签约居民、医生、机构等,可以通过多渠道进行服务投诉和建议,同时也可以全程查询处理过程中的各个环节。

第三节·应 用 系 统

■ 一、互联网医院

（一）专病健康服务类

1. 健康档案管理·详见表 4-1。

表 4 - 1　健康档案管理相关说明

子系统名	健康档案管理。含交互式查询、录入(/采集)、维护两种模块
模块性质	实时交互式,同步+异步(消息通知)。录入/采集包括人工和自动化两种方式
结构说明	Web端+移动端+服务端
主要用户	居民(查询),主治/分管医生或专职运营人员(录入、维护)
网络环境	互联网+卫生专网
输入信息	查询模块:查询条件 录入模块:应该进入健康档案的信息 维护模块:维护信息
主要流程	查询模块:呈现健康档案主结构;后台身份验证和操作审计;分发查询请求;收集查询结果 录入/采集模块:呈现健康档案主结构;数据输入;数据完整性检查;数据格式转换;后台身份验证和操作审计 维护模块:呈现健康档案主结构;数据输入;后台身份验证和操作审计
输出信息	查询模块:查询结果 录入模块:录入到健康档案的信息 维护模块:修改到健康档案的信息
数据量说明	人数×每人数据量
接口说明	可能涉及区域信息平台和多个医院信息系统的查询或更新接口,以及医疗仪器设备的采集接口

2. 康复服务·详见表 4 - 2。

表 4 - 2　康复服务相关说明

子系统名	康复服务子系统,包含康复计划制订、康复评估、康复执行记录等模块
模块性质	实时交互式,同步+异步(消息通知)
结构说明	Web端+移动端+服务端
主要用户	主治医生,分管医生
网络环境	互联网+卫生专网
输入信息	康复计划制订:康复计划信息,康复名单(参考) 康复评估:康复评估结果,计划信息(参考) 康复执行记录:执行情况信息
主要流程	康复计划制订:后台一致性检查,生成订阅或提醒消息队列 康复评估:后台一致性检查,记入健康档案 康复执行记录:后台一致性检查,记入健康档案

输出信息	康复计划制订：记入健康档案的康复计划；订阅或提醒消息 康复评估：记入健康档案的康复评估 康复执行记录：记入健康档案的康复执行记录
数据量说明	人数×每人数据量
接口说明	健康档案数据库访问接口

3. 随访服务 · 随访服务可视为康复服务中的一种具体操作，参见康复等相关内容。

（二）医联体

1. 注册签约服务类

（1）医生注册签约：详见表4-3。

表 4-3　医生注册签约相关内容

模块名	医生注册
模块性质	实时交互式，同步＋异步
结构说明	Web端＋移动端＋服务端
主要用户	医生，注册签约服务人员
网络环境	互联网＋卫生专网
输入信息	居民基本信息，注册签约信息
主要流程	展示签约内容 后台验证基本信息 生成医生主索引唯一标识 信息提醒 服务人员人工修改
输出信息	将医生基本信息、注册签约信息写入平台数据库
数据量说明	人数×每人数据量
接口说明	根据网点情况，可能通过访问接口从医院信息系统或区域信息平台等外部系统批量导入部分数据

（2）机构注册签约：详见表4-4。

表 4-4　机构注册签约相关内容

模块名	机构注册
模块性质	实时交互式，同步＋异步

续　表

结构说明	Web端＋移动端＋服务端
主要用户	机构代表，注册签约服务人员
网络环境	互联网＋卫生专网
输入信息	机构基本信息、注册签约信息
主要流程	展示签约内容 后台验证基本信息 生成机构主索引唯一标识 信息提醒 服务人员人工修改
输出信息	将机构基本信息、注册签约信息写入平台数据库
数据量说明	机构数×每机构数据量
接口说明	根据网点情况，可能通过访问接口从区域信息平台等外部系统批量导入部分数据

2. 医联体就医服务类

（1）代理预约服务：表4-5描述代理门诊（挂号）、住院预约子系统。其他预约如专家会诊、检验和检查、康复和护理等方案相似，不一一分述。

表4-5　代理预约服务相关内容

子系统名	代理门诊预约（挂号）子系统，包括挂号、排班两个应用模块及后台短消息平台
模块性质	交互式，同步＋异步，应用模块间通过公用的中间件平台实现协同
结构说明	Web端（医生端）＋移动端（居民，医生）＋服务端
主要用户	医生（或代理人员），居民
网络环境	互联网＋卫生专网
输入信息	挂号模块：挂号过程中操作者选择的资源（机构、医生、时段）信息 排班模块：医生（或代理人员）输入的资源安排信息（开诊时间，可服务人数）；履约确认信息
主要流程	挂号模块：交互式查询资源（机构、医生、时间段、可用数量）信息；交互式选择预订资源信息；产生提示消息；有限的预约修改（如规定时间前可改期一次）；就诊评价（可能通过公共信息服务渠道） 排班（排班人员）模块：交互式产生排班信息；产生履约确认信息；后台信息同步；记录就诊信息至电子病历；后台一致性检查，健康档案同步

输出信息	挂号(代理)模块：挂号预约信息；有限的预约修改信息；就诊评价信息(可能通过公共信息服务渠道) 排班(排班人员)模块：排班信息；履约确认信息；提示信息；就诊信息至电子病历；健康档案信息同步；就诊评价信息(可能通过公共信息服务渠道)
接口说明	电子病历及健康档案数据库访问接口；中间件平台访问接口

（2）代理住院预约：详见表4-6。

表4-6　代理住院预约相关内容

子系统名	代理住院预约(挂号)子系统。包括预约、排班两个应用模块以及后台短消息平台
模块性质	交互式,同步＋异步,应用模块间通过公用的中间件平台实现协同
结构说明	Web端(医生端)＋移动端(居民,医生)＋服务端
主要用户	医生(/代理人员),居民
网络环境	互联网＋卫生专网
输入信息	预约模块：操作者选择的资源(机构、床位、时间)信息 排班模块：医生(或代理)输入的资源安排信息(床位,时间段)；履约确认信息
主要流程	挂号模块：交互式查询资源(机构、床位、时间)信息；交互式选择预订资源信息；产生提示消息；有限的预约修改(如规定时间前可改期一次)；就诊评价(可能通过公共信息服务渠道) 排班(排班人员)模块：交互式产生排班信息；产生履约确认信息；后台信息同步；记录就诊信息至电子病历；后台一致性检查,健康档案同步
输出信息	挂号模块：挂号预约信息；有限的预约修改信息；就诊评价信息(可能通过公共信息服务渠道) 排班模块：排班信息；履约确认信息；提示信息；就诊信息至电子病历；健康档案信息同步；就诊评价信息(可能通过公共信息服务渠道)
接口说明	电子病历及健康档案数据库访问接口；中间件平台访问接口

3. 监管服务类

（1）资质及准入管理：详见表4-7。

表4-7　资质及准入管理相关内容

子系统名	资质及准入管理子系统。主要包括医生管理、机构管理模块
模块性质	交互式,同步＋异步,应用模块间通过公用的消息中间件实现通知和提示

续　表

结构说明	Web 端(医生端)＋移动端(医生端)＋服务端
主要用户	医生(含护、药、技等所有专业执业人员),管理人员
网络环境	互联网＋卫生专网
输入信息	医生基本信息
主要流程	医生管理:申请、数据录入、审核、通知、追加记录(评估、投诉、奖惩信息等) 机构管理:申请、数据录入、审核、通知、追加记录(评估、投诉、奖惩信息等)
输出信息	医生基本信息、执业资格信息、考核信息(入统一数据库),医生主索引(产生或从上级管理平台提取)
接口说明	消息中间件访问接口

(2) 医疗行为及绩效管理:详见表 4－8。

表 4－8　医疗行为及绩效管理相关内容

子系统名	医疗行为及绩效管理。主要包括医生管理、机构管理模块
模块性质	交互式,同步＋异步,应用模块间通过公用的消息中间件实现通知和提示
结构说明	Web 端(医生端)＋移动端(医生端)＋服务端
主要用户	医生(含护、药、技等所有专业执业人员),管理人员
网络环境	互联网＋卫生专网
输入信息	医生基本信息,影响到绩效/资质的行为(事件)信息
主要流程	医生管理:交互式呈现所有与绩效/资质相关的信息;追加并核实事件(评估、投诉、奖惩、事故等)信息;按照考核规则进行评价和反馈确认 机构管理:交互式呈现所有与绩效/资质相关的信息;追加并核实事件(评估、投诉、奖惩、事故等)信息;按照考核规则进行评价和反馈确认
输出信息	医生/机构的行为或事件记录,考核记录(入统一数据库)
接口说明	消息中间件访问接口

(3) 医疗资源监管(含号源监管):详见表 4－9。

表 4－9　医疗资源监管相关内容

子系统名	医疗资源监管子系统。主要包括资源信息管理、资源信息展示、规则管理、使用分析等模块
模块性质	交互式,同步,基于底层的统计分析平台运行

结构说明	Web 端＋移动端＋服务端
主要用户	管理人员
网络环境	互联网＋卫生专网
输入信息	资源信息
主要流程	资源信息管理：注册，审核，导入导出等 资源信息展示：资源供给，去向；预约来源，进程等 资源规则管理：预约量，预约比例分配，预约优先级设定，自主预约，家庭医生代理预约，慢病专病预约，分/转方向，分/转比例分配等 资源使用分析：资源负荷分析，分布分析，资源效率分析，合理性/公平性分析；行为（如转诊）分析等
输出信息	资源信息（入共享数据库），资源分析报表
接口说明	数据分析平台访问接口

■二、智慧云医院

智慧云医院相应功能应用依托于医联体和大数据信息化建设成果，其表示为终端设备的呈现方式。在整体应用系统中与医联体的后台服务形成一个整体。

（一）签约服务类

居民签约服务类 APP：信息录入、身份验证、卫生服务项目的选择、跟踪提醒、服务订阅等功能。

（二）专病健康服务类

居民健康服务类 APP：健康数据采集、随访/治疗/智能提醒服务等。

医生端 APP：咨询提示、随访/治疗/护理过程记录、智能提醒服务。

（三）互联网就医服务类

居民移动终端 APP：实现线上问诊、预约门诊（挂号）、就医过程自动提醒。

医生移动终端 APP：代理挂号、代理住院预约、代理专家会诊、检验检查等提示，以及后续反馈提示。

（四）健康咨询服务类

居民端 APP 应用：健康档案（含病历）查询、提问、导诊导医请求、用药提示请求、健康问题等健康咨询服务请求。

医师端 APP：居民（患者）请求提示；病历解读、报告解读、导诊导医、用药指导、健康教育回答在内的健康咨询服务。

■三、基于大数据、人工智能的应用系统

医联体医疗大数据管控平台架构（图 4-5）包含数据汇聚存储、数据治理、数据管控、

数据利用支撑、分析应用,以及数据标准与安全体系。通过医疗大数据管控平台,将实现专科医疗健康数据的统一汇聚,并构建分级、分类的统一数据资源目录,从而打造贯穿健康全生命周期的管控体系。医疗大数据管控平台也为专科数据的高效利用提供了工具、环境的支撑;依托汇聚的专科数据,通过开展分析、挖掘和利用,为专科健康管理水平与诊治服务质量的提高提供科学依据。

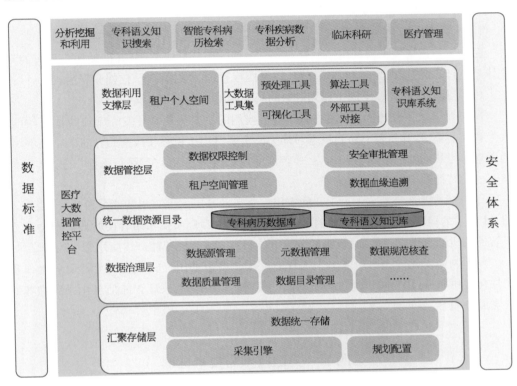

图4-5 医联体医疗大数据管控平台架构

(一)数据汇聚存储

数据存储汇聚层提供了面向结构化、半结构化的数据采集能力,支持多种数据采集方式,通过对采集任务进行管理、监控,保障采集任务的安全、高效。同时提供了数据统一存储能力与多种数据存储方式,帮助用户实现数据资源的统一汇聚,并支持用户根据业务应用的不同场景,灵活调配数据存储目的,为数据利用提供支撑。

(二)数据治理

通过提供数据源管理、元数据管理、数据规范核查、数据质量管理、数据目录管理等功能,实现对数据资源的规约治理,形成可用度高的专科数据资源。

(三)数据管控

面向数据生成、分发、使用、销毁等各个生命周期,医疗大数据管控平台提供了全程管控能力,并具备数据权限控制、安全审批管理、租户空间管理、数据血缘追溯等功能,这些功能同时保障了数据采集、存储、利用过程的安全可控。

(四)数据利用支撑

医疗大数据管控平台集成了大数据预处理、统计、分析、挖掘、算法、可视化等工具,为用户进行数据加工、挖掘、展现提供全链路的大数据工具支撑。同时,通过个人专属数据空间,为分析利用提供了安全、稳定的环境。

(五)数据分析、挖掘和利用

医疗大数据管控平台利用经汇聚、整合、治理的医疗健康数据,并借助用户已有的知识体系,可以开展面向专科和临床科研,以及医疗管理的数据分析、挖掘和利用。

(六)人工智能在以不同主体为对象的场景应用

1. 针对三级医院的医生而言，人工智能应用的主要体现是开发临床辅助系统,通过人工智能的算法,让机器具备自助学习能力。主要应用于检验和检查的自动读片、诊断中的语意学习帮助辅助诊断等领域。AI 智能系统的开发应用,在"循证医学"的基础上使"转化医学"得到丰富应用。

2. 针对基层医生而言，人工智能应用主要帮助基层医生完成智能分诊操作,由于当前 AI 技术的局限,现阶段的分诊过程还处于软件和后台人工相结合的阶段。但通过人工智能的机器自助学习能力,未来的分诊可能将被人工智能智能分诊应用逐步代替。

3. 针对基层患者个人而言，人工智能应用主要帮助用户完成自助导诊服务操作和个性化健康服务,用户可以通过手机 APP 进行操作,并享受医疗智能信息化系统推荐的各类服务内容。

第四节·关键技术与技术标准

一、云技术

自软件即服务(software as a service,SaaS)在 20 世纪 90 年代末出现以来,云计算服务已经经历了十多年的发展历程。云计算服务真正受到整个 IT 产业的重视是始于 2005年亚马逊推出的 AWS 服务,产业界由此意识到亚马逊建立了一种新的 IT 服务模式。在此之后,谷歌、IBM、微软等互联网和 IT 企业分别从不同的角度开始提供不同层面的云计算服务,云服务进入了快速发展的阶段。当前,云服务正在逐步突破互联网市场的范畴,政府、公共管理部门、各行业企业也开始接受云服务的理念,并开始将传统的自建 IT 方式转为使用公共云服务方式,云服务将真正进入其产业的成熟期。

(一)公共云服务

一般来说包括基础设施即服务(infrastructure as a service,IaaS)、平台即服务

(platform as a service，PaaS)、SaaS 三类服务。

1. IaaS 服务 · 是基础设施类的服务，将成为未来互联网和信息产业发展的重要基石。互联网乃至其他云计算服务的部署和应用将会带来对 IaaS 需求的增长，进而促进 IaaS 的发展；同时，大数据对海量数据存储和计算的需求，也会带动 IaaS 的迅速发展。IaaS 也是一种"重资产"的服务模式，需要较大的基础设施投入和长期运营经验的积累，单纯出租资源的 IaaS 服务盈利能力比较有限。

2. PaaS 服务 · 被誉为未来互联网的"操作系统"，也是当前云计算技术和应用创新最活跃的领域。与 IaaS 服务相比，PaaS 服务对应用开发者来说将形成更强的业务黏性。因此，PaaS 服务的重点并不在于直接的经济效益，而更着重于构建和形成紧密的产业生态。

3. SaaS 服务 · 是发展最为成熟的一类云服务。传统软件产业以售卖拷贝为主要商业模式，SaaS 服务采用 Web 技术和面向服务（SOA）架构，通过互联网向用户提供多租户、可定制的应用能力，大大缩短了软件产业的渠道链条，使软件提供商从软件产品的生产者转变为应用服务的运营者。

（二）"云技术"在医疗领域的兴起

在医疗领域，将信息技术引入日常管理和服务过程中，已成为医疗技术现代发展的必然趋势。近年来随着云计算技术的兴起和成熟，其灵活的构建方式、较低的使用成本、安全高效的信息管理能力，逐步得到行业用户的认可和使用。目前，医疗行业云服务刚刚起步，多以私有云模式、承载非核心业务应用为主。从当前发展来看，可以预测医疗服务将从私有云模式过渡到混合云模式，甚至到公有云模式（如私人诊所、小型医疗机构等）。医疗机构将现有业务系统迁移到云平台上，最大的意义在于两方面：一方面，用户无需投入大量精力在基础设施建设和维护上，通过使用云计算运营商提供的云服务，可完全专注于核心业务本身；另一方面，可为跨机构的医疗协同业务的应用和共享业务开展，有效扩大服务覆盖范围。

（三）医疗云平台建设是一个复杂而持久的过程

以影像云建设为例，云平台要求与任何 RIS 及存储集成，为集团化医院的放射系统提供专业图像处理及分析在线应用，并与原有的系统无缝连接，但无需更换终端硬件，云平台可在保持医院原有工作流程基础上，轻松建立集团医院与分院、托管医院之间的影像在线协作应用。

云平台可集成任何 EMR 系统，也可独立使用，建设过程无需网络改造，对当前网络技术无网络瓶颈，也可为院内、院际临床科室提供直观、易用、3D 化专业图像处理，在线高级应用满足临床科室（如手术室、肿瘤科、神经科、心内外科、骨科等）的先进影像应用需求。全临床专科的云端影像即时先进应用见图 4-6；云平台可实现在宽带网络下的下级医院与上级医院即时先进影像诊断；医学图像处理及分析的云计算应用，将终极性地解决数字医学图像临床应用的一切问题。

影像云平台需要建立包括影像、心电、病理、LIS 检验和检查结果的云端大数据集成平台。医生在云医院看病的时候,可以方便地通过专业的工具,查看远端医疗机构发送的影像资料、心电图、检验和检查报告、病理报告。而建立这一切,首先需要一个功能强大的处理引擎运行在云端,同时要将全部的医学图像处理算法云计算化,其次要建立一个海量的图像、心电、LIS、病理的数据中心。

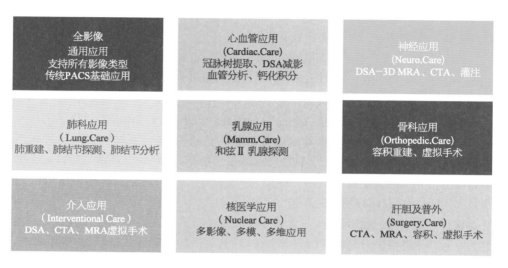

图 4‑6 全临床专科的云端影像即时先进应用

通过"影像云"建设,在多屏显示终端支持下,即可实现多显示终端既可以做视频看病,也可以方便地调阅影像资料、心电图、检验和检查报告、病理报告等诊疗信息。

■ 二、健康物联网技术和可穿戴技术

(一)健康物联网技术

物联网技术在医疗领域的应用潜力巨大,能够帮助医院实现对人的智能化医疗和对物的智能化管理工作,该技术支持医院内部医疗信息、设备信息、药品信息、人员信息、管理信息的数字化采集、处理、储存、传输、共享等,以此实现物资管理可视化、医疗信息数字化、医疗流程科学化、服务沟通人性化。物联网技术的应用在满足医疗健康信息、医疗设备与用品、公共卫生安全的智能化管理与监控的同时,有效解决医疗平台支撑薄弱、医疗服务水平整体较低、医疗安全生产隐患等问题。

国际电信联盟把射频识别技术、传感器技术、纳米技术、智能嵌入技术视为物联网发展过程中的关键技术。在医疗卫生领域,物联网的主要应用技术在于可解决物资管理可视化、医疗信息数字化、医疗过程数字化三个方面。

医疗器械与药品的监控管理借助物资管理的可视化技术,可以实现医疗器械与药品的生产、配送、防伪、追溯,避免公共医疗安全问题,实现医疗器械与药品从科研、生产、流动到使用过程的全方位实时监控,这一技术也被较多应用在资产管理和设备追踪的应用中。

物联网在医疗信息管理等方面具有广阔的应用前景。目前医院对医疗信息管理的需求主要集中在以下几个方面：身份识别、样品识别、病案识别。其中，身份识别主要包括患者的身份识别、医生的身份识别，样品识别包括药品识别、医疗器械识别、化验品识别等，病案识别包括病况识别、体征识别等。

物联网技术也支持远程医疗监护的应用，其作用是构建以患者为中心，基于危急重病患的远程会诊和持续监护服务体系。远程医疗监护技术的设计初衷是为了减少患者进医院和诊所的次数。物联网这项医疗辅助新技术的应用，必将给我国智慧医疗能力提升带来一场新的革命。

（二）可穿戴技术

可穿戴技术可以把多媒体、传感器和无线通信等技术嵌入人们的衣着中，可支持手势和眼动操作等多种交互方式。从社会价值来看，健康领域才是可穿戴设备应该优先发展、最有前途的领域，可穿戴健康设备本质是对于人体健康的干预和改善。目前，可穿戴设备也正从"信息收集"向"直接干预"发展。可穿戴健康设备可应用于针对城市人群各种常见病的监测与管理。例如：随时随地给颈椎做按摩，甚至直接干预脑电波帮助睡眠。

在物联网、云计算和移动互联网等新兴技术支撑下，智慧云医院与可穿戴设备相结合，形成了智慧健康服务平台，为消费者提供了崭新的在线健康服务模式，也形成了智慧城市建设的重要组成部分。就中国目前的社会结构和疾病构成的现状而言，智慧健康服务将在慢性病管理和养老产业两大领域提供巨大的支持并发挥积极的作用。

众所周知，疾病发生之前通常有"生理异常"，但可能很少有人去测量和发现亚健康指标，甚至去管理它。而大量的数据和经验告诉我们，利用亚健康指标可以提早发现慢性病，加上合理的智慧健康管理和治疗，慢性病是可以得到有效控制甚至治愈的。而患者对于自身疾病的及早干预，也将减少急诊和住院治疗次数，从而节约大量的费用和人力成本，对整个卫生事业而言都是福音。

另一方面，中国正在逐步进入老年化社会。国务院办公厅 2011 年发布的《社会养老服务体系建设规划（2011—2015 年）》指出，中国人口老龄化加速发展，老年人口基数大、增长快，并日益呈现高龄化、空巢化趋势。所以老年人对于自己的健康和疾病治疗的认知和智能管理尤为重要。同时，智慧健康管理的机制如果开放给照料看护人员或子女，能更合理、有效地为老人安排就诊咨询，进而及时预防和发现疾病、治疗疾病，避免病情恶化。

可以看出，慢性病和老龄化已经逐步成为社会难题，造成了一定的社会经济负担。在当下智慧医疗技术逐渐成熟的条件下，医疗从业人员有责任与社会一起去建立一种有效的智慧健康服务模式去改善这种现状。

智慧健康服务的自我管理通常可以利用可穿戴设备及其应用（APP）来实现。最简单的是跑步记录的手机端 APP，此应用可根据输入的年龄和基本生理情况规划个性化跑步计划，并且全程记录步数和跑步时间。此类应用也可与其他硬件设备相结合，如当今流行的各种可穿戴设备和远程健康设备。

智能腕表作为比手机更专业的运动自我管理可穿戴设备应运而生,能更全面地记录使用者每天的运动情况,包括消耗的能量、步数、运动距离等。同时,智能腕表也能实现一些手机的基本功能,如打电话等,操作比手机更快捷、方便,对于中老年来说是更好的自身健康管理的选择。

同时,电视作为必不可少的居家用品也成为智慧健康的重要切入点。其中创维电视的云健康系统能实现血压、体重、脂肪等许多健康监测,更能通过强大的云端管理平台保存所有的体检数据,帮助消费者建立私人健康档案,量身定制专业的健康计划,实现健康的自我管理。

(三)智慧健康服务的一体化管理

还有一些智慧健康管理并不是通过设备及其传感器来实现的,管理也不仅限于对于自身的管理,而是通过无传感器的物联网对某一类群体的管理。最典型的存在形式是微信、微博等社交媒介上自发形成的一些小组织。这些小组织往往以医学专家为核心,针对某一类人或患者群体,提出健康和疾病管理指引,实现对健康和疾病管理的充分交流和相互监督。

当然,智慧健康服务的自我管理目前还缺少医疗知识的指引和支持,智慧健康服务的群体管理也缺少可视化的健康数据管理模式,所以智慧健康服务要真正产生可量化的作用,靠单一的载体是不完善的,只有将智慧健康设备结合信息化管理平台,植入有医疗背景的物理形态场所,才能建立最有效的智慧健康管理模式。完善的智慧健康管理模式,在为消费者和医护人员带来巨大益处的同时,也将促进社区公共卫生预防及管理体系关口前移,提升基本公共卫生服务质量和管理效率,创造积极的社会价值。

目前中国很多地区正在建立养老服务站,通过为社区居民在居家养老服务中心或指定场所提供一站式自助健康体检、实时健康数据分析、电子健康档案服务以及养老生活服务,让社区居民能够随时在家门口进行健康体检,享受养老服务,并通过应用电子健康档案,帮助社区居民改进疾病的预防、诊疗和康复。

同时,在一些基础医疗服务机构(如社区),也有企业植入了自主研发的一体化的智慧健康管理体系,可为社区慢性病患者、老年人提供健康数据采集、分析、健康咨询等全面而长效的管理,其他一体化智慧健康服务体系的意义见图4-7。一套完善的智慧健康服务体系应该至少包括以下功能。

1. 体征测量与无线上传功能·通过健康信息采集仪采集人体体征指标,并解析为:血糖、血压、脉搏、血氧、BMI、腰臀比、体温等多项基本生理指标,并应用无线网络环境自动将指标监测数据上传至居民健康管理信息平台或区域卫生信息平台。

2. 个性化健康提醒功能·个人测量体征出现异常时,可通过手机短信方式通知居民个人、家属或家庭医生,便于快速获得健康呵护。同时,也同步将家庭医生的健康建议或就诊通知,通过手机短信发送给居民。

3. 社区医生(或家庭医生)远程健康管理服务工具·根据居民健康状况,设置个性化

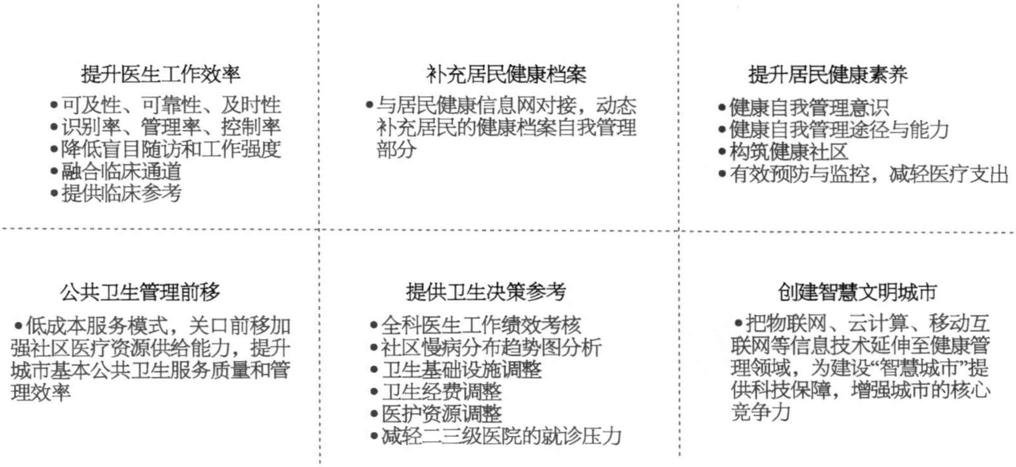

提升医生工作效率	补充居民健康档案	提升居民健康素养
•可及性、可靠性、及时性 •识别率、管理率、控制率 •降低盲目随访和工作强度 •融合临床通道 •提供临床参考	•与居民健康信息网对接，动态补充居民的健康档案自我管理部分	•健康自我管理意识 •健康自我管理途径与能力 •构筑健康社区 •有效预防与监控，减轻医疗支出
公共卫生管理前移	提供卫生决策参考	创建智慧文明城市
•低成本服务模式，关口前移加强社区医疗资源供给能力，提升城市基本公共卫生服务质量和管理效率	•全科医生工作绩效考核 •社区慢病分布趋势图分析 •卫生基础设施调整 •卫生经费调整 •医护资源调整 •减轻二三级医院的就诊压力	•把物联网、云计算、移动互联网等信息技术延伸至健康管理领域，为建设"智慧城市"提供科技保障，增强城市的核心竞争力

图 4-7 一体化智慧健康服务体系的意义

体征预警方案。社区医生(或家庭医生)通过调阅居民日常体征测量数据、近期的健康趋势图的平台数据，并结合其他健康档案信息生成个性化的健康建议、就诊通知等健康管理措施，并自动同步至居民自助服务平台。

4. 个人体征信息查阅功能·居民可通过网站和移动端 APP 查阅个人的健康体征测量数据、近期的健康趋势图、家庭医生的健康预警方案、健康建议、就诊通知及健康宣教等资讯。

5. 提供动态补充健康档案服务·与区域卫生信息平台对接，自动补充个人的健康档案(自我管理部分)。与三级医院信息平台对接，在三级医院就诊时，专科医生可调阅个人的健康数据及家庭医生的健康管理措施，更好地辅助临床参考服务。

6. 提供数据统计分析服务·通过数据挖掘，为卫生决策机构提供参考依据。如：慢性病分布趋势(图)、全科(家庭)医生工作绩效、社区慢性病管理效果统计等业务应用统计分析报表，便于卫生经费及卫生资源的有效配置。同时，也可以支撑临床医生对病理学的科学研究。

7. 提供热线电话服务支持·设备故障接报、远程操作培训、耗材配送、业务受理等。应答一键求助请求，并实现服务工程师调度，提供线下服务。

目前，全程智慧健康一体化服务体系得到了很好的体现，此体系在上海市虹口、松江、黄浦等社区也取得了不错的反响。

全程智慧健康服务体系是依托"健康服务云"概念，以"居民健康管理信息平台"(以下简称：平台)为主要工具，结合全程健康信息采集仪，将"云技术、物联网、移动互联网"等新兴信息技术融入社区基本公共卫生管理体系和居民健康自我管理体系，同时与上海市申康医联工程、区域卫生信息平台对接，完善了居民健康档案的大数据管理体系，建立起了"居民预检、平台预警、临床参考、医生管理"的整体服务流程（图4-8），由此形成了"全程健康"的智慧健康服务模式。此服务模式旨在为居民建立一个全面的健康管理体系，着重于慢性病和老年人的健康管理，最终实现居民对于自身健康的管理、疾病的监控，以及与医疗服务机构之间的信息沟通。

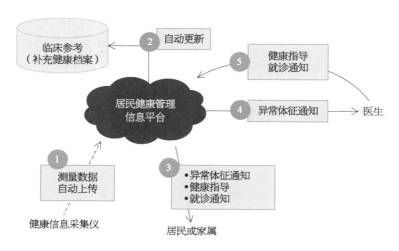

图4-8　全程智慧健康服务系统服务流程

　　有需求的社区或养老服务站可安装全程智慧健康服务体系（图4-9），主要包括全程的"居民健康管理信息平台"，以及与社区或养老服务站平台的对接和全程健康信息采集仪的安置。安装实施完成之后，此社区或养老服务站下的居民可通过全程健康信息采集仪采集体征数据，体征数据自动上传至居民健康管理信息平台，并同步至居民所属的社区卫生服务中心。对健康体征超过预警值范围的，平台可直接通过短信通知居民的家庭医生、居民本人或居民家属，以便家庭医生及时对异常情况进行处理和干预，帮助居民得到及时的健康呵护。同时，每位居民的电子健康档案也会随着数据的不断采集而同步完善。居民家属或个人可通过互联网查阅自己的电子健康病例，包括健康体征、健康趋势图以及家庭医生的健康建议、就诊通知等，实现与医生的高效互动。

　　平台与上海市申康医联工程对接，全市所有三甲医院医生工作站可以调阅到该居民的日常体征测量数据及近期的体征变化趋势，便于医生为居民提供更好的诊疗服务。平台与区域卫生信息平台对接，日常的健康信息自动补充至区级居民健康档案。

　　智慧健康服务把传统的健康服务方式通过智能化的手段进行了有效提升，使疾病认知、治疗知情及挂号求医等医事活动将通过更加便捷、透明和量化的智能方式展现出来。智慧健康的服务一体化、全面化，为消费者建立更完备的健康服务网，实现长期解决消费者的健康服务难题。

　　未来，智慧健康服务体系还将应用到更多的社区、卫生服务中心和养老服务站等，同

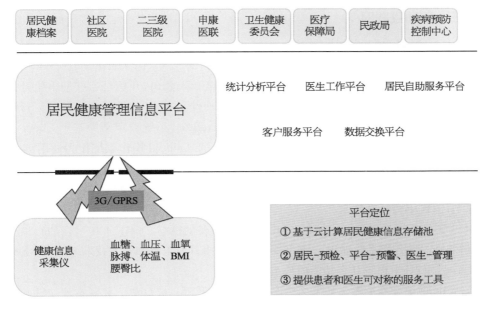

图4-9　全程智慧健康服务体系模式

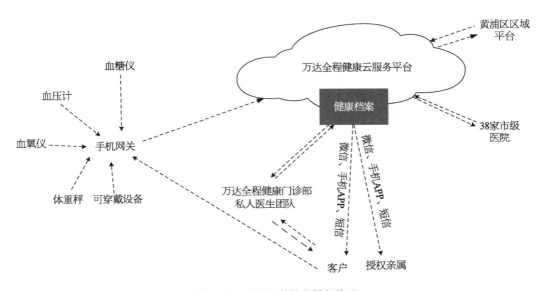

图4-10　未来智慧健康服务体系

时将适应市场的需求不断完善(图4-10)。随着服务体系和居民电子档案的不断完善,此体系不仅将有助于重构以慢性病患者为中心的医疗服务供给体系,为养老产业提供支撑,还将为药物和饮食疾病学的对应关系研究提供更有力证据,真正让全社会走上轻药品、重预防的健康管理认知之路。

■ 三、移动互联网

（一）Android 平台开发技术

Android 起源于一家叫 Android 的公司，成立于 2003 年，由来自 Danger、Widefire 通信公司、T - Mobile 和 WebTV 工程师共同参与。该私人公司，开始是为移动手机开发软件，于 2005 年被谷歌收购。2007 年，谷歌与 84 家硬件制造商、软件开发商及电信营运商组建开放手机联盟共同研发改良 Android 系统。Android 系统被定义为基于 Linux 平台 2.6 内核版本的移动设备平台。2008 年，移动设备的 Android 操作系统作为使用 Apache 许可证的开源软件可用。Android 包含内部组件（平台）和外部组件（Linux 内核和 WebKit，使用 GPL 和 LGPL 的许可证，及各种其他组件或项目，版权由其他拥有者所有）。

（二）IOS 平台开发技术

iOS 操作系统是 iPhone、iPod touch 及 iPad 设备的核心。构建 iOS 平台的知识与苹果公司的 Mac OS X 系统如出一辙，iOS 平台的许多开发工具和开发技术也源自 Mac OS X。iPhone SDKi 由以下几个功能模块组成。

1. iPhone 平台参考库 · 如果文档库有更新，则更新会被自动下载到本地。SDk 默认包含 iPhone 平台开发的参考文档。

2. iPhone 模拟器 · 为便于在没有移动设备的情况下进行 iPhone 应用程序的开发，通过 iPhone 模拟器对开发的应用程序在 Mac OS 系统下进行模拟，它是 Mac OS X 平台下的应用程序。

3. XCode 工具 · XCode、Interface Builder 和 Instruments 是该工具包括的 3 个关键应用程序，它是 iPhone 平台最重要的开发工具。

（三）短信网关

短信网关（internet short message gateway，ISMG）主要是为了解决各网络、各运营商之间的短信互通和服务提供商（SP）的接入问题，是为应用单位收发短信而提供的一个动态数据交换平台系统。通过该系统的接口软件，可以将短信平台与各种系统和软件进行无缝高效连接，将应用单位的系统随时产生的动态信息转变成手机短信，通过特定服务平台连接移动、电信和联通的短信中心以端口特服号码进行实时发送和接受，为各种系统（或软件）建立一个快速的短信双向（或单向）通道。

短信息已经成为手机用户最经常使用的业务之一。除了大量使用的手机用户到手机用户的点对点短信业务之外，从信息平台到手机用户的短信信息服务业务也在快速发展，该业务已经成为广大用户及时、方便地获取信息的一种手段。

ISMG 的建设可以为 SP 与短消息中心（SMSC）之间数据交换提供一条安全、快捷的通道，以便手机用户采用短信方式与 SP 双向通信，接收 SP 提供的信息服务，同时完成相应计费采集、业务管理、网络管理等功能。

上述各项技术，在互联网医疗服务平台建设中得到广泛的应用，举例来说："智慧云医院"的建设,就是基于以上技术应用,通过突破传统 PC 互联网的局限,将业务和应用场景串联起来。具体来说,就是医生端、患者端同时支持 PC 端浏览器、平板/手机(IOS、Android)(图 4 – 11)。另外通过手机,将智能穿戴设备、健康信息采集设备等的数据信息通过数据抽取工具上传到云端,后端做数据呈现、分析。

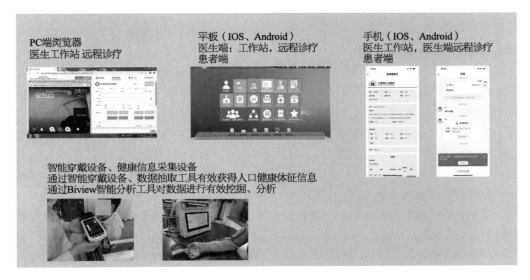

图 4 – 11 智慧云医院支持设备平台

现有的医疗客户端多以"预约"为切入点,实现预约、咨询、医疗、查询、支付、互动等环节的服务。"智慧云医院"的建设,通过网络医院基础平台,可实现视频看医生和处方流转的功能,同时,作为一个互联网医院的入口,基础平台可以胜任跨地区简单的远程会诊服务功能。但是这个是远远不够的,未来的云医院,应该逐步向医疗核心发展,同时延伸进入院内、院外全程健康管理,为患者打造一个基于移动互联网的线上、线下全流程协同的医疗环境。

■ 四、大数据、人工智能

(一)大数据及挖掘技术

大数据(big data),指的是所涉及的资料量规模巨大到无法透过目前主流软件工具,在合理时间内达到撷取、管理、处理并整理成为帮助企业经营决策更积极目的的资讯。网络的发展带来了信息量的飞速增长,大数据技术的战略意义不在于掌握庞大的数据信息,而在于对这些含有意义的数据进行专业化处理。换言之,如果把大数据比作一种产业,那么这种产业实现盈利的关键,在于提高对数据的"加工能力",通过"加工"实现数据的"增值"。

大数据技术指的是对大量信息进行专业处理、获取具有指导意义的信息以帮助决策的技术,而数据仓库、联机分析处理(OLAP)、数据挖掘技术就是处理和分析"大数据"的主要方法。也就是说,实现大数据的分析和利用需要以数据仓库、OLAP、数据挖掘技术为手段。

具体来说,当海量数据摆在眼前,针对用户可能关注的方面,按照一定的主题域进行组织,形成数据仓库;再通过OLAP对信息的多种可能的观察形式进行快速、稳定一致和交互性的存取,形成多个维度的信息;再通过数据挖掘技术,发现数据内部隐含的规律并展示给用户,以指导用户决策。

数据挖掘是从大量的、不完全的、有噪声的、模糊的、随机的数据集中,识别有效的、新颖的、潜在有用的,以及最终可理解的模式的非平凡过程。它是一门涉及面很广的交叉学科,包括机器学习、数理统计、神经网络、数据库、模式识别、粗糙集、模糊数学等相关技术。由于数据挖掘是一门受到来自各种不同领域的研究者关注的交叉性学科,因此导致了很多不同的术语名称。其中,最常用的术语是"知识发现"和"数据挖掘"。相对来讲,数据挖掘主要流行于统计界(最早出现于统计文献中)、数据分析、数据库和管理信息系统界;而知识发现则主要流行于人工智能和机器学习界。

数据挖掘可粗略地理解为三部曲:数据准备(data preparation)、数据挖掘,以及结果的解释评估(interpretation and evaluation)。① 根据数据挖掘的任务有如下几种类型:分类或预测模型数据挖掘、数据总结、数据聚类、关联规则发现、序列模式发现、依赖关系或依赖模型发现、异常和趋势发现等。② 根据数据挖掘的对象有如下若干种数据源:关系数据库、面向对象数据库、空间数据库、时态数据库、文本数据源、多媒体数据、异质数据源、遗产(legacy)数据库及Web数据源。③ 根据数据挖掘的方法可粗分为:统计方法、机器学习方法、神经网络方法和数据库方法。④ 统计方法中可细分为:回归分析(多元回归、自回归等)、判别分析(贝叶斯判别、费歇尔判别、非参数判别等)、聚类分析(系统聚类、动态聚类等)、探索性分析(主元分析法、相关分析法等),以及模糊集、粗糙集、支持向量机等。⑤ 机器学习方法可细分为:归纳学习方法(决策树、规则归纳等)、基于范例的推理CBR、遗传算法、贝叶斯算法等。⑥ 神经网络方法可细分为:前向神经网络(BP算法等)、自组织神经网络(自组织特征映射、竞争学习等)等。数据库方法主要是基于可视化的多维数据分析或OLAP方法,另外还有面向属性的归纳方法。

在平台的建设过程中我们可以利用数据挖掘技术对卫生数据中心的数据进行清洗、归并,形成各种主题的多维数据,采用数据挖掘的各种方法进行分析,为宏观管理和决策支持提供深层次的数据参考。

(二)人工智能技术

人工智能是计算机科学的一个分支,它企图了解智能的实质,并生产出一种新的能以人类智能相似的方式做出反应的智能机器。人工智能在计算机上实现时有2种不同的方式。① 一种是采用传统的编程技术,使系统呈现智能的效果,而不考虑所用方法是否与人或动物机体所用的方法相同,这种方法称为工程学方法(engineering approach),它已在一些领域内作出了成果,如文字识别、电脑下棋等。② 另一种是模拟法(modeling approach),它不仅要看效果,还要求实现方法也和人类或生物机体所用的方法相同或相类似。遗传算法(generic algorithm,GA)和人工神经网络(artificial neural network,ANN)均属后一类型。遗传算法模拟人类或生物的遗传-进化机制,人工神经网络则是模拟人类或动物大脑中神经细胞的活动方式。为了得到相同智能效果,两种方式通常都可使用。采用前一种方法,需要人工详细规定程序逻辑,如果游戏简单,还是方便的;如果游戏复杂,角色数量和活动空间增加,相应的逻辑就会很复杂(按指数式增长),人工编程就非常繁琐,容易出错。而一旦出错,就必须修改原程序,重新编译、调试,最后为用户提供一个新的版本或提供一个新补丁,非常麻烦。采用后一种方法时,编程者要为每一角色设计一个智能系统(一个模块)来进行控制,这个智能系统(模块)开始什么也不懂,就像初生婴儿那样,但它能够学习,能渐渐地适应环境,应付各种复杂情况。这种系统开始也常犯错误,但它能吸取教训,下一次运行时就可能改正,至少不会永远错下去,不用发布新版本或打补丁。

举例说明,在"智慧云医院"建设过程中,除了通过建立医疗集团作为运营实体,建设线上诊疗系统、远程视频看医生平台,添加对健康小屋设备或其他智能穿戴设备、健康信息采集设备数据的支持外,通过应用大数据及人工智能技术加大智能医生、智能机器人的研发应用,逐步为地区智能健康管理服务、数据服务提供了有力支持,也构建了良好的产业协作生态环境。具体的业务模型如下。

1. 智慧医疗大数据云・数据调阅、查询(包含个人健康档案、远程影像、远程心电、远程病理、远程检验、远程视频看医生等),通过数据接口方式向相关单位提供云服务,建设架构见图4-12。

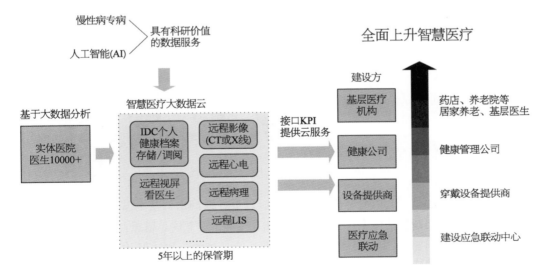

图4-12　智慧医疗大数据云建设架构

2.大数据分析·抽取云端数据,进行数据分析。

3.医疗应急联动·联合三级医院、基层医疗机构(药店、养老院、基层社区医院等)、健康管理公司、穿戴设备提供商,建立应急联动中心。

4.智能终端·HMRobot 机器人、HMBox 机顶盒。

在这一业务模型中,通过 AI 智能系统的研究开发,以"智慧云医生"的模式用于互联网医院智能问诊,在提高问诊效率、改善自我健康管理服务方面起到了很好的效果,智慧云医生平台逻辑架构见图 4-13。

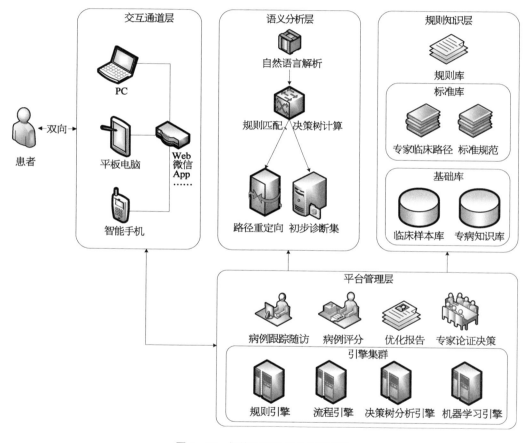

图 4-13　智能云医生平台逻辑架构

该平台的核心是一套以概率论为理论依据,以贝叶斯网络算法为基础进行扩展而形成医学人工智能诊断算法体系(机器学习)。以下简单介绍下核心思想:目前医学诊断其核心是一个分类问题,医生对患者进行诊断就是一个典型的分类过程,任何一个医生都无法直接判断患者的病情,只能观察患者表现出的症状和各种实验室检测数据来推断病情。

分类问题往往采用经验性方法构造映射规则,即一般情况下的分类问题缺少足够的信息来构造100%正确的映射规则,而是通过对经验数据的统计从而实现一定概率意义上正确的分类,因此所构造出的分类器并不是一定能将每个待分类项准确映射到其分类,分类器的质量与分类器构造方法、待分类数据的特性及样本数量等诸多因素有关。

我们回到医学诊断方面,这时医生就好比一个分类器,而这个医生诊断的准确率,与他当初受到的教育方式(构造方法)、患者的症状是否突出(待分类数据的特性)及医生的经验多少(训练样本数量)都有密切关系。这是智能云医生的基本理论体系,我们要构建的平台就是要提高这个分类器的诊断准确概率。

一般分类算法中,使用较多的是朴素贝叶斯算法,也就是假定的各个条件项互为独立且没有关联,那么,产生最大概率的那个结果,就作为分类结果的选择点。这种算法是最容易理解、效率最高且应用最广泛的一种,如大数据案例中极为经典的精准营销推荐算法、垃圾邮件识别算法、社会性网络服务(SNS)社区机器账号扫描算法等。但是,在医学诊断中,朴素贝叶斯算法并不合适,因为影像人类健康问题的各项条件具有极强的相关性,因此我们需要选用贝叶斯网络算法(也称为信念网络算法)作为智能云医生的算法基础。

贝叶斯网络算法假定各条件项之间存在一定的关联,而这个关联可通过一张有向无环图(DAG图)描述,图4-14是一张典型的DAG图。

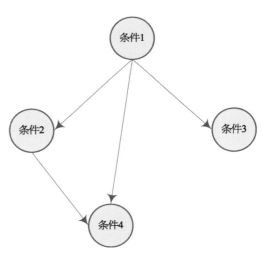

如图4-14所示,每个节点的条件都可以看成是一个随机变量,而节点之间的线表示互相之间的联系。DAG描述了整体的关系,在贝叶斯网络算法中除了DAG图外,还需要一张关键的条件概率表。在给出所有节点的条件概率表的前提下,理论上可以在观察值不完备的情况下对任意随机变量进行推断。

一般情况下,一个典型的多变量非独立联合条件概率分布是如下计算公式:

图4-14 典型的DAG图

$$P(x_1, x_2, \cdots, x_n) = P(x_1) P(x_2 \mid x_1) P(x_3 \mid x_1, x_2) \cdots P(x_n \mid x_1, x_2, \cdots, x_{n-1})$$

而在贝叶斯网络中,定义了一个前驱特性:每一个节点在其直接前驱节点的值制订后,这个节点条件独立于其所有非直接前驱前辈节点。因此任意随机变量组合的联合条件概率分布被化简成:

$$P(x_1, x_2, \cdots, x_n) = \prod_{i=1}^{n} P(x_i \mid Parents(x_i))$$

其中 *Parents* 表示 x_i 的直接前驱节点的联合,概率值可以从相应条件概率表中查到。

以上就是智能医生的核心算法的理论依据。基于这个算法基础,我们以前制作的大量的样本数据库就是构成贝叶斯网络算法训练样本的核心,专家临床路径就是 DAG 图,而知识库与临床路径的结合就是关键的条件概率表,承载这个关键算法的就是规则库和决策树引擎。

本算法的关键点有 4 个:① DAG 图中可能存在隐藏随机变量,也就是可能存在某些未知的关键条件,但这是小概率事件。② 概率不可能 100% 精确,因此需要随着样本库的扩张不断进行调整和优化。③ 由于存在上述 2 个关键点,因此需要对每个计算用例进行闭环的跟踪判定,以便充实训练样本、优化条件概率表,在出现偏差的情况下,优先考虑概率值。④ 智能云医生是医学专业知识平台,因此计算用例(病例)的采纳、训练样本库的调整、条件概率表(知识库、规则库)的优化等关键内容都需要专家进行决策判断,技术平台仅提供分析报告和建议。

第五节 · 案 例 分 享

■ 一、上海徐汇云医院

这是一个基于实体医院建设的案例,强调"实体医院＋互联网"服务的模式。上海徐汇云医院从 2002 年开始投入研发,经过这些年的实施部署,形成了纵向医联体的形式。目前,已经形成了以三级的复旦大学附属中山医院为龙头,复旦大学附属中山医院徐汇医院(徐汇区中心医院)等三级区域医疗中心为核心,覆盖 13 家一级社区医院,并已经布点进入社区居委会、药店、养老院的云医疗服务体系与网络架构、学校医务室等基层医疗机构;同时,也实现了个人通过 APP 在家远程视频、图文问诊看医生的功能,形成了"小病在社区,大病进医院,康复回社区,健康进家庭"的新型就诊观念(图 4 - 15)。

上海徐汇云医院也为复旦大学附属中山医院徐汇医院提供了一个更好的线上与线下协同的智慧医疗服务模型,通过云医院引流到实体医院的患者,可以享受包括预约挂号、转诊、检验和检查、住院等综合服务的快速通道。线上与线下的数据完全打通,为患者提供了一个极佳的就医服务空间。

作为上海首家云医院,上海徐汇云医院开创了国内医院＋互联网最佳运营模式。其优势主要体现在如下方面:① 依托线上诊前服务,实现线下诊疗优先及结算优惠。② 虚拟医院＋实体医院的互融互补,以医联体为核心,融入复旦大学附属中山医院的慢性病综合管理中心(OTO)支持,复旦大学附属中山医院徐汇医院作为运营主体。③ 机构-机构、人-人、物-物、人-物的互联互通。④ 基于大数据、云计算的科研服务、推送服务及决策支持。

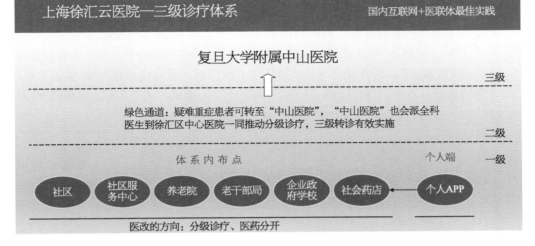

图 4‒15 上海徐汇云医院医联体模式

上海徐汇云医院采用国内比较流行的"微信云服务模式"搭建云平台服务(图 4‒16),强调通过平台接口服务建立合作生态,最终规划将云医院成功的智慧医疗模式引入智慧城市各应用建设场景中,实现以点带面,更好地为智慧城市建设发挥创新示范作用。

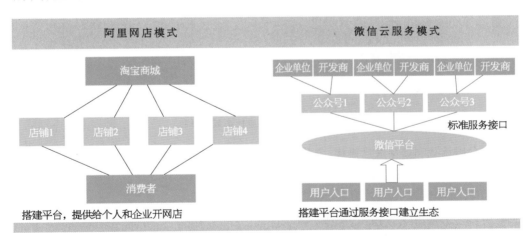

图 4‒16 国内平台搭建比较流行的两种模式

■ 二、上海健康云

(一) 构建模式

"上海健康云"协作平台是基于公共卫生区域平台建设的成功案例,强调以居民健康档案为核心,由政府牵头,通过医疗物联网应用整合各类资源。

"上海健康云"采用混合云解决方案,以居民电子健康档案和电子病历数据为核心,由政府主导。该项目依托"上海市健康信息网"的建设成果,通过发挥公共卫生区域平台优势,形成区域医疗系统,并实现了跨机构间的无缝医疗协作业务(业务包括:临床、医技、药品、耗材等)。同时,针对患者个体就医需求,按需在多个机构中协作完成。平台目前覆盖39家三级医院、17个区县及全市600家公立卫生机构。项目建设涉及30多家厂商、226个异构系统。目前,平台已积累100亿多条医疗卫生数据,3 900万人的健康档案,日增数据1 000万条。上海市健康档案数据平台架构如图4-17。

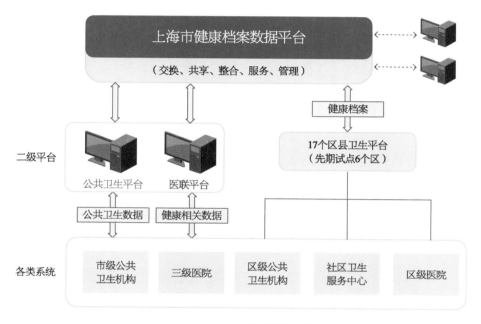

图4-17   上海市健康档案数据平台

平台以承载和贯穿医疗机构、公共卫生专业机构为市民提供智能、便捷健康服务为主线,逐步建立了以数据为驱动的新型慢性病全程健康管理体系,并努力在推动城市医疗健康服务由"以疾病为中心"向"以健康为中心"的转变。

该平台以物联网和互联网技术为基础建立线上和线下结合的O2O健康管理服务平台,属于多医院协作形态类型。通过公共卫生区域平台建设,达到了使公共服务更加多元化、社会服务资源配置不断优化、线上和线下结合更加紧密的目标,打通了生产系统到应用管理端的通路。平台的应用促进了居民的自我健康管理体系与社区基本公共卫生服务体系的无缝衔接。通过重点面向社区、居家的老年人提供远程健康监护、健康管理等服务,实现了"居民预检、平台预警、临床参考、医生干预"的慢性病健康服务模式。平台逐步建立了覆盖全生命周期、内涵丰富、结构合理的健康服务业务体系,打造了一批知名品牌和良性循环的健康服务产业集群,极大满足了广大人民群众的健康服务需求。

（二）平台特点

在"上海健康云"的协作平台所覆盖的生态体系中，各类角色"各司其职，各取所需"。

1. 政府（包括相应的卫生管理机构）·上海市卫生健康委员会承担了"上海健康云"建设和运营中加强慢性病防治体系的建设，负责了慢性病防治和健康管理方面的服务标准、业务流程、管理规范和制度等的完善和建立；通过政府职能调动发挥市级优质医疗资源，加强了对公共卫生专业机构和社区卫生服务中心的联动支持，以及分级、分类对慢性病进行干预管理。委属相关事务部门通过实际业务数据的监控，实现了对上海市健康管理的数据综合分析，并通过大数据分析与治理，实现了对卫生管理的决策支持和整合展示，为相关政策制订提供参考依据。

2. 医疗机构（包括三甲医院、区县级医疗机构等）·在有效整合区域内医疗卫生资源的基础上，优化医疗资源配置。基于上海市健康信息网，实现了对各级医疗机构的挂号资源、床位资源、医师资源、院前急救资源及大型检验和检查仪器设备资源的信息共享和管理。"上海健康云"平台的搭建，可为预约分诊、资源有效配置提供有效支撑；为"基层首诊、双向转诊、急慢分治、上下联动"医改目标的达成提供保障；并可有效推进多点执业、医药分家等政策的落地。

3. 服务机构（包括医疗数据服务企业和医疗健康业务提供商）·协助上海市"医防融合"新型慢性病全程健康管理体系建设，通过大数据分析技术，逐步实现根据健康人群、高危人群、患病人群及疾病恢复期人群等不同人群进行分层和分类需求，并提供综合性、医防融合、全程有效的健康管理服务及应用服务支撑。

4. 患者·上海作为全国人口老龄化程度最严重的城市，慢性病防控形势非常严峻，近年来以高血压、糖尿病为代表的慢性病患病率显著攀升，明显高于全国平均水平。健康云通过构建知识库，建设风险评估模型库、疾病管理规范库、健康专题分析库、健康资讯库等知识库，实现对各类疾病的风险筛查，实现了对慢性病患者的有效信息管理支撑。通过居民端和医生端的互联网 APP 交互应用，"上海健康云"正在逐步实现家庭医生自己选、体征检测智能用、健康档案随时阅、预约分诊医生帮、购买药品专人送、亲情账户亲人管等线上服务，社会效益显现。

三、微医

该平台由互联网企业牵头，强调组织医生抱团开展线上医疗的案例，比较大的特点是弱化了机构间的协作关系。微医的主要用户群是"普惠医疗"的用户。微医早期通过以"挂号网"的形式，以挂号功能这个用户痛点为切口，吸引用户并梳理就医流程，打通患者、医生和医院三大医疗主体。在整合资源扩大规模后，更名为"微医"，并进一步提供"专家团队"的服务模式，帮助用户实现更好的精准就医。

2015 年，桐乡市人民政府与微医集团合作成立了"乌镇互联网医院（以下简称'乌医'）"，其核心是借助线上"微医平台"的支撑，实现"线上＋线下"的模式进行运营。"乌医"盈利模式来自"医、药、险"三方面,其互联网医院业务,提供的是医生的多点执业的平台,其盈利部分70%给医生,剩下30%帮助医生交税买保险,平台赚取相应的维护费用;互联网医院也负责售药,大病种的药品可以倒逼药企进行定制,产生盈利。

■ 四、阿里未来医院

阿里巴巴在医疗行业的布局突飞猛进,并推出"未来医院"计划,目前已形成"阿里云+阿里健康+支付宝"的掎角之势,三者分别通过云计算、云医院平台和支付宝钱包实现对底层基础设施、中间平台和前端入口的全覆盖。按照三方分工,阿里云负责提供底层的云计算与大数据分析支持,并整合阿里巴巴资源,为互联网医疗的药品O2O、移动支付等提供支持。整个"未来医院"计划整合了阿里巴巴集团的旗下公司和关联公司,共同围绕着未来医院这个品牌打造。阿里云司职为医院提供云计算和大数据的服务;支付宝为医院提供诊疗、挂号、支付和信用服务;同时阿里健康为医院、第三方健康机构和药品提供数据生态服务体系。

"支付宝"基于支付宝钱包入口,向医院开放阿里的账户体系、支付、大数据、云计算等功能。但从一段时间的运行来看,"支付宝钱包+医疗"的模式主要还只是解决一家医院内部挂号、支付、信息流动等患者就诊流程繁琐的问题,更多的是一个前端入口和支付工具的功能,其最大优势在于支付宝钱包拥有的庞大用户量和实名认证体系。当然,后端依然也需要云计算和大数据的支撑。显然,单从支付出发,这种模式很难涉及整个医疗行业的资源重构。因此,这部分职能由阿里云作为主导推进。

"阿里云"基于云进行设计、开发、搭建和管理医疗机构,医疗机构通过原有IT基础上改造后迁移至云端。传统的医院信息化的成本结构中,购买硬件软件成本占比很高,而实际用于开发的支出就相应很低,并且耗费时间较长。如果完全基于云服务架设医疗IT系统,几小时就可完成基本框架,并且由于云计算的高扩展性,通过边际效益可实现成本下降,大大减少直接购买服务器的支出成本。

云计算所提供的服务都是一揽子的整体解决方案,医院无需再一项一项去购买。据了解,目前阿里云已经打造了集运营商(移动、联通、电信)、硬件厂商(如浪潮、联想等)、软件提供商及整体应用方案解决商在内的完整生态系统。在该生态中,各方集渠道商和供应商为一身,互相带动和配合。这种模式可以解决医院信息化单体(一家医院)改造带来的信息孤岛问题,有效实现信息共享,避免患者反复检查的医疗支出成本。而一旦通过统一云平台实现信息共享,就有可能进一步对医疗资源进行合理的配置,一定程度上解决"看病难,看病贵"的问题。

阿里巴巴集团早前收购的中信21世纪更名为阿里健康后,推出了阿里健康"云医院",目标是试图打造医疗行业的淘宝,这个平台所有权为阿里巴巴集团。这也意味着,阿里从技术开始向业务延伸。阿里健康的云医院模式依然是基于阿里云平台,该平台汇集了大量医疗机构或挂靠在医疗机构的医生,当患者有需求时可以在线上向这些医生预约并挂号;医生问诊后,可以向平台上的第三方检验中心发送需求,检验中心上门采集数据,之后将检验报告上传至云医院平台。医生再据此完成诊断并开具电子处方。并且,阿里巴巴集团转让了天猫在线医药业务的营运权给阿里健康,以换取阿里健康新发行的股份和可转股债券。如此一来,阿里健康的云医院将药事业务也纳入其中。获得电子处方的患者可以在云医院直接下单购药,药店直接送货上门,由此,完成了整个互联网就医流程。

阿里医疗"三驾马车"分头跑马圈地,同时又相互依存。从阿里的战略意图来看,其目标在于通过互联网渗透到人们吃、穿、住、行、医等各个生活场景中,在提供服务的同时,获取大量数据。马云曾表示,未来阿里是一家数据公司。而在医疗健康层面,无论从前端到后端,还是从大型医院到社区医疗机构,阿里一直在围绕新零售、互联网医疗、消费医疗、智慧医疗等领域进行深度和广度布局。

■ 五、百度医疗大脑

2016 年 10 月 11 日,百度推出人工智能在医疗领域内的最新成果——百度医疗大脑,正式将人工智能技术应用到医疗健康行业。百度医疗大脑是百度大脑在医疗场景中的具体应用,百度医疗大脑是通过海量医疗数据、专业文献的采集与分析进行人工智能化的产品设计,模拟医生问诊流程,与用户交流,依据用户症状提出可能出现的问题,并通过验证给出最终建议。百度方面表示,将基于百度医疗大脑逐渐打造开放的医疗智能平台。

百度医疗大脑的具体应用场景包括为百度医生在线问诊提供智能协助、为医院提供帮助及为患者建立用户画像,以便进行慢性病管理。

第五章
数据集成与信息交互

第一节 · 系统设计与基本原理

■ 一、基本原理

医院的集成平台是信息化项目建设的核心,也是实现院内各系统互联互通的基础,各级业务系统均在本基础平台实现数据的交换和共享。医院内部系统的数据交互原则上必须通过信息集成平台进行,从而保证信息系统中数据的一致性和准确性。

在信息交互架构方面,通过数据集成与信息交互平台的建设,对医生工作门户、护士工作门户、患者协同服务、医技服务平台、运营管理平台、互联网医院平台等进行流程梳理、服务和接口梳理,通过平台实现医院所有服务的分发,从而实现医院大 HIS 的解耦,重构医院 IT 架构。

平台通过采用基于总线的 SOA 架构模式可以解决传统技术带来的弊病。这种方式使得所有系统均依赖于总线,而总线提供的服务注册的功能,有效地管理了服务的使用及相关的安全认证问题,同时总线上提供了一系列协议适配功能可将不同的技术协议转换成统一的交互信息,并采用 Web Service 的方式为所有的业务系统提供业务服务。这样任何业务系统都不存在复杂的依赖关系,复杂的依赖关系统归结于总线之上,业务系统不需要了解哪个系统在提供服务,当自身业务系统需要升级或是替换时,维护原有的接口逻辑即可保证其他业务系统的正常流转。然后通过对各个业务系统的流程再梳理,建立闭环的临床业务流程,将各类管控节点嵌入诊疗过程中,以达到规范医疗行为,确保患者安全,提高医疗质量和工作效率的目的。

通过实现医院 IT 架构的松耦合,所有业务应用系统通过集成平台的服务进行业务交换,降低了单一系统的升级、故障和替换对其他系统和医院整体业务的影响,从根本上优化医院的 IT 技术架构。

在数据集成方面,通过数据集成与信息交互平台的建设,将封闭在多套孤立信息系统中的医疗数据释放出来,实现了物理集中;然后通过对数据的离散化处理,转变成各种有价值的信息,以帮助医院实现持续的质量改进和服务创新。由于信息更完整,使用更方便,各类用户的工作效率得以提升,决策判断的依据更加充分,服务响应更加及时,对促进公立医院的管理制度转型和服务创新,开展各项惠民服务,破解群众"看病难,看病贵"的难题,都具有非常重要的意义。同时,通过全院数据中心平台建设,可大幅提高医院整体信息化水平,实现医院信息化建设的跨越式发展。

■ 二、建设目标定位

(一)业务系统插拔化设计,打造开放式医院信息平台

如图 5-1 所示,医院采用开放的集成平台之前,各个业务系统更多的是"点对点"的交互,接口繁杂,重复冗余。各个系统之间的接口难于维护,建设成本高。

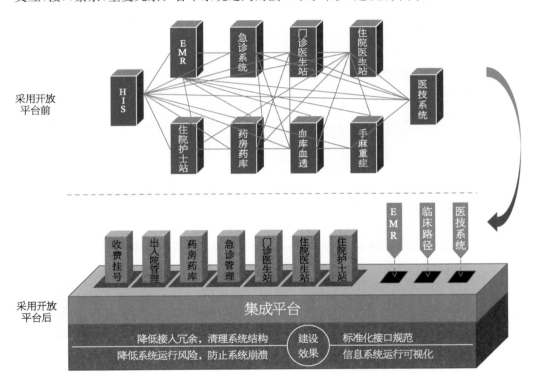

图 5-1　医院采用开放的集成平台前后对比

通过建设开放的集成平台,实现业务系统的插拔化设计,各个业务系统之间简洁独立,并通过主数据管理实现数据标准化,接口和服务管理的可视化,最终实现零成本接口维护和管理。

（二）释放数据、打通数据，实现大数据分析

医院所有临床、管理、质控和科研数据全部以实时或近实时的方式，物理集中在数据中心平台，经过对原始数据的转换、清洗、抽取，以及进行语义关联处理，所产生的元数据支持灵活的查询利用需求。

基于数据中心的构建，将各种医疗数据源整合起来，形成了一个标准、完整、多层次和多维度索引的数据中心。它通过各类医疗事务中的关键元素建立起对各种临床医疗事务的索引关系，实现了对数据多个维度上的检索，为不同角色用户提供不同的信息处理、访问服务，为形成全院级患者主索引、建立全院级电子病历、支撑闭环医嘱应用、支撑临床过程跟踪、支撑临床科研和决策辅助等应用打下坚实的基础。

医院数据中心平台具有高度的可扩展性，支撑医院业务向区域的延伸，实现跟各级各类区域卫生信息服务平台的接口整合和数据共享，支持双向转诊、远程会诊等业务。

通过数据中心平台建设（图5-2），汇集整合全院各个业务系统的数据，可充分发挥医院数据资产的价值，并提高临床服务效率，很大程度上加强了对医院运营和医疗质量管理的支撑，有效促进了知识管理与学科建设，并满足上级管理部门的各项统计上报要求。

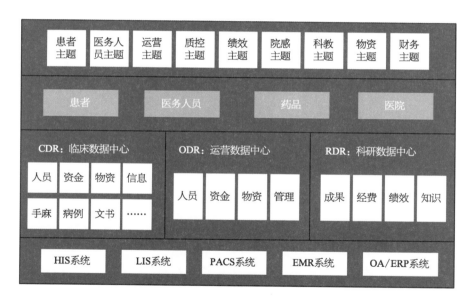

图5-2　数据中心平台建设内容

（三）顶层精细化管理设计，为智慧医院建设奠定基础

基于全院数据中心，构建能够支持所有业务领域的精细化管理需求（顶层精细化管理设计见图5-3）。① 集成整合众多小规模决策支持应用，有效分担事务处理系统的负荷，提高决策支持和事务处理系统的工作效率。② 建立基于医院全业务流程数据仓库的管理机制，提供完整、准确、一致的分析数据及决策管理模型。③ 基于医院全业务流程数据

仓库设计和构建人力资源、财务、设备、效率和质量等领域数据集市,实现相关指标的统计发布。④ 采用数据"多层次、分主题、大集中"方式,实现相关业务系统的数据自动获取和积累,以及业务数据和信息的共享。⑤ 利用功能强大的公用综合数据分析平台,方便、快速地满足多种类的业务分析要求,提高管理工作的效率及准确性。⑥ 可建立完善的系统安全和数据安全控制机制。⑦ 利用商业智能技术对各种业务信息进行及时、科学地汇总、分析和预测,实现业务分析自动化,为领导分析决策提供真实、全面、准确的依据。

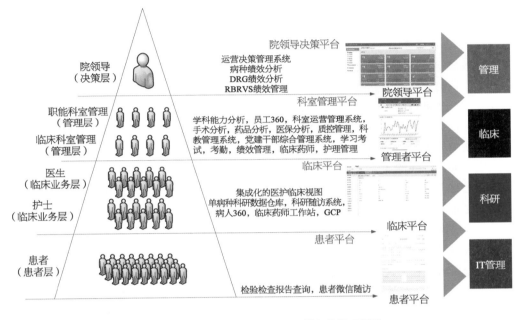

图 5-3　基于全院数据中心顶层精细化管理设计

从医院数据集成与信息交互的整体建设层面,通过面向 IT 管理、科研、临床和管理层的需求,分步构建患者平台、临床平台、管理者平台和院领导平台,逐一建设患者 360 集成视图、院领导管理决策驾驶舱、门诊业务管理系统、临床科研查询等应用建设,使得医护工作更加方便快捷,医疗服务质量得到有效保障,最终提高了医院精细化管理水平。

(四) 满足国家卫生健康委员会医院信息互联互通标准化成熟度测评要求

通过数据集成与信息交互平台的建设,可助力医院满足互联互通标准化成熟度测评要求。依托于数据集成与信息交互平台,充分提升了医疗数据的再利用能力;基于集成平台集成院内全部的业务及管理系统,实现各种资源主数据管理、信息资源数据模型、集成平台和服务总线;并借助统一信息标准的系统化数据治理,达到医院业务系统基于医院信息平台的信息采集、信息共享、流程交互与互操作。有效改变了以往以"临床业务需求"为导向的建设模式,进而通过顶层设计、全局规划,为医院进一步发展医疗信息化建设夯实基础。

（五）实现统一数据管理，临床医疗决策支持

通过建立数据集成与信息交互平台，建设全院数据中心，从而使得医院各业务部门能够利用全院统一的集成信息和知识库，为临床诊疗规范、合理用药、临床路径等提供统一的知识库，并实现集成展示、决策支持的功能。全院数据中心为医护人员提供了更加规范化、精细化的管理手段，为患者和辖区内居民提供更加专业化、人性化的诊疗和健康管理服务，为医院领导和卫生管理部门提供能够更加及时、准确的决策支持。

■ 三、关键技术架构

（一）基础业务层

引入全新架构的基础业务系统，将其定义为平台的基础业务层，主要面向以医院现有的运营流程为主线的业务系统多年积累的数据，这也是医院运行的最基本的一线数据，基础业务层需要进行的重要工作有两项。

首先是根据医院的总体发展目标，定义医院主数据模型，通过主数据分析找出目前应用系统缺失的部分，一方面避免医院整体信息化发展中的数据短板；另一方面配合临床需求确定目前在一线的业务系统存在哪些的缺失和不足，以便尽早进行业务系统建设或升级。以此对应用进一步完善，实现基于主数据分析结合对业务的梳理和优化，可建立完整的数字化业务流程，实现完整的自动化业务，确保在基础数据层面不出现缺失。综上所述，基础业务层作为医院正常运营的必备系统，需要在整体规划的前提下进行建设和优化。

其次，根据医院信息化发展的思路，将信息管理人员由运维工作的参与者转变为医院业务的分析者。在医院信息化发展逐渐由业务导向转换为管理导向模式后，信息化建设需要更多的业务专家参与到建设决策，信息管理人员的职能一步步面向抽象化高端化。未来可以借助托管型信息化管理模式，让信息管理部门得以释放出大量的资源参与到必须的业务分析中。

如果为跨科室的、全院级别的甚至未来跨院区的业务应用，需要与其他业务实现整合，则将其合并在整合业务应用服务中，基于公共整合服务实现。

（二）整合层

整合业务的公共逻辑需要从业务系统中独立出来，构建起一个独立于各个业务系统之上的整合层。借鉴国内外医院信息化建设的经验，整合层中的公共逻辑分两个方面。

一方面是数据中心逻辑，现在医院的信息基本是以一种分布式的方式存在不同的数据库中，分布式数据存储处理模式的一大优势是建设快捷，应用逻辑和数据本身以紧耦合的形式存在保证了最佳的性能，但是由此带来的最大问题就在于信息的整合度和进一步利用的能力欠缺，尤其是跨越不同系统的信息分析和利用能力。因此近年来，无论是金融领域、电信领域，还是政府信息化领域，一般会采用一种分布式数据与集中式数据中心相结合的信息处理模式，即对于特定的、性能敏感的业务系统，为保证应用逻辑和数据逻辑的衔接路径短，采用分布式数据存储处理方式，但在分布式的业务数据之上建立大集中式的数据中心,用来支持大集中的业务应用,以及信息深层次集成分析应用的部署。

通过采用信息汇集技术(data aggregation),可实现全院所有信息的统一采集,经过解析处理后成为离散化、最小粒度的信息元素,并通过重构各类信息元素的内部关系,以患者为中心的模式重新建模,建立数据中心。信息元素包括临床信息、管理信息、运营信息和科研信息等,并且与受控医学词汇(CMV)进行关联,可提高查询分析的效率。

另一方面是医院集成服务总线,以服务总线的技术实现全院范围内跨部门、跨系统的信息交换逻辑,需要实现的业务逻辑包括以下几个方面。① 交换路由控制逻辑:一对一,一对多,多对一,多对多。② 交换数据集控制逻辑:信息传递,信息丰富,信息拆分,信息合并,信息转换。③ 交换协议控制逻辑:多种信息传输逻辑之间的自动转换。

一个数字化医院必然存在整合流程的业务需求,需要定义并控制实现跨越不同业务系统的流程,以信息交换为驱动,将分布在医院多个业务系统内的任务流程节点以集成平台叠加数据中心为核心整合引擎衔接起来(图5-4)。

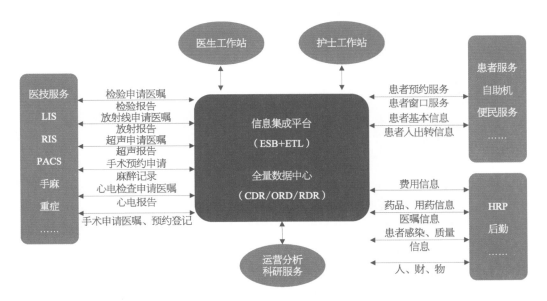

图5-4 以集成平台叠加数据中心为核心整合流程

针对上述规划设计,可在项目建设中采用全量数据中心平台很强的适用性、先进性和可实施性特性,作为医院信息集成平台的核心组件。同时,基于集成平台中间件产品构建企业服务总线,以建立基于SOA的松耦合架构,适应未来业务延伸扩展的需求。随着未来医疗数据的快速增长及数据类型的日益多样化,可以进一步采用基于云计算的Hadoop架构作为医疗大数据处理的技术内核。

(三) 整合业务层

基于整合层公共服务,包括数据准备和流程配置方法,大量的新型业务和整合业务可以在平台基础上进行构建。医院的各类近期和中期应用需求的实现就可快速推进。医院信息化建设可以集中精力聚焦在各类应用的快速构建上，有效缓解各种长期困扰医院管理和一线临床、科研工作的各种信息化难题。

（四）IT 支撑层

所有业务系统的构建都离不开基础 IT 设备的支撑，因此整合数字化医院建设的一个重要组成部分就是 IT 支撑层的构建，包括：服务器系统构建、容灾系统、集中存储系统构建、集中备份系统、网络系统、楼宇无线系统、室外院区无线系统、应急无线接入终端、急诊应急网络、全院防病毒系统、网络漏洞扫描、网络审计、网络配线间控制、互联网流量控制、互联网专线接入等。

（五）标准支撑层

为了支持医院的可持续业务发展，如医院规模和业务规模扩张、新的专业和新技术和新设备的引入，必须建立一套医院 IT 系统建设规范，包括数据规范、流程规范、信息发布规范、接口规范、用户规范、权限规范等。但是规范的建立必须依靠一系列平台的支撑才能使技术得以实现；一旦明确形成规范也将为医院将来的信息化建设提供指导和建设规则，使医院信息化进入良性发展的轨道。同时，按照基本规范进行的信息化建设，又将不断优化、丰富和完善医院的各类信息化规范。

由于大部分医疗机构并未实现一套 IT 系统建设规范，这就导致在建设新的业务系统时，以及在选择新的供应商时无法提出一个规范性的要求，使各类建设不同程度陷于医院失去主动权的状态。

通过系统整体规划和建设，在院内形成一套完整的标准支撑体系，使得未来进一步的 IT 系统扩展有一个坚实的标准基础，这就应该包括：① 临床信息交换数据集标准（HL7）。② 临床影像传递数据集标准（DICOM）。③ 诊断代码标准（ICD）。④ 统一面向服务的应用开发规范：要求各应用提供商应能够保证其提供或开发的 IT 系统能够依照面向服务的开发方法进行开发，以方便建立院内应用开发的平台组件库。⑤ 统一界面服务规范：规范不同应用提供商的用户界面交互方法，以便构建医院统一业务门户系统的建设。⑥ 统一用户认证及访问服务规范：确定全院 IT 系统的用户认证及授权模型，如统一认证、统一授权、统一认证、分布式授权、统一认证、集中粗粒度授权、分布式细粒度授权等，要求不同应用提供商按照此规范提供用户认证及授权模型的集成方法。⑦ 统一工作流规范：确保不同应用系统之间流程的可交互性。⑧ 统一信息服务规范：形成院内最小数据集规范，如可参照国家卫生健康委员会发布的《电子病历最小数据集规范》定义医院电子病历最小数据集，参照 ERP 管理建立院内资源目录最小数据集等，以指导不同应用顺利完成信息共享交换服务的构建。⑨ 统一接口服务规范：确定系统间接口的实现规范，确定接口封装的技术路线。⑩ 统一系统平台规范：确定网络、硬件服务器、存储、系统软件的基本技术路线，保证未来 IT 维护的可持续性。

■ 四、信息集成服务

(一)医院服务总线

为了进一步优化医院信息基础架构,建立松耦合 SOA 服务,使整个医疗应用系统可以根据环境的变化,快速实施业务的变更,因此迫切需要构建医院信息系统企业服务总线(enterprise service bus-health,ESB-Health)。通过 ESB-Health 的建设(图 5-5),可规范新建系统的接入标准。松耦合基础平台的建立,大大降低"点对点"接口带来的运维复杂度和成本,有效提升应用集成和可交互性、安全性,同时也提升了医院应用 SOA 服务的水平。

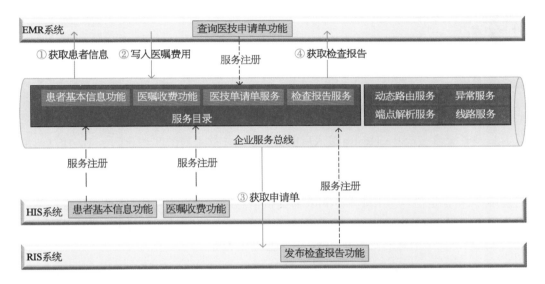

图 5-5　医院服务总线

ESB 将应用系统提供的服务注册到 ESB 体系之中,对这些服务进行统一管理,并且可以"线路"的形式将多个服务重新组织成 ESB 服务供外界应用系统调用。

以医院服务总线的模式实现 SOA 应用,规范医院应用系统的医疗服务标准。通过提供服务的统一注册、发布和管理,实现包括统一用户管理、患者主索引、统一药品基础编码、统一通信等基础服务的注册和发布。医院服务总线在整体架构上包括下述内容:

(1)接入规范:医院信息系统服务的注册和发现,通过基于 UDDI 3.0 标准进行关键医疗活动服务注册,支持数字签名,并方便开展注册中服务描述的重用,供应商开发者可基于该统一架构进行系统开发。

(2)工作流整合服务接入评估:根据目前医院信息系统 SOA 成熟度进行 ESB 接入评估,定义业务规则引擎驱动场景,其中包括企业服务总线 ESB Toolkit 2.0 通用服务部署,消息路由、验证和转换(部署 HL7 加速器),以及可扩展的适配器构架连接等,集成平台 ESB 管理后台示例界面见图 5-6。

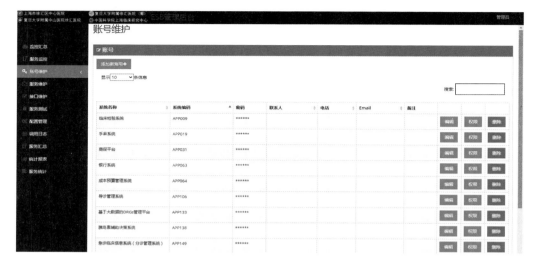

图 5-6　集成平台 ESB 管理后台界面

1. 建设效果·ESB-Health 接入后能实现的具体效果如图 5-7 所示。① 任意两个及两个以上系统进行信息交互必须通过 ESB-Health。② ESB-Health 需要提供消息追踪功能,能够清楚地显示消息的源头,以及消息被哪些应用系统接收和接收后反馈,方便管理维护、错误定位。③ ESB-Health 需提供消息跟踪和查询功能,能查询任意一条消息的发生时间、发生方、接收发、当前状态等内容。④ ESB-Health 需提供消息管理功能:支持动态定义消息的发送方、接收方、消息路由表等。

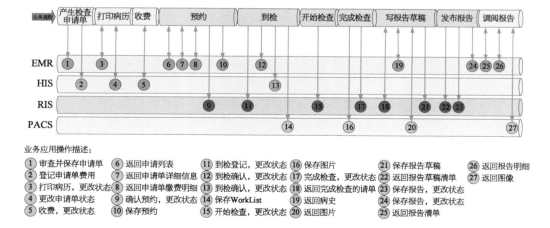

图 5-7　医院服务总线接入后能实现的具体效果

在实际使用的过程中可能会由于网络原因或应用系统接入失败,在网络通畅或应用接入恢复的情况下,ESB-Health 平台需要向特定的接入应用发起消息重传,以保证对方业务系统能够迅速恢复。

2. 服务总线的建设规范·医院服务总线需支持美国国家标准学会（ANSI）组织批准实施的医疗卫生标准（Health Level Seven，HL7），是实现基于消息和行业标准协议的互联互通，而不是基于特定应用程序和连接方式。系统之间的连接不依赖于各个系统开发厂商提供的标准接口，而是基于业内标准的协议规范（HL7）。

平台提供标准协议和消息路由规则，业务系统之间的业务数据传输，接入平台管理后业务数据传输机制保持不变，变化的是符合平台的消息格式和规则。

3. 消息架构的使用·服务消息系统（调用 ESB 提供的 Web Service 的系统）需要按照以上说明的 ESB 消息结构，构建消息以字符串格式发送给 ESB。

4. 消息传输的异常捕捉·对服务消费系统（调用 ESB 提供的 Web Service 系统）而言，所有异常消息都需要通过捕捉 Exception 来获取，这些异常消息包括：调用方和 ESB 之间的网络连接中断、不稳定、超时等；ESB 平台产生的异常消息；为 ESB 提供服务的系统方产生的异常。

5. 基于 XML 技术的信息交换·考虑到各业务系统的信息以各种不同的数据形式存在，为了保证相互之间可以进行正常的数据、信息的交流，整个医院服务总线必须确定标准的数据描述的格式及标准。参考国际建设经验，使用 XML 为基础，对数据、信息进行 XML 的封装描述已经成为数据交换的真正标准。

基于 XML 的数据描述层的主要功能在于：将任何不同类型的数据信息，使用 XML 标准进行描述，在此基础上，实现所有应用的数据信息的交换。具体来看主要完成以下功能：① XML Schema 描述：用于描述应用的信息、数据的规格，确定相关信息、数据的基本的架构。② XML Schema 校验：对应用的数据、信息的架构进行相关的校验，用于保证数据的安全性和完整性。③ XML 数据封装：将应用的数据、信息，结合数据的架构将具体应用的数据、信息封装成具备详细架构信息的 XML 数据，且可以根据安全的要求对数据进行安全地封装。

基于 XML 的信息交换模块是规范建设整个系统的关键，只有确定了应用具体的 XML 数据架构，各系统之间的信息交换才能够成为可能，这是整个系统建设的关键的环节。

6. 数据传输模块及适配器·应用经过 XML 数据描述层后，从逻辑上看已经具备相互之间可以交互的能力。但是考虑到整个系统是比较复杂的分布式的应用体系，各节点的数据交换需要通过复杂的网络环境，所以可将处理具体的网络之间传输信息数据的模块独立为数据传输层，如此规划的好处在于传输和应用的分离，使得整个系统的建设更加灵活，且应用在网络传输条件变化时，不需要更改其他的模块。除此之外，还具备更强的适应能力。有些应用由于应用的特性，需要同时支持一种或多种传输方式，独立的传输层次可以更灵活地配置以适应应用的实际需求。

数据传输模块及适配器主要包括以下的功能模块：Web Service 模块采用标准的

Web Service进行应用数据的交互;对于网络环境不好或数据要求具备高度的可靠性时,可采用可靠信息模块,保证信息数据在网络中高度可靠地传送,而不会丢失。

数据传输层建设的基本要求在于:系统应可以同时提供多个传输模块,便于应用在具体的条件下,根据实际情况灵活选择。

在构建系统时,从系统管理者的角度看,需要对整个系统(包括外部系统)的数据交换的"路径"进行配置、管理。路由控制模块的主要功能是提供数据在交换过程中"路径"的配置及管理。路由控制模块主要功能包括:可以静态地配置数据交换的流程和路径,通过管理员的事前配置完成数据的交换过程;同时,可以根据具体的数据内容的不同,动态配置实现数据的交换流程;另外,可以根据具体交换规则不同,制订灵活的数据交换流程,并且规则可以单独地更改,而不会导致数据交换的流程重新部署、编译。

路由控制应用建设的主要原则在于:可配置、方便灵活管理。由于业务的不同,一般需要的具体交换路径也不同,基于以上建设原则灵活方便的规则和配置,会具备很强的应用建设适应能力。

数据交换的过程中,需要针对交换流程进行相关的配置管理,便于应用系统可以根据自己的实际情况进行特定业务的流程定义。流程控制模块的主要功能包括:标准流程定义语言的支持,针对业务流程执行语言(BPEL)的支持,BPEL使用标准的语言定义业务流程;提供基础的流程控制能力,包括条件、循环等,同时支持高级的流程控制功能,如事务、补偿等。

7. 业务规则引擎 · 流程执行及系统路由选择时,往往需要根据一定的业务规则确定路由的选择及下一步执行的节点,同时这种选择往往是不断变化的。业务规则引擎就是为了解决这个问题而设计的,通过业务规则引擎可以做到流程及路由的选择可以根据实际情况配置完成,而不需要更改程序。

8. 安全控制模块 · 整个企业数据总线是数据和信息交换的枢纽,许多关键及敏感的信息都在这里交换,因此对系统的安全需有较高的要求。安全控制模块提供了保障信息交换安全的功能,具体包括:支持和AD集成的基于角色的认证和审核;支持X.509证书机制等。

9. 管理、配置模块 · 系统的各模块为了正常地连接起来,并应具备很强的适应能力,因此需要对整个系统有统一的管理、配置能力。通过统一的配置、管理模块,配置不同模块运行需要的基本信息,并实现对系统运行的监视跟踪。

(二) 统一用户管理和单点登录(SSO)

统一用户服务作为医院IT基础服务的关键部分,为全院各应用系统提供统一用户管理、统一认证管理和统一授权管理。其中统一认证管理需支持第三方提供CA认证技术的集成,从而有效解决医护人员身份识别及院内工作流动的业务场景。

1. 建设目标 · 通过提供集中化的安全管理服务,为各个应用系统提供集中式的认证、授权和单点登录。由于需要和其他系统进行交互,除了需要提供范围很广的内置认证程序,还需要支持外部认证程序;系统主要用于管理访问服务的请求许可和拒绝策略,并确定用户可以访问的服务及用户对这些服务可以采取的操作,然后向用户授予适当的访问权限,授权服务实现对业务系统提供一种标准授权机制。

统一用户管理系统一般基于活动目录技术(active directory),为医院各应用系统提供统一、高可靠性和安全的用户管理服务。统一用户管理系统建设目标为:集中存储用户信息、集中管理目录实体信息和集中管理目录实体的变更。统一用户管理也用于定义和存储用户账户、部门机构等信息等,为其他信息系统应用提供服务。

随着信息系统应用的建设,管理员需要得到用户账户的一个正确和完整的信息呈现,集中存储目录实体信息可以做到将分布在各处的信息汇总,在统一用户活动目录中创建一个信息实体,其信息内容来自各个现有的信息系统应用数据源,还可以向信息系统管理员、用户及应用系统提供目录实体信息的访问或者管理接口。

对于同一个用户或者应用,不同的信息系统应用中可能存在内容不一致的情况。集中管理目录实体可以解决这些内容不一致和冲突的情况,实现实体信息在不同信息系统应用中的流转。对于同一个用户或者应用,不同的信息系统应用中,如果其中某个信息发生变化时,需要其他信息系统管理员手工进行其相应的变更修改,这样的手工操作往往造成信息的不一致。管理目录实体的变更,通过集中管理目录可以做到自动进行变更的处理,并将增、删、改的变更处理发给所有其他信息系统应用。

2. 服务范围·主要是面向 HIS 系统、LIS 系统、RIS 系统、PACS 系统、手麻系统、病案管理系统、医务事务管理、护理管理系统的集成。通过对原先业务系统独立的登录验证进行验证改造,改造为由平台单点登录。

3. 服务功能

(1)统一用户管理服务:用户目录提供了统一用户活动目录存储信息的内容展现,集中存放以前分散在各应用系统的用户信息和组织机构信息,并按照管理流程,实现信息在各系统之间的流转和同步,并为各系统提供人员创建、调动、注销和密码同步等功能。

统一用户管理服务提供灵活的组织架构管理功能,包括组织新建、组织变更、组织调动、组织删除、调动查询、组织查询等基本的组织管理功能。

统一用户管理系统具有以下特点:

● 完整的用户管理功能,实现统一用户账号和授权信息:原有信息系统中,同一用户在不同应用系统中有不同的用户账号,容易引起管理混乱。统一用户管理从根本上解决此问题,将用户账号和授权信息统一管理,便于用户使用和系统管理。实现按角色授权管理存储:角色相当于一系列功能的集合或者岗位职务的概念,符合日常管理的思维方式。角色代表了一系列相关功能的有机集合,按角色授权使管理不至于过于繁琐。同时,角色的概念相对比较稳定,当出现人员变动时,只需要改变人员和角色之间的关联,无需调整一系列相关功能的授权。将来的新应用无需再开发一套复杂的用户管理,只需要完成接口即可。

● 可整合现有应用系统，用户管理系统不仅需要管理新开发的各个应用系统，同时能够将现有的应用系统整合入信息平台，通过与统一用户认证和授权平台功能相结合，提供统一的用户管理。具体体现在以下两个方面：① 整合现有应用系统的用户身份管理，通过建立现有应用系统中用户与统一用户管理中用户的映射，并进行及时的同步更新，实现对现有应用系统的用户身份管理。② 整合现有应用系统的用户授权管理，提供对现有应用系统的"入口"控制，即控制用户能否通过信息处理平台访问现有应用系统。在用户登录到现有应用系统后，由应用系统自身的授权管理控制用户的操作权限。

（2）统一认证管理服务：统一认证管理服务为门户和各应用子系统提供统一的身份标识鉴别服务，具体建设要求为：

● 单点登录（SSO）功能：统一身份与权限管理平台实施之后，各应用系统不再独立管理用户信息和授权信息。每个用户可以在单一点只需输入一次用户名和密码，就可以按系统设置的权限范围，访问所有被授权访问的系统，而无需二次输入用户名和密码，对于密级较高的系统，也支持二次认证。单点登录的优势在于：实现一次登录，可以访问所有资源；减少用户身份的副本，增加安全性；同时，通过采用较为安全的用户身份信息，可规避常见的攻击方法。

● 需支持与 CA 数字证书的集成：Windows Server 是部署公钥结构（PKI）的最佳选择，对 PKI 做了全面支持，而且其自动注册和自动更新功能使在企业中部署智能卡和证书非常简单。PKI 在提供高强度安全性的同时，还与操作系统进行了紧密集成，并作为操作系统的一项基本服务而存在，避免了购买第三方 PKI 所带来的额外开销。Windows Server PKI 包含一系列基本逻辑组件，其中最核心的为微软证书服务系统（Microsoft certificate services），它允许用户配置一个或多个企业 CA，这些 CA 支持证书的发放和废除，并与活动目录和策略配合，共同完成证书和废除信息的发布。Windows Server 上的信息系统既可以使用 Windows Server 的证书服务，也可以使用其他第三方 CA 提供的证书。利用活动目录服务接口（ADSI），可以在用户证书与活动目录技术用户之间建立一个映射，这样就可以使用第三方的 CA，提供同样的功能。

（3）统一授权管理服务：统一授权管理服务是按照基于角色的访问控制模型，建立的一套为各信息系统应用实现权限管理的平台，通过与信息系统应用成为一种松耦合的工作模式，减少设计、实现上的重复，为各类信息系统应用集成提供基础。

（三）统一工作门户服务

1. 建设目标 · 统一门户系统将为医院各类用户提供一站式的门户服务，门户系统将集成统一用户管理认证、统一通信、统一报表等各类基础服务，将医院各类应用系统根据每一使用者的授权范围整合在统一门户界面中，用户可以通过单点登录，只需输入一次用户名/密码即可登录统一门户，实现查看重要通知、日程、管理、报表等各类业务信息，并可访问其他业务信息系统。

主要实现的目标如下：① 将医院相关系统都整合到统一的门户中，用户可以通过统一门户,查看平时重要的通知、日程、管理、报表等信息。② 无须再次输入用户名密码,可直接登录其他业务系统。③ 统一门户针对每个角色的不同,为管理人员、医生、护士等不同角色定制不同的门户模版,使用户在门户中可以查看自己角色最关心的信息。④ 用户可以根据自己的需求,对门户中的模块进行自定义。⑤ 如果一个用户拥有多个角色(如即是管理人员,又是医生),他也可以在多个角色中进行切换,使其能更好地开展日常工作。⑥ 通过自动化部署发布脚本,可以自动发布并更新应用程序。⑦ 提供应用系统接入规范,包括认证、消息和界面集成方案。

2. 服务范围·统一公众门户服务主要包含 HIS 系统、LIS 系统、RIS 系统、PACS 系统、手术麻醉系统、病案管理系统、医务事务管理、护理管理系统等各类医院业务应用系统的集成。

3. 服务功能

(1)统一门户首页:统一门户首页展示的是用户平日最为关心和重要的工作内容,门户首页的信息从各系统中获得,并通过统一的界面进行展示。统一门户的首页根据用户的角色不同,可设定不同的门户模版,并将用户最为关心的信息展现在首页。用户也可以根据自己的工作习惯,对首页中的展示模块进行自定义,以符合自身的工作习惯。

(2)通知公告:即将分散在各个系统之间的各类通知进行整合与集中,通过统一门户中的通知公告进行集中的管理和查看。用户无需再登录各个系统查看公告,而是从统一门户的通知公告模块,就可以查看所有院内的通知公告。如通过菜单或链接进入公告通知界面,可默认按序显示来源于门户的记录(必要时分页)。

(3)任务中心:任务中心将各个系统中的代办任务进行集中管理,任务可以包括HIS、EMR、RIS、OA、HR 等各个业务系统中的任务。将用户所有的代办事宜在任务中心中罗列,直接连接到相关业务系统中任务的处理界面,无需第二次登录。方便用户在一个界面处理日常任务,而不需要到各个业务系统中去查看自己是否有未完成的任务。这样方便用户处理日常工作的同时避免遗漏相关任务。用户也可以将任务加入日常管理中心的模式进行更便捷化的处理,如任务加入日常管理中心之后,系统将根据设定的提醒时间,提醒用户在相应时间完成任务。同时,可以通过手机、平板等各种移动设备实现实时提醒。

(4)我的患者:我的患者一般是方便临床医生应用的工作界面。医生可以通过"我的患者"界面,直接查看住院患者、门诊患者的相关信息,并可实现相关临床业务操作、远程会诊等各类日常针对患者的相关工作。

(5)日程安排:日程安排通过集成日历功能,实现日程的管理和安排。可以自己在日程安排中新建相关的日程管理,相关应用中设置的任务、邮件提醒、会议、语音会议都会自动同步到日程安排中。同时,通过设置的策略,可为用户进行日程提醒。日程安排可支持开放标准的接口,应用系统可以将各自所需要提醒的日程,通过接口直接写入日程安排模块。日程安排也应支持通过平板、手机等各类 IOS、Windows Phone、Android 移动终端进行实时查看,并可以进行提醒。

(6)联系人:通过组织架构查看联系人信息,可以直接查看联系人状态。同时,也可以针对联系人通过短信、邮件、即时消息等方式进行联系。

(四)患者主索引服务

患者主索引(main patient index,MPI)是指在信息系统唯一识别患者身份的某种表达方式,MPI是医疗数据可以共享的基础。全院患者主索引系统(EMPI)是将患者在全院的医疗活动串联起来,方便进行数据的统计、各个系统的互联互通、历史数据的查询等,通过采用特有的算法和技术,用于全院范围内患者基本信息索引的创建、搜索和维护,并智能地协助医疗人员对患者进行有效的搜索。医疗机构可以通过建设EMPI来识别、匹配、合并、取消重复的数据,净化患者记录,并利用主索引获得完整而单一的患者视图。EMPI会为每个患者创建唯一标识符,并和相关系统的医疗记录的标识之间建立映射,以确保同一患者分散在不同系统中的医疗信息可以完整和准确地关联并整合在一起。EMPI系统架构见图5-8。

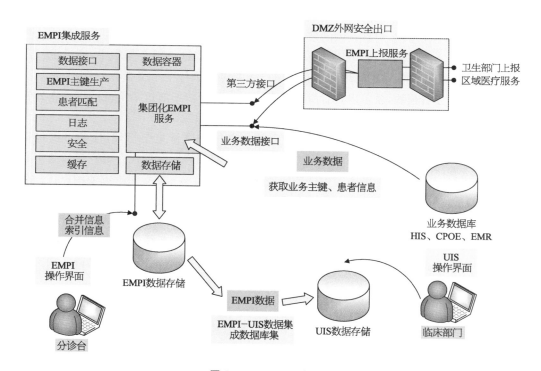

图5-8 EMPI系统架构

1.建设目标·全院级别的患者主索引,以EMPI为主线将患者在全院的医疗活动串联起来,方便进行数据的统计、各个系统的互联互通、历史数据的查询等。同时平台需支持EMPI患者主索引总量统计。平台EMPI统计界面示例见图5-9。

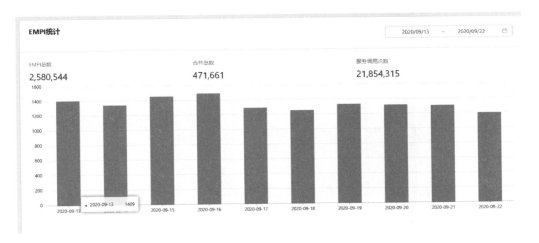

图 5 - 9　平台 EMPI 统计界面

2. 服务范围・针对门诊、住院、体检登记等各个业务应用,通过整合集成平台服务,实现患者登记事务准实时关联患者 EMPI 信息,并通过服务提供给科研、院感、临床工作站等业务系统集成使用。

3. 服务功能・EMPI 系统通过提供搜索引擎,帮助其他应用程序实现对患者的智能搜索功能;EMPI 也会存储患者属性的部分子集,以便作为患者检索的"单一最佳记录"的权威来源。EMPI 的关键组件是"匹配引擎",匹配引擎可以是确定的或基于概率的,同时必须是可以配置和调整的。匹配引擎的准确性和性能是决定 EMPI 解决方案价值和投入回报率(ROI)的关键因素。匹配引擎通常配置的属性包括姓名、生日、性别、身份证号、地址等。

即便调整得非常好的 EMPI 也不可能 100％准确。所以,EMPI 会提供一个浏览匹配结果的患者信息管理界面,以处理匹配引擎无法精确匹配的记录。该界面会提供高效的搜索、合并、拆分、编辑患者标示等操作功能,也可用于监控匹配引擎的性能和执行阶段性的数据质量审核操作。

由于服务消费方的系统平台环境的差异性等因素,EMPI 一般可以通过 Web Service 对外提供服务,全院各信息系统都可以通过 EMPI 提供的接口使用 EMPI 来检索相关的患者用户信息。在 EMPI 返回的信息中,将包括患者标识符信息集合。通过这些标识符信息,可以进行医院的信息交互,从而达到信息共享的目的。

(1) 医院服务总线需提供 MPI 服务,用于管理在医院就诊的所有患者。MPI 需满足 IHE 关于患者信息的规范要求,并提供如下管理功能(图 5 - 10)。① MPI 建立:在 HIS 系统中完成,并发布到医院服务总线,由医院服务总线发送给各个应用系统。② MPI 修改:各个系统可以对 MPI 信息进行修改,并发布到医院服务总线,由医院服务总线发送给其他应用系统。③ MPI 查重:可支持通过相同生日、姓名拼音、年龄、性别、生日等关键

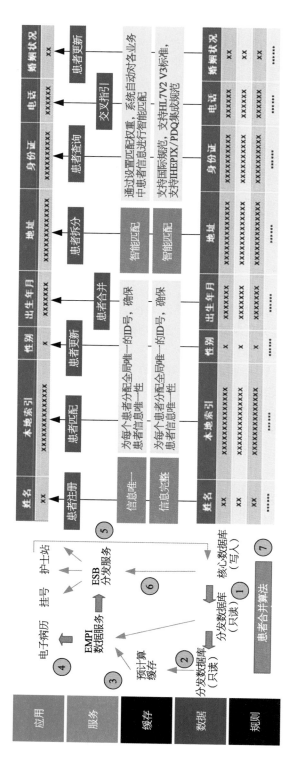

图 5 - 10　MPI(患者主索引)服务

信息查询统一患者在医院的多次建档记录。④ MPI 合并：支持将业务系统中多个患者信息记录关联到同一患者，实现同一患者多次医院就诊记录的关联合并。⑤ MPI 查询服务：提供标准的患者档案查询接口供其他查询患者信息。

（2）EMPI 的功能特点：

● 具备标准的访问协议和数据格式，遵循国家卫生健康委员会 2009 年《电子病历基本架构与数据标准》的规定，包括该标准的 H.02 服务对象标识、H.03 人口学、H.04 联系人、H.05 地址、H.06 通信等数据组成。针对医院实际情况，信息存储一般应该包含以下内容：① 患者基本信息：与患者相关的基本信息，包括姓名、出生日期、家庭地址、身份证号等。② 患者业务系统主键：与就诊主键相关的各业务系统的主键。③ 患者就诊卡信息：保存患者所有的就诊卡类型和卡号信息。④ 患者基准信息：记录患者确认的基准信息，能够识别不同来源系统间患者的关联性。

● 具备高效灵活的匹配算法，提供确定性匹配和概率性匹配，通过高效的匹配算法计算匹配度。需支持对中文词汇的模糊搜索，可根据音似程度排序。同时通过优化的处理引擎，快速处理大规模数据。

● 具备确保信息质量的技术手段，通过提供有效的数据检查、重复匹配等技术手段，来保证患者/居民的信息质量。

（五）主数据管理服务

主数据指医院各业务系统间需要共享的核心数据，也是医院范围内能够跨业务、跨系统重复使用的高价值数据，通常需要在全院范围内保持一致性、完整性和可控性。医院在信息化建设的过程中，会陆续引进和建设很多信息系统来支撑各类业务，不同的信息系统往往会定义自己的主数据字典，难以形成统一的标准和规范，造成相互间数据利用和交互相当困难。在构建全院数据中心时，清洗和梳理不同的基础数据也会面临很多问题。

通过主数据管理（master data management，MDM）服务，就可以实现医院统一主数据管理。通过对主数据进行标准化，可实现院内其他应用系统所使用的字典以医院服务总线为准，并支持各个应用系统根据自身的需要选择性接收医院服务总线发出的主数据同步消息。

具体来说，可以在集成平台上构建医院基础数据库，集中统一地管理全院的基础数据，并通过对平台相关的各业务系统提供基础数据服务，实现基础数据的同步或匹配。基础数据一般包括用户账号权限、医生资质、组织机构、诊疗单元、服务单元、患者信息、检查项目、收费项目、药品目录、诊断、诊间、设备、床位等，以及用以描述主数据之间的关系的关系数据，如组织机构与服务单元的关系、组织机构和与人员的关系、服务单元与人员的关系、检验检查项目和收费项目、临床诊断和标准 ICD 的关系等，这些关系数据可以规范数据的统计口径，提高数据质量。

主数据管理的功能将随着业务分析的不断深入，也需逐步深化和细化，并可采用

ASP.NET 开发的 Web 应用程序和 XML 等相应技术工具进行数据模型系统的管理和维护。以医生主数据为例,其工作方式如图 5-11 所示。

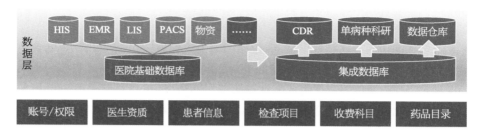

图 5-11　医生主数据工作方式

基础数据(主数据)创建和整理之后,需要将其作为平台服务发送给医院内各个异构信息系统,用以统一和规范各个业务系统的主数据和业务数据,保证主数据编码的一致性、准确性。在此基础上,可实现通过基础数据可以检索到所有关于该类基础数据的业务信息,同时,未来在建设新的医院信息系统时,也需要实现新建系统与基础数据服务平台的信息整合,以保持基础数据的一致性。

主数据实时同步更新是基础数据统一管理平台数据共享和交互需要解决的关键点。为实现这一目标,可以结合流程整合平台(ESB)建设,将基础数据管理作为平台的一项服务进行注册与发布,在松耦合架构基础上实现数据共享与交互。并通过发布-订阅模式路由消息,实现基础数据库跟各个业务系统基础数据的同步更新。在发布过程中,还可以利用 ESB 的管理工具对基础数据进行映射、匹配和转换,定义路由发布路径,监控和追踪同步更新的状况。

医院的基础数据目前主要分散在以 HIS、LIS、RIS 为主的各个业务系统,因此需要将其抽取到一个统一的基础数据库加以管理:① 首先,要对已有的基础数据进行梳理和完善,如员工数据(一般都是多头手工管理,信息不全)、组织架构等。② 其次,要根据业务逻辑和统计分析的需要,增加新的基础数据,建立基础数据之间的映射关系,如组织架构与服务单元之间的关系等。③ 此外,随着业务系统的发展和业务数据的丰富,可以通过基础数据管理界面持续添加、管理和更新各业务系统中需要管理的新的基础数据,以适应医院信息化建设的长远发展。

基础数据管理服务对于信息平台的建设效果尤为关键,是未来数据高质量应用的基础工作。如果基础数据缺乏梳理,统计口径无法保持一致,信息平台的价值就大打折扣。

需要指出的是,在平台建设工程中,基础数据服务的建立和数据的梳理是一项重要而又繁复的工作,需要医院各职能部门和应用系统厂商的参与和配合。

1. 建设目标·实现医院统一主数据管理,对主数据进行标准化管理,实现院内其他应用系统所使用的字典以医院服务总线为准,并支持各个应用系统根据自身的需要选择性接收医院服务总线发出的主数据同步消息。

2. 服务范围 · 基础常用主数据管理的大致内容见表 5 - 1。

表 5 - 1 基础常用主数据管理的大致内容

分　　类	主　数　据
组织架构	组织架构管理
服务单元	门诊服务单元
	住院服务单位
	护理服务单元
人员	人员基本信息管理
	人员合同、资质、证书、学历、聘任等信息管理
对应关系	组织、医生服务单元对应关系
	组织、护士服务单元对应关系
	医生、护士服务单元对应关系
	医生、医生服务单元对应关系(医生科室权限)
	护士、护士服务单元对应关系(护士病区权限)
术语	诊断(院内、标准)
	手术(院内、标准)
药品	药品基本信息
	抗菌药物基本信息
	药理分类、药品通用信息
物资	材料、固定资产、医用材料
项目	收费项目
	检验、检查项目

3. 服务功能 · MDM 旨在通过对基础数据的集中清理,以服务的方式把统一、完整、准确和具有权威性的基础数据分发给全院范围内需要使用这些数据的事务型应用和分析型应用,包括各个业务系统、业务流程和决策支持系统等。MDM 使医院能够集中化管理基础数据,在分立的系统间保证基础数据的一致性,改善数据合规性、快速部署新应用、不

断优化业务流程、加速响应业务需求。MDM 通过从各个事务型应用及分析型应用中将基础数据剥离出来,使其成为一个集中的、独立于医院内各类其他应用的核心资源,以及作为一个基于集成平台的基础服务,从而使得医院的基础数据字典(图 5 - 12)得以在各个应用间同步和复用。通过实现主数据管理,很好地改善与优化医院数据利用的现状,更好地为医院信息集成和深度数据利用做好铺垫。

(1)全院人员数据管理:结合平台建设,统一全院人员的基础数据,配合支撑本院职工、进修人员、研究生、医学生、护理教育的人事管理系统的改造、增强与升级,开发统一的人员基础数据管理应用。

(2)医院组织机构管理:结合平台建设,建立医院统一的组织机构架构,包括临床业务科室、职能部门、后勤部门等,其间需要规范科室、部门的名称、类型和层级关系。同时,医院组织机构数据的维护由指定的权威部门负责(如医院办公室、人事科或者信息科),新增科室、调整组织架构等操作需要遵循规范的流程,由医院办公室统一发文。统一的组织架构基础数据可用于医院的临床和管理业务的统计分析,因此需要跟所有的业务系统中的组织架构数据进行同步。组织机构管理的主要内容包括:组织机构类型、层级关系、组织机构全称、机构简称、机构英文名称、机构别名、简称首字母缩写、组织机构代码、邮编、单位地址、单位电话、单位传真、单位所在地、单位负责人等。

(3)服务单元管理:在医院中除了存在临床科室与病区、床位的对应关系外,很多医疗机构都有医疗组的需求,因此需要对临床科室的服务资源进行细分管理,这样就引入了服务单元的概念。服务单元用于为患者提供服务,而组织架构则用于医院管理,需要在梳理组织机构时加以区分,并建立对应关系。组织架构中的编制科室与服务单元之间是一对多的关系,即一个编制科室可以对应多个服务单元。服务单元数据主要用于门诊的挂号就诊和住院的登记,以及排班系统等。若服务单元数据已存在于医院的 HIS 系统,主数据管理系统只对这些数据提供定时同步的功能,以便其他业务系统也能够调用这些数据。

(4)临床术语管理:实现对疾病 ICD 编码、系统化医学术语集(SNOMED)、观测指标标识符逻辑命名与编码系统(LOINC)、病理诊断名称集等临床术语进行统一管理。临床术语管理允许对全院各个临床科室的疾病诊断名称进行统一、增加、删除和变更管理。可以建立并定义医院的诊断编码库和手术编码库,也可建立与 ICD 标准库的对应关系。在临床系统中也需同步医院的院内诊断库和手术库。

(5)医疗资源管理:用于编制和创建全院当前定义为医疗资源的基础数据,实现医疗资源类别和归属层级的梳理并编码,包括诊间、诊间工位、床位、需要进行医疗效率和服务质量分析的医疗设备(如资产所属科室和物理地点等信息)等一系列医疗资源信息。

(6)临床基础数据管理:用于剥离和统一管理当前存储在 HIS 中患者基本信息、药品目录、收费编码信息,以及医技系统相关的基础数据,包括 LIS 中全部检验项目信息、RIS 中全部检查名称信息,实现由基础数据统一管理平台进行管理。

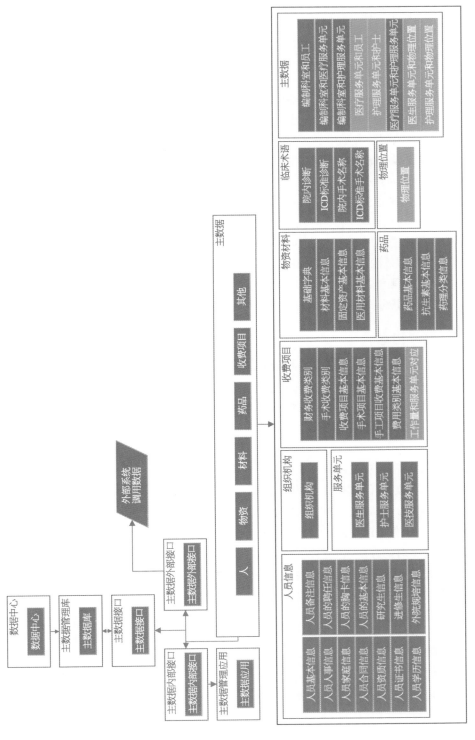

图 5 - 12　医院的基础数据字典

第二节·临床数据中心建设

临床数据中心(clinical data repository,CDR)平台是根据国家卫生健康委员会《电子病历基本架构与数据标准(试行)》《电子病历系统功能规范(试行)》《基于电子病历的医院信息平台建设技术解决方案(1.0 版)》等医院信息集成平台相关标准与规范,以 CDR 为核心构建的全院数据共享平台,CDR 可提升医院对现有数据资产的采集、聚合、处理与展现能力,确保获得适当授权的用户在任何时间与地点都能方便地访问临床、管理、质控与科研信息,以便更好地进行各项决策和业务。

CDR 是一个整合多个来源的临床数据集,是提供以患者为中心的统一视图的实时数据库。CDR 通过受控医学词汇表(CMV)保证所有人对临床数据语义理解的一致。在 CDR 中,诊疗数据是围绕患者为中心进行组织的,临床用户可以从多个角度查询、浏览和分析数据。CDR 具有以下特征:① 集中式数据存储和管理。② 重点关注各类临床数据。③ 各类数据具备实时性。④ 各类数据具备长期性。⑤ 围绕个体患者组织所有数据。

■ 一、建设目标

CDR 是一个整合了患者各类医疗数据的数据集成平台,以患者个体为中心实时收集和管理医疗数据,整理并集聚成为满足标准临床数据文档(clinical document architecture,CDA)的数据集,并可面向患者为医疗所需提供数据访问服务。系统通过实时集成视图实现某患者任意诊疗情况的查看,也可以此建立疾病主题数据库,提供临床数据分析服务。

如图 5 - 13 所示,建成后的数据中心平台将成为医院的核心 IT 平台之一,具有以下特点和优势:① 实现了医院 IT 架构的松耦合,所有业务应用系统将采集的数据物理集中到数据中心平台上,降低了单一系统的升级、故障和替换对其他系统和医院整体业务的影响,从根本上优化了医院的 IT 技术架构。② 全院所有临床、管理、质控和科研数据全部以实时或近实时的方式,物理集中在数据中心平台,经过对原始数据的转换、清洗、抽取及进行语义关联处理,所产生的元数据支持灵活的查询利用需求。③ 全院数据中心平台应具有高度的可扩展性,支撑医院业务向区域的延伸,实现跟各级各类区域卫生信息服务平台的接口整合和数据共享。

■ 二、临床数据采集

(一) 采集范围

采集范围主要包括以下信息:患者基本信息、历次就诊病史、门急诊和住院诊断、处方信息、检验结果、放射/超声/病理/内镜检查报告、医学影像、费用信息等。

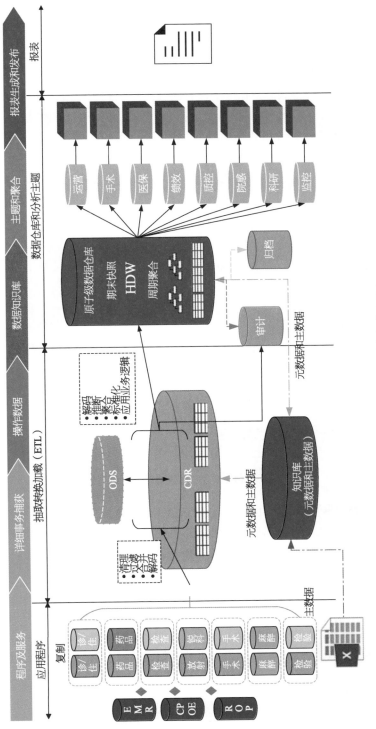

图 5 - 13　建成后的数据中心平台

（二）采集方式

集成平台数据采用通过数据仓库技术（extract-transform-load，ETL）数据抽取工具对数据进行抽取与支持，采集方式见图 5-14。ETL 内置了大量数据采集、数据处理所需的控件，采用分布式部署，利用多主机集群同时并发处理大量数据采集和数据装载任务，将现有 SqlServer/oracle 等关系数据库下的各类数据按数据标准进行清洗、转换，并加载到新的平台，并按统一的代码标准，整合数据类别，形成数据齐全、标准化、规范化的数据集市。同时 ETL 支持各类常用数据库及 MDB、XML、XLS、CSV、TXT 等数据的全量与增量实时抽取，也可将各种源数据装载到 Hadoop 集群上的基础库中。

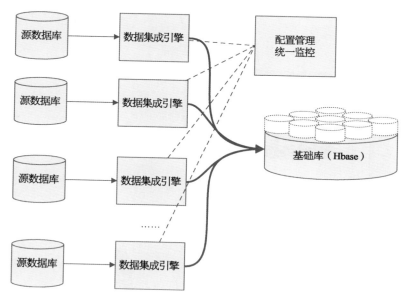

图 5-14　集成平台数据采集方式

为了解决"脏数据"的数据质量问题，还会在数据转换步骤后加入数据清洗功能。在数据抽取过程中所有的代码转换都通过代码转换表进行转换。当在代码转换表中找不到该代码时，该条数据即为脏数据。当确定数据为脏数据时需要将该信息记录在脏数据表中。

（三）数据处理

1. ETL 抽取时，对脏数据处理流程：① 判断是否为脏数据，表示代码转换表中找不到新代码。② 判断该记录在脏数据表中是否存在。判断条件为代码种类 ID、业务系统 ID、源表名、源字段名、源 ID 全部相等。如果存在跳到第 4 步。③ 将脏数据插入到脏数据表中，数据插入后直接到第 6 步。④ 新脏数据的时间戳的值与旧脏数据时间戳的值进行比较，如果大于则直接跳到第 6 步。⑤ 更新新时间戳的值到脏数据表中。⑥ 脏数据处理结束。详见图 5-15。

2. Web 界面脏数据处理：脏数据通过 Web 界面方式展现，并由脏数据管理人员进行

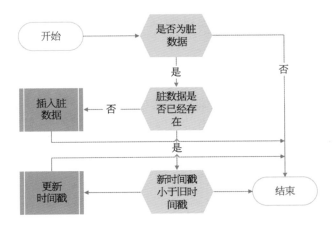

图 5‑15　ETL 抽取时脏数据处理流程

处理决定。这类处理可分为两种情况：第一种是确实为脏数据，则维护该数据抽取相关的参数文件，将该脏数据排除。另一种为该代码为有效代码，此时需要在 ODS 库中相应的编码表中新建一个编码，并在代码映射表中插入相应的记录。

3. 数据重抽·见图 5‑16。

（1）将脏数据参数文件视图生成参数文件：按行号的顺序，生成到参数文件中，将列 1、列 2 的内容通过行列转换的方式输出到文本文件中。这一作业的用途在于当有脏数据产生时，该视图将有记录，并可以生成脏数据所对应的参数文件。该参数文件可用于脏数据重抽。

（2）通过参数文件中的变量得到是否

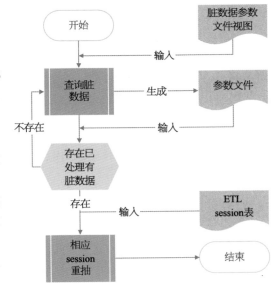

图 5‑16　数据重抽流程

有新的已处理脏数据：如果有内容则有脏数据，如果为空，则没有需要处理的脏数据。当没有已处理脏数据时跳回第 1 步，有脏数据则进入第 3 步。

（3）利用第一步所生成的参数文件中的变量对相应的脏数据源业务表进行重抽：在抽取过程中删除相应的脏数据记录。

■ 三、建设内容

目前国内大多数的医院数据中心建设的技术重点放到了收集数据，但这仅仅是把大量原本分散的数据实现物理集中，而并没有对这些集中后的数据进行整理和重构，那么这些未整理重构的数据无法帮助最终的使用者(临床医生、医疗管理人员和决策人)做出智能化的临床、行政研究和财务决策。

要实现这一目标,虽然还存在其他各种解决方案,如建立基于 Web 的门户网站、建立信息仓库、构建分析工具等。但是,使用这类支离破碎的办法,并不是最好的解决办法。因此,还是需要将所有信息转化为新的重构的数据集的方式。

实现这一方案的核心在于数据建模,数据建模包含三个层次(图 5-17)。

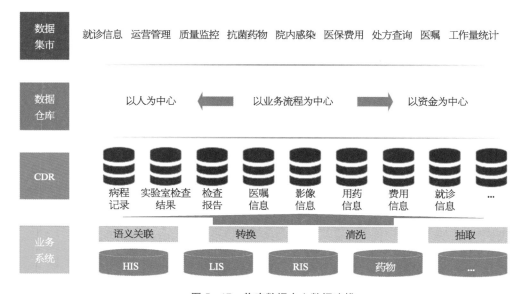

图 5-17　临床数据中心数据建模

(一) 第一层建模即数据实体

在临床数据中心(CDR)建设过程中需将对医院业务系统进行数据分析,通过参考HL7 RIM 模型,把业务流程中的每一个活动事务所记录的信息及各种原始文档统一到数据实体 CDR 中,形成各领域内的数据模型,构成"第一层建模",保证 CDR 数据的颗粒度足够细,使之可用于支撑对医疗过程的精细化管理。这比以临床为中心、以患者中心的结果数据粒度更细,第一层建模中汇聚了医疗活动中产生的所有过程性数据。

通过这种构建方法,可以分别对临床的每一个活动进行建模。由于每个领域的差异较大,可以参考 HL7 或 IHE 等标准及规范,单独构建每个领域的信息模型。这样一方面为了数据分析,另一方面也可为领域内的信息化建设提供参考。

(二) 第二层建模是数据仓库层

主要为了解决如下几个问题:① 异构系统的集成可能存在实现不理想的情况,如由于没有实现闭环医嘱,导致以 EMR/CPOE 为核心的临床系统无法存储患者的完整诊疗记录。② 由于医疗过程的数据与以患者为中心的数据存有差异,导致医疗过程的信息不连续,一个领域的过程可能存在于不同系统中(譬如用药领域),所以需要基于第一层建模建立以患者为中心的数据模型。③ 在病历文书、影像报告、病理报告中存在很多非结构化的文本数据,需要把通用的非结构化元素解析成结构化元素,此作业仅限于通用的非结构化数据。

数据仓库层从应用建设需要出发,以 CDA/CCR 标准为参考,结合国家卫生健康委员会的电子病历的数据标准来构建,构成"第二层建模"。

(三) 第三层建模为数据集市层

这一层主要从数据的聚合需求出发,针对不同领域中的主题,构建相应的数据集市。建成后的数据集市将是多维度的,支持各类应用从不同的维度对数据进行分析和使用。

CDR 要实现规范化、标准化的业务流程和工作流管理,不仅要在后台实现所有数据逻辑上的集中存储,还要在功能需求上满足所有用户的要求。因此,构建 CDR 需要经过数据采集(采集各异构系统的数据,包括电子病历系统、检查检验系统、医院信息系统等)、数据分析、清洗和存储等各个环节,是最后面向用户实现 CDR 的服务和应用的过程。

1. 信息模型·信息模型是用来描述临床事件和其产生的结果间的关联。对整体医疗信息而言,由于信息交互具有形态多样、关系复杂及随医疗领域知识更新动态变化等特性,最直接的结果是整体信息需求并不能完全确定,这是系统集成面临的最棘手问题,因此很难采用传统方法进行建模,即使通过各种映射匹配技术也只能在一定程度上实现有限集成。因此,要从体系架构上提出彻底解决集成问题的方案,即参考核心数据模型 HL7 RIM 建模(图 5 - 18)。

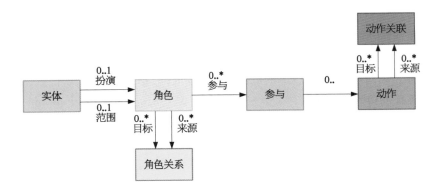

图 5 - 18 HL7 对其 RIM 核心概念类的描述

信息模型的设计要用于构建信息系统的底层数据库,并形成各类信息生成、处理、存储等功能的基础。因此,基于 HL7 研究和开发 RIM 模型就是为了解决信息标准不一致问题。RIM 是一个纯粹的对象结构模型,其所使用的任何元素、数据类型、词汇或代码衍生自 RIM 规范要求,可确保所有业务域模型的一致性。

2. 医学受控术语·复杂繁多的医学信息标准构成了内容丰富的受控术语词汇域,词汇域作为基础数据来源,组成了 CDR 的基础字典数据。同时词汇域的定义也是用来支持信息模型的层次结构和属性的编码,在词汇域定义方面,要求使用标准信息(如 ICD、SNOMED、LONIC 等)来定义临床术语。依赖受控术语,可对电子病历涉及的数据集进行抽象和定义,按照 HL7 CDA L3 规范定义数据集模板,形成标准化的临床文档信息。

为实现 CDR 的广泛集成,必须基于标准化的医学受控术语来构建核心数据结构,同时标准化将避免系统反复建设及系统间的信息难以交流。为适应未来信息类型不断增加,CDR 不仅要考虑临床信息的当前需求,也要考虑未来动态需求和数据增长速度。

CDR 的体系结构需要通过对临床事件实例化,辅以相关的约束规则,力求所有从诊疗活动中采集的原始临床数据在生成之初就符合标准,减少或避免数据间转换,从而可通过 CDR 实现信息的全面共享。

3. HL7 CDA·基于 CDA 的电子病历临床文档设计:CDA 临床文档架构由标准文档组成,是由临床观察、临床服务等组成的文件,它专门规定了临床文档内容的标准化,规范了文档内容表达,但不涉及文档的交换机制。CDA 的语义内容源于共享的参考信息模型 RIM,为便于信息交换,临床文档需详细描述结构和语义,因此 CDA 文档一般采用 XML 编码,并使用 HL7 V3 的数据类型。

4. 临床数据仓库·数据仓库是一个面向主题的、集成的、相对稳定的、反映历史变化的数据集合,临床数据通过数据仓库工具进行抽取、转化和整理后存储在数据仓库中,用于支持临床管理决策及科研分析。建立临床数据仓库的目的是存放以主题方式组织的、经过二次加工的历史数据,它成为临床数据中心特定的优化读取的性能模型。

5. 数据校验和质量保证·全院数据中心的建设成败与接入数据的完备性直接相关,主要应从如下几方面来确保数据的完备性。

(1) 行级数据校验:CDR 系统可从下面的操作来控制数据校验。如在从业务数据到 CDR 的数据导入过程中,每个任务的数据导入开始时间、结束时间、读取行数、插入行数、更新行数等必须做到实时显示。

(2) 维度渐变处理:CDR 数据平台首先对基础数据进行刷新,然后数据会对所有的维度表进行校验并保持数据校验的完整性。对任何数据需要处理渐变的数据维度属性,会每隔 1 小时检查 1 次,从而确保维度关键属性发生变化后能及时更新并反映到数据的聚合上,并及时准确地反映在报表上。

第三节·运营数据中心建设

■ 一、建设目标

通过建设运营数据中心(ODR)及运营分析平台,可有效地整合各部门业务数据,统一实现对业务信息的利用和管理。ODR 通过提供一致的数据视图和综合管理分析支撑环境,为医院管理人员决策系统、科主任决策系统和员工360集成视图等应用系统提供数据,也为医院各部门和相关管理部门提供报表、分析应用和数据挖掘。具体目标如下:① 通过管理仪表盘,为院领导方便地监控相关指标提供直观的帮助。② 具备统一口径的各类报表,并以医院常用形式展现。③ 具备灵活的数据查询与便利化分析功能。④ 支持医院业务流程可监控、可模拟和可优化。⑤ 支持运营效率的动态分析与监控。⑥ 支持重点问题的捕捉与跟踪。⑦ 支持绩效考核的调整与优化。⑧ 支持管理者洞察力的赋予与提升。

二、运营数据采集

(一)采集范围

采集范围主要包括以下信息:患者入院、出院、转科,以及药房药库、费用信息、固定资产等。

(二)采集方式

采集方式及数据处理方式同"第五章 第二节"的对应内容。

三、建设要求

(一)充分整合现有数据

包括医院现存的各类信息源信息(前台业务如 HIS、CIS、LIS 等,后台运营如财务、人事、物资、资产、供应等),通过数据整合平台进行数据提取、梳理和载入操作,将数据整合到统一的数据环境中。

(二)数据仓库标准化

为医院建立规范、完整、高效、可持续发展的数据仓库核心模型、ODS 和多维分析模型,标准数据集符合国家卫生健康委员会的相关标准。

(三)展现形式丰富细致

为医院提供自主分析、数据查询、报表分析、多维分析(可由全院下钻至科室、个人,也可以切换到具体项目、病种进行分析)、数据挖掘等多种信息分拆手段。

(四)展现数据全面准确

可从财务状况、人员绩效、医疗质量、医院未来发展趋势和能力等视角,全方位、多角度支持领导决策分析。

(五)数据采集任务

提供从各类节点中采集流式(实时)和离线(持久化)数据的功能。数据采集需要面对多源头、数据量大、格式多样的需求,要建立多渠道、多方式、高效能的采集机制。

1. 采集方式管理·针对不同种类数据采集,需提供多种采集方式,并提供采集方式扩展机制,便于应对新种类数据的采集。建设初期需提供包括数据交换模式、数据抓取模式、纸质文件扫描上传模式、手工录入模式、WEB 接口模式以及批量文件上传模式等各种采集方式。针对数据采集方式,系统需提供采集方式管理功能,包括数据采集方式注册、采集方式测试、采集方式发布及更新、撤销等功能。

2. 适配器管理·由于采集功能将面对不同的数据传输协议、数据库类型、不同的Web接口。基于采集功能的适用性考虑，采集系统需提供丰富的适配器功能，包括数据库适配器、接口适配器、协议适配器等，同时还需提供针对众多适配器的管理功能，包括适配器的发布、更新、废除等功能，便于适配器的扩展。

3. 采集策略配置·针对不同的待采集数据，根据数据更新频率及数据特性，需提供采集策略配置功能，采集策略可对具体采集内容进行采集方式的指定、适配器的选用、采集时间的设置、采集任务触发启动模式设置等。采集策略配置完成后应自动生成采集任务，采集任务严格依照对应的采集策略进行执行。

4. 数据浏览·需提供数据资源目录浏览功能，通过资源目录树的导航，方便用户找到需要的数据资源并进行使用。

第四节·科研数据中心建设

■ 一、建设目标

科研数据中心（RDR）立足于医院已有的临床数据中心平台，同时汇集来自样本库系统和其他科研数据源的数据，采用最新的数据汇集技术，构建"科研数据仓库"，最终从技术层面上实现原始数据的归档存储，实现基于临床文档等非结构化数据的高度集中、离散化数据元素的再次集中。科研数据仓库从架构上能够为各种数据分析应用提供数据支持。如：商业智能分析工具、数据挖掘工具等，支撑数据预测应用模型。预测模型能实现具有智能特征的辅助决策功能，并基于科研数据仓库为医院构建单病种临床科研应用等模块，RDR 也支持医院开展系统性的回顾和前瞻性的临床科研，为临床医生和科研人员提供完整的患者数据，借此增强优势专科的诊疗、科研能力。

■ 二、科研数据采集

（一）采集范围

根据科研项目需求，主要采集并整理患者的临床相关数据、样本数据和随访数据，也可通过病例报告（case report form，CRF）表单进一步扩展各个病种特殊的字段信息。

（二）采集方式

采集方式及数据处理方式同"第五章　第二节"的相应内容。

■ 三、建设要求

科研数据中心是根据国家卫生健康委员会《电子病历基本架构与数据标准（试行）》

《电子病历系统功能规范(试行)》《基于电子病历的医院信息平台建设技术解决方案》等医院信息集成平台相关标准与规范,以现有的 CDR 为基础的临床与基础科研数据仓库,在提升医院对现有科研数据资产的采集、聚合、处理与展现能力的同时,确保获得适当授权的用户在任何时间与地点都能方便地访问临床科研信息,以便高效地开展临床和基础科研工作。

(一)数据采集

通过数据库复制或消息接口等机制,汇集临床和基础研究业务系统的所有数据,将其物理汇集在一个平台上供进一步处理和利用。数据采集的范围应涵盖跟临床和基础研究相关的不同信息系统的异构数据源,采集的内容应尽可能全面、完整。

(二)数据解析

对已采集的原始数据可利用 ETL 引擎进行抽取、清洗、转换和元素化处理,为构建数据实体(entity)做好准备。ETL 过程可以由客户端进行管理,需要确保原有信息的完整性和准确性。

(三)数据建模

根据临床与基础研究的要求,参照 HL7 RIM 等行业标准,将已经元素化的数据进行重构与建模,构建数据实体(entity)加以存储。在此基础上,可针对不同的应用主题构建专门的数据集市,如某一单病种数据库。

(四)数据展现

平台客户端需提供多维度数据查询工具,支持以直观的表单或图形进行数据展现查询结果;数据展现视图可以通过自定义加以定制保存,提供元数据管理配置工具;对于复杂的队列研究,可通过韦恩图组件来实现。

临床与基础科研数据仓库由于数据规模大,构成和来源具有多样性,在设计上需支持统一的结构化、半结构化和非结构化的数据分布式存储与访问接口,提供多种数据访问接口,包括 SQL、NoSQL、HDFS 文件访问等。为了能够支撑医院的数据分析要求,数据分析平台还要能够提供可流程化和可视化的数据分析工具,同时应具有强大的并行数据分析计算能力与产品支撑。

在数据分析方面,需能够满足分析算法的灵活扩展、配置、注册、共享、执行、监控等功能;面向医院科研人员达到易于使用、上手快的目的;能够从多种数据源中直接提取数据,如文本文件、表格文件,以及并行分布式文件系统和数据库系统等;数据挖掘分析过程、结果能够和常用办公软件保持良好的交互性;界面应简洁美观,输出结果精炼,容易理解;另外,需能够直接应用已有的成熟的医疗分析经验,形成快速可复用的医疗分析模型,以快速满足医院内的数据分析与疾病分析的迫切需要。

数据挖掘算法需具有良好的扩展性,能够集成国际上通用的算法库,包括分类、聚类、预测、关联分析等常用数据挖掘模型;同时也应包含时间序列、生存分析、相关分析、方差分析等统计分析模型;并能集成大数据分析工具,具有大数据的数据挖掘分析扩展能力。

科研数据仓库还需提供一套成熟的结果可视化开发接口，根据需求的变化快速开发出相应的数据分析与决策支持应用。数据高级分析应用平台要能提供丰富的图表展现形式，医疗科研人员可以简便地获取模型信息和结果；最后，数据挖掘模型可以快速地集成到医院业务系统中，辅助医生进行诊断决策。

RDR 应可以对科研信息资料提供隐私安全保护，具备工业级的安全连接能力，连接医院内外的信息系统。支持企业级防火墙及防火墙策略，外部系统必须通过 SSL/TLS 安全套接层和传输层协议连入数据平台，支持如基于 Kerberos 网络安全认证协议的系统访问认证，符合 ATNA 规范的数据节点间通信，同时还要支持 Secure DICOM 标准的安全影像传输方式。

RDR 应可以支持基于国际标准的医疗隐私信息访问保护：支持基于 HIPPA 标准的医疗信息安全保护，包括电子签名及相关互操作技术及标准；支持基于 BPPC 规范的患者隐私信息访问声明和授权；支持中心化和加密的医疗文档存储；支持医疗文档的数字签名保护。

第五节 · 互联互通标准化建设

■ 一、互联互通测评的价值

《医院信息互联互通标准化成熟度测评方案（试行）》是由国家发布用来指导医院信息化建设的文件，从 IT 架构的角度对医院信息化提出了新的要求，医院信息系统的互联互通与数据共享将是医院发展不可缺少的保障。

很多医院经过多年发展，往往累计建设了几十个甚至几百个子系统，涉及众多的专业领域。医疗流程电子化得到提升的同时也让整体医疗信息化的发展瓶颈愈加突出。"点-点"的对接方式，给医院信息系统的稳定性、安全性、可靠性、效率等带来巨大的隐患，同时也让医院的接口成本和维护成本呈指数级上升。如果医院要对其中一个应用系统进行升级或更换就必须重新调整相关数据接口，造成巨大的资源浪费。医院通过对标互联互通要求、参与互联互通测评，可有效解决这一问题。

在对标建设过程中，医院能够及时查缺补漏，对缺失环节进行系统补充，并对已建系统进行标准化改造。系统间的信息传递以标准方式输入和输出，数据传输质量得到提升，通过以评促建的方式帮助医院信息化水平更上一层楼。

■ 二、互联互通测评要求

根据国家卫生健康委员会发布的《关于进一步推进以电子病历为核心的医疗机构信息化建设工作的通知》：到 2020 年，三级医院要实现院内各诊疗环节信息互联互通，达到医院信息互联互通标准化成熟度测评 4 级水平。结合 2020 版医院互联互通评级分级要求（表 5-2）并对标《WS482 卫生信息共享文档编制规范》，可以清楚地定位各医疗机构现有的建设情况。医院可以根据自身情况和定位做出有针对性的建设和改造，在满足成熟度测评要求的同时不断完善医院的信息系统建设。

表 5-2　互联互通评级表

等　级	分　级　要　求
一级	部署医院信息管理系统 住院部分电子病历数据符合国家标准
二级	部署医院信息管理系统 门（急）诊部分电子病历数据符合国家标准
三级	实现电子病历数据整合 建成独立的电子病历共享文档库，住院部分电子病历共享文档符合国家标准 实现符合标准要求的文档注册、查询服务 公众服务应用功能数量不少于 3 个 连通的外部机构数量不少于 3 个
四级乙等	门（急）诊部分电子病历共享文档符合国家标准 实现符合标准要求的个人、医疗卫生人员、医疗卫生机构注册、查询服务 在医院信息整合的基础上，实现公众服务应用功能数量不少于 11 个，医疗服务应用功能数量不少于 5 个，卫生管理应用功能数量不少于 10 个 连通的业务系统数量不少于 15 个 连通的外部机构数量不少于 3 个
四级甲等	建成较完善的基于电子病历的医院信息平台 建成基于平台的独立临床信息数据库 基于平台实现符合标准要求的交互服务，增加对就诊、医嘱、申请单和部分状态信息交互服务的支持 基于医院信息平台，实现公众服务应用功能数量不少于 17 个，医疗服务应用功能数量不少于 14 个，卫生管理应用功能数量不少于 17 个 提供互联网诊疗服务，开始临床知识库建设，在卫生管理方面提供较为丰富的辅助决策支持 连通的业务系统数量不少于 31 个 连通的外部机构数量不少于 5 个
五级乙等	法定医学报告及健康体检部分共享文档符合国家标准；增加对预约、术语、状态信息交互服务的支持 平台实现院内术语和字典的统一，实现与上级平台基于共享文档形式的交互 实现公众服务应用功能数量不少于 27 个，医疗服务应用功能数量不少于 30 个 提供较为完善的互联网诊疗服务，初步实现基于平台的临床决策支持、闭环管理、大数据应用；平台初步实现与上级信息平台的互联互通；连通的外部机构数量不少于 7 个

等　　级	分　级　要　求
五级甲等	通过医院信息平台能够与上级平台进行丰富的交互,实现医院与上级术语和字典的统一 基于平台提供较为完善的临床决策支持、闭环管理,实现丰富的人工智能和大数据应用 平台实现丰富的跨机构的业务协同和互联互通应用 连通的外部机构数量不少于 9 个

如果按照四级甲等的要求进行建设,在临床电子病历方面需要对电子病历共享文档、数据标准化和集成接口等方面进行建设和改造,涉及内容见表 5 - 3。

表 5 - 3　四级甲等互联互通建设内容

部　　分	建　设　内　容	部　　分	建　设　内　容
第 1 部分	病历摘要	第 20 部分	生命体征测量记录
第 2 部分	门(急)诊病历	第 21 部分	出入量记录
第 3 部分	急诊留观病历	第 22 部分	高值耗材使用记录
第 4 部分	西药处方	第 24 部分	入院评估
第 5 部分	中药处方	第 25 部分	护理计划
第 6 部分	检查报告	第 26 部分	出院评估与指导
第 7 部分	检验报告	第 26 部分	手术同意书
第 8 部分	治疗记录	第 27 部分	麻醉知情同意书
第 9 部分	一般手术记录	第 28 部分	输血治疗同意书
第 10 部分	麻醉术前访视记录	第 29 部分	特殊检查及特殊治疗同意书
第 11 部分	麻醉记录	第 30 部分	病危(重)通知书
第 12 部分	麻醉术后访视记录	第 31 部分	其他知情告知同意书
第 13 部分	输血记录	第 32 部分	住院病案首页
第 17 部分	一般护理记录	第 34 部分	入院记录
第 18 部分	病重(病危)护理记录	第 35 部分	24 小时内入出院
第 19 部分	手术护理记录	第 36 部分	24 小时内入院死亡记录

续　表

部　分	建 设 内 容	部　分	建 设 内 容
第 37 部分	住院病程记录：首次病程记录	第 46 部分	住院病程记录：术前小结
第 38 部分	住院病程记录：日常病程记录	第 47 部分	住院病程记录：术前讨论
第 39 部分	住院病程记录：上级医师查房记录	第 48 部分	住院病程记录：术后首次病程记录
第 40 部分	住院病程记录：疑难病例讨论记录	第 49 部分	住院病程记录：出院记录
第 41 部分	住院病程记录：交接班记录	第 50 部分	住院病程记录：死亡记录
第 42 部分	住院病程记录：转科记录	第 51 部分	住院病程记录：死亡病例讨论记录
第 43 部分	住院病程记录：阶段小结	第 52 部分	住院医嘱
第 44 部分	住院病程记录：抢救记录	第 53 部分	出院小结
第 45 部分	住院病程记录：会诊记录		

注：按照 WS482 卫生信息共享文档编制规范要求改造电子病历。

三、测评支持服务建设

（一）支持服务规划

如表 5-4 所示，在项目的实施过程中，按照国家卫生健康委员会互联互通标准化测评的要求，参照互联互通标准对项目的建设内容进行建设和改造，医院需完成测评材料准备工作。

表 5-4　测评支持服务建设规划

项 目 阶 段	工 作 主 题	工 作 内 容
标准校验服务	标准校验	根据院内系统改造结果进行校验，同时根据测评工具进行校验和调试
测评准备服务	测评计划准备服务	制定详细信息化系统改造与测评准备项目计划 协助医院进行互联互通应用效果的评分指标自查。并根据自查情况制定改造方案。
	测评送测服务	帮助医院完成实验室测评数据准备 帮助医院完成实验室送测工作
	测评文审准备服务	协助医院完成《医院信息互联互通标准化成熟度测评申请材料》文档编写和装订
	测评预演服务	帮助医院进行现场测评预演 帮助医院进行现场测评相关接待工作

续　表

项 目 阶 段	工 作 主 题	工 作 内 容
互联互通 测评	专家测评	邀请中国软件测评中心就医院信息互联互通标准化成熟度测评

(二) 基于互联互通标准的接口改造

根据国家卫生健康委员会互联互通评测标准的要求,医院在建设信息平台和数据中心的同时,还要对医院已有信息系统进行标准化改造,以满足互联互通的评测标准。针对医院的信息化建设情况,主要需要对 HIS 系统和电子病历系统进行改造,具体改造内容如表5-5所示(以互联互通四级甲等为例)。

表5-5　院内信息化改造内容

类　　目	项　　目	规 格 说 明
改造服务	接口改造服务	集成标准的互联互通服务 可以查看24小时内服务的调用情况 可以查看当前维护的厂商和接口,服务的情况 可以查看服务调用的数据流转明细内容
改造服务	文档改造服务	对医院需要进行测评的共享文档集进行标准化改造
测试工具	互联互通标准化 测试工具	可以执行24个对内服务的标准测试 可以执行9个区域调用的服务可执行标准的测试 可以针对每一份共享文档进行样例测试 可以针对历史数据进行转储 可以按照患者标识进行指定的文书输出 可以查看文档的构成情况 可以查看基础数据的构成情况 可以查看数据元的构成情况 可以查看对象标识符(OID)数据的构成情况
标准校验服务	标准校验	根据院内系统改造结果进行校验,同时根据测评工具进行校验和调试
集成调试	集成调试	根据院内系统改造结果进行集成化应用调试

第六章

数据平台与应用架构建设

伴随公立医院改革的不断深化和医院学科建设的持续推进,对于医院信息化建设提出了更高的要求,而医疗大数据的兴起又为基于数据中心的海量医疗数据分析利用提供了新的契机,可以在临床数据中心(CDR)的结构化数据之外,实现对半结构化和非结构化数据的实时分析利用,包括医学影像、扫描图片、传感器数据等。针对医院推进精细化管理及加强学科建设与知识管理的需求,可以在以 CDR 为核心的医疗大数据平台上进一步开发和建设面向临床、运营、质控与科研的大数据应用,进一步发挥临床数据资产的价值,增强医学信息技术的支撑能力,服务于医院的战略发展目标。为此,需要在医院已有的医疗大数据平台建设基础上,启动新一轮的应用开发建设,完善信息系统,深化数据利用。

通过对数据处理阶段性发展的解析,分析大数据、人工智能技术的发展趋势。结合实际生产需求,验证了基于容器云架构的新一代大数据与人工智能平台在数据分析、处理、挖掘等方面的强大优势。

第一节 · 数据中心与平台架构

■ 一、虚拟化计算与网络交换平台

云计算的核心技术之一就是虚拟化技术。所谓虚拟化,是指通过虚拟化技术将一台计算机虚拟为多台逻辑计算机。在一台计算机上同时运行多个逻辑计算机,每个逻辑计算机可运行不同的操作系统,并且应用程序都可以在相互独立的空间内运行而互不影响,从而显著提高计算机的工作效率。

虚拟化的核心软件是虚拟机监视器(VMM),是一种运行在物理服务器和操作系统之间的中间层软件。VMM 是一种在虚拟环境中的“元”操作系统。他们可以访问服务器上包括 CPU、内存、磁盘、网卡在内的所有物理设备。VMM 不但协调着这些硬件资源的访问,也同时在各个虚拟机之间施加防护。当服务器启动并执行 VMM 时,它会加载所有

虚拟机客户端的操作系统,同时会分配给每一台虚拟机适量的内存、CPU、网络和磁盘。

　　虚拟化技术有很多实现方式,如根据虚拟化的程度和级别,分为软件虚拟化、硬件虚拟化、全虚拟化和半虚拟化。

　　1. 软件虚拟化·顾名思义,就是采用纯软件的方法在现有的物理平台上实现物理平台访问的截获和模拟,该物理平台往往不支持硬件虚拟化。

　　2. 硬件虚拟化·简单来说,就是物理平台本身提供了对特殊指令的截获和重定向的硬件支持,新的硬件会提供额外的资源来帮助软件实现对关键硬件资源的虚拟化,从而提升性能。

　　3. 全虚拟化·完全虚拟化技术又叫硬件辅助虚拟化技术,最初所使用的虚拟化技术就是全虚拟化(full virtualization)技术,它在虚拟机(VM)和硬件之间加了一个软件层Hypervisor,或称为虚拟机管理程序或 VMM。

　　4. 半虚拟化·半虚拟化技术是后来才出现的技术,也叫作准虚拟化技术。该技术目前比较热门,是在全虚拟化的基础上,把客户操作系统进行了修改,增加了一个专门的应用程序编程接口(API),这个 API 可以将客户操作系统发出的指令进行最优化,即不需要VMM 耗费一定的资源进行翻译操作。

■ 二、医疗云计算

　　数据无处不在,医疗保健行业也不例外。随着云以指数级别接管技术,医疗行业的云计算潜力巨大。由于云提供按需计算,它已迅速成为首选工具,尤其是当医疗保健机构和医院需要随时部署、访问和处理网络信息时。

　　随着医疗保健法规推动医疗保健行业寻求更好的存储、协作和数据共享技术,迫切需要技术保障防止任何数据丢失。由于 EMR 容易导致数据丢失,因此云已被证明是一种可靠、安全的数据存储介质,通过在提供服务时与云提供商定义安全参数,可以确保数据的安全性。

　　云为医疗保健行业带来无穷的好处。虽然许多医院和研究所已经迁移到云端,但许多其他医院和研究所正在实施其设施。云可促进更好地协作,同时提供对安全存储的访问和对存储数据的远程访问。此外,还有一个远程监测设施,可以在几分钟内更新患者的健康状况,所有这些都可以节省大量时间。

　　为了在内部执行与存储、数据操作、转换和协作相关的所有任务,医疗保健部门需要投资大量基础设施和维护资源。然而,这个过程意味着大量的成本投入和是否可充分利用资源的可疑性。然而,随着云的使用,使可利用资源随时可以在弹性扩充的情况下大大降低技术成本,因为所有这些都是以总成本的一小部分来执行的,从而提高了效率。

　　一旦医疗应用进入云,流量就会被通道化到网络而不是数据中心。这样,内部服务器上的负载就会减少。

■ 三、医疗物联网与智能硬件

应对人口结构高龄化所带来的长期照护需求,各国政府纷纷拟定政策,希望利用无线网络、蓝牙、4G/5G、GPS 及 RFID 等物联网技术,架构起移动式医疗网络;且在远距照护等议题发酵下,也带动医疗产业结合物联网进入下一个崭新的应用阶段。

物联网技术在智能医疗领域的主要应用技术,主要在于物资管理可视化技术、医疗信息数字化技术、医疗过程数字化技术三个方面。

(一) 医疗器械与药品的监控管理

借助 RFID 技术,开始广泛应用在医疗机构物资管理的可视化技术,可以实现医疗器械与药品的生产、配送、防伪、追溯,避免公共医疗安全问题,且实现药品追踪与设备追踪,可从科研、生产、流动到使用过程的全方位实时监控,有效提升医疗质量并降低管理成本。

根据世界卫生组织的报道,全球假药比例已经超过 10%,销售额超过 320 亿元。中国药学会有关数据显示,每年至少有 20 万人死于用错药与用药不当;11%~26% 为不合格用药;以及约 10% 的用药失误病例。因此,RFID 技术在对药品与设备进行跟踪监测、整顿规范医药用品市场中起到重要作用。

具体来说,物联网技术在物资管理领域的应用方向主要包括以下几个方面。

1. 医疗设备与药品防伪·卷标依附在产品上的身份标识具有唯一性,难以复制,可以起到查询信息和防伪打假的作用,将是假冒伪劣产品一个非常重要的查处措施。例如,把药品信息传送到公共数据库中,患者或医院可以将卷标的内容和数据库中的记录进行核对,方便地识别假冒药品。

2. 全程实时监控·药品从科研、生产、流通到使用整个过程中,RFID 标签都可进行全方位的监控。特别是产品实行自动包装后出厂时,安装在生产线的读取器可以自动识别每个药品的信息,传输到数据库,流通的过程中可以随时记录中间信息,实施全线监控。

3. 医疗垃圾信息管理·通过实现不同医院、运输公司的合作,借助 RFID 技术建立一个可追踪的医疗垃圾追踪系统,实现对医疗垃圾运送到处理厂的全程跟踪,避免医疗垃圾的非法处理。

(二) 数字化医院

物联网在医疗信息管理等方面具有广阔的应用前景。目前医院对医疗信息管理的物联网需求主要集中在以下几个方面:身份识别、样品识别、病案识别。其中,身份识别主要包括患者的身份识别、医生的身份识别;样品识别包括药品识别、医疗器械识别、化验品识别等;病案识别包括病况识别、体征识别等。

1. 患者信息管理·患者的家族病史、既往病史、各种检查、治疗记录、药物过敏等电子健康档案,可为医生制订治疗方案提供帮助;医生和护士可以做到对病患生命体征、治疗过程等实时监测信息,杜绝用错药、打错针等现象,且可自动提醒护士进行发药、巡查等工作。

2. 医疗急救管理・在伤员较多、无法取得家属联系、病患危重等特殊情况下，借助 RFID 技术可靠、高效的信息储存和检验方法，可快速实现患者身份确认，确定其姓名、年龄、血型、紧急联系电话、既往病史、家属等有关详细资料，完成入院登记手续，为急救病患争取了治疗的宝贵时间。尤其救护车中安装 4G/5G 视讯设备，病患在运送到医院的途中，急诊室可先了解病患的生理状况，争取黄金救援时机。如果地处偏远，甚至可采取远距医疗影像系统进行紧急抢救。

3. 药品存储・将 RFID 技术应用在药品的存储、使用、检核流程中，简化人工与纸本记录处理，防止缺货及方便药品召回，避免类似的药品名称、剂量与剂型之间发生混淆，强化药品管理，确保药品及时供给、准备。

4. 血液信息管理・将 RFID 技术应用到血液管理中，能够有效避免条形码容量小的弊端，可以实现非接触式识别，减少血液污染，实现多目标识别，提高数据采集效率。

5. 药品制剂防误・通过在取药、配药过程中加入防误机制，在处方开立、调剂、护理给药、患者用药、药效追踪、药品库存管理、药品供货商进货、保存期限及保存环境条件等环节实现对药品制剂的信息化管理，确认患者使用制剂之种类，记录患者使用流向及保存批号等，避免用药失误，保证患者用药安全。

6. 医疗器械与药品追溯・通过准确记录物品和患者信息，包括产品使用环节的基本信息、不良事件所涉及的特定产品信息、可能发生同样质量问题产品的地区、问题产品所涉及的患者、尚未使用的问题产品位置等信息，追溯到不良产品及相关病患，控制所有未投入使用的医疗器械与药品，为事故处理提供有力支持。

7. 信息共享互联・通过医疗信息和记录的共享互联，整合并形成一个发达的综合医疗网络。一方面经过授权的医生可以翻查患者的病历、患史、治疗措施和保险明细，患者也可以自主选择或更换医生、医院；另一方面支持乡镇、社区医院在信息上与上级医院实现无缝对接，能够实时地获取专家建议、安排转诊和接受培训等。

8. 新生儿防盗系统・将大型综合医院的妇产科或妇幼保健医院的母婴识别管理、婴儿防盗管理、信道权限相结合，防止外来人员随意进出。尤其，婴儿出生后也要给婴儿佩戴一个可以标示唯一身份的"RFID 腕带"，并使婴儿的信息和母亲的信息具有唯一对应性。若要确定是不是抱错了婴儿，只需对比母婴的"RFID 腕带"信息就可了，这就避免了婴儿抱错事件的发生。

9. 报警系统・通过对医院医疗器械与患者的实时监控与跟踪，及时播报患者紧急求救信号，防止患者私自出走，防止贵重器件毁损或被盗，保护温度敏感药品和实验室样本。

（三）远程医疗监护

远程医疗监护，主要是利用物联网技术，构建以患者为中心，基于危急重病患的远程会诊和持续监护服务体系。远程医疗监护技术的设计初衷是为了减少患者进医院和诊所的次数。

随着远程医疗技术的进步，高精尖传感器已经能够实现在患者的体域网（body-area）

范围内实现有效通信,远程医疗监护的重点也逐步从改善生活方式转变为及时提供救援信息、交流医疗方案。

实际应用上,社区居民的有关健康信息可通过无线和视频方式传送到平台,建立个人医疗档案,提高基层医疗服务质量;允许医生进行虚拟会诊,为基层医院提供大医院大专家的专业支持,将优质医疗资源向基层医疗机构延伸;构建临床案例的远程继续教育服务体系等,提升基层医院医务人员继续教育质量。

1. RFID 助老人独立生活的应用·阿得莱德大学计算机科学家正在领导一个项目开发新的 RFID 传感器系统,用于老年人保持独立生活和安全看护。研究人员采用 RFID 和传感器技术,自动识别和监测人的活动;能够确定个人的日常照护,并在危险来临时及时提供帮助,在人口老龄化的时代具有巨大的潜在价值。该系统的投入成本较低,不存在隐私问题和密集的监测与监控,被监控对象(老年人)也无须另外穿戴物品。

2. 智能轮椅的应用·智能轮椅的任务是安全、便捷地把用户送到目的地,完成既定任务。在运动过程中,轮椅既需要接受用户的指令,又需结合环境信息启动自身避障、导航等功能模块。与移动机器人不同的是,在使用过程中,轮椅与用户成为一个协同工作的系统。这就要求在设计之初就把人这个因素纳入考虑之中。所以,安全、舒适和容易操作应成为智能轮椅设计中最重要的因素;使用者身体能力的差异决定了智能轮椅需被设计为一个功能多元化,能满足多种层次需要的电子系统。而模块化最能体现系统多功能化的特征,每个用户都能根据其自身残障类型和程度选择适当的模块集成,且设计者可以在现有基础上通过增添功能模块,可方便地对轮椅功能进行改进。

智能轮椅的总功能可以分为以下几个子功能:环境感知及导航功能、控制功能、驱动功能和人机交互功能。通过对智能轮椅的功能分析和模块划分,再结合具体的研究内容和期望控制目标,系统主要由传感器模块、驱动控制模块和人机交互模块 3 部分组成。其中传感器模块主要由内部状态感知和外部环境感知两部分构成,通过姿态传感器确定轮椅自身的位姿信息;通过编码器的位移速度和距离获得自定位信息;视觉、超声波和接近开关主要负责持续获得周围环境和障碍物的距离信息。驱动控制模块采用后轮驱动的方式,每一个后轮配置一个电动机,在控制器的操作下实现电动轮椅的前进、后退和转向。人机交互接口由操作杆和个人计算机接口数据输入两种方式,实现基本的人机交互功能。

3. 移动医疗·通过监测体温、心跳等生命体征,为每个用户监测体重、胆固醇含量、脂肪含量、蛋白质含量等,实时分析人体健康状况,并将生理指征资料回馈到小区、护理人或相关医疗单位,及时为用户提供饮食调整、医疗保健方面的建议,也可以为医院、研究院提供科研资料。

4. RFID 腕带的应用·在不久的将来,手机将变成每个人的私人医生。一般都有亲身感受,在医院排队挂号是很常见的事情,等待和焦虑是人们脸上最常见的表情,这种痛苦有时会比病痛更加折磨人。患者因为看病难叫苦不迭,而面对每天成千上万的门诊患者,医院也深感不堪重负。但在不久的将来,这些都会改变,专家将"住进"手机,而手机则变成每个人的私人医生。这是中国生物医学工程学会副理事长、中国工程院院士俞梦孙给人们展望的健康物联网的应用前景。

每个人生病都想找专家看,但是专家很少,怎么能服务所有的人呢? 未来这将不是问题。专家最重要的是经验,而这些经验往往是根据患者生病所得的资料指征累积而来的,如果能够把一个专家经验的数据库积累起来,当这个数据库的参数足够丰富时,只要患者输入自己生理的参数,数据库就会自动给患者看病,而这个数据库最终就是"机器人专家"。

这些生涩的数据库可能很多人都不明白。举例说明,只要收集足够多专家的治疗方案,这些治疗方案再结合患者的病理指标,就能建立这个专家的数据库模型。例如当有10 000名白血病患者的数据库指征被收集,那么这个数据库就有10 000种对于白血病治疗的解决方案,也就是说一个普通的白血病患者,只要把各项检查结果输入数据库,数据库就会自动根据以往的专家经验生成治疗方案,而这个治疗方案就是这个专家的日常治疗经验。这样的数据库最终将变成软件内置到手机里,一旦患病,手机中的软件将自动给出治疗方案。当遇到无法判断的情况时,专家将亲自出马通过互联网对患者进行治疗。届时每个人的手机都会是一个"机器私人医生"。

5. GPS 定位心脏病患者的应用·每个人都要建立自己的健康数据库。一位心脏病患者,如果建立了数字健康档案,一旦心率出现异常甚至高危,数据会立即传回系统,通过GPS 定位,可帮助患者立即拨打120 急救电话,联系最近的医院进行救助。这是一个简单的物联网应用,但是以后每个人家中都会有一个体检设备,市民只要把手掌放到这个设备上,然后设备就会采集血压、心跳、脉搏、体温等信息,甚至一些简单的实验室检查项目也能在设备上完成,这些数据采集以后将自动传递到医院的数据中心,一旦发现异常,医生会提示入院进一步检查,或者就近采取救治措施。如果有需要,以后人们的体检可能是每天进行。

6. 看病只要"一卡、一腕带"·每次进入地铁人们都觉得非常轻松,刷下卡就什么都解决了。在健康物联网中,看病也像坐地铁一样,只要一张卡就可以全部解决。在医疗过程中,患者以身份证作为唯一的合法身份证明在特定的自动办卡机(读写器)上进行扫描,并存入一定数量的备用金,几秒钟自动办卡机就会生成一张"RFID 就诊卡"(也可使用专用的医保卡),完成挂号。患者持卡可直接到任何一个科室就诊,系统自动将该患者信息传输到相应科室医生的工作站上,在诊疗过程中,医生开具的检查、用药、治疗信息都将传输到相应的部门,患者只要持"RFID 就诊卡"在相关部门的读写器上扫描一下就可进行检查、取药、治疗,不再需要因划价、交费而往返奔波。就诊结束后,可持卡到收费处打印发票和费用清单。

另外与"RFID 就诊卡"对应的是住院使用的"RFID 腕带",其中包括患者姓名、性别、年龄、职业、挂号时间、就诊时间、诊断时间、检查时间、费用情况等信息。患者身份信息的获取无须手工输入,而且资料可以加密,确保了患者身份信息的唯一来源,避免手工输入可能产生的错误,同时加密维护了数据的安全性。此外,腕带还有定位功能,佩戴腕带的人再也不能偷偷溜出医院了。

当有人强制拆除"RFID腕带"或患者超出医院设定的边界范围时,系统会进行报警;佩戴带有监控生命体征(呼吸、心跳、血压、脉搏)的并设定"危急值"的"RFID腕带",可24小时监控生命体征变化,当达到"危急值"时系统会立即自动报警,从而使医护人员在第一时间进行干预。而在医疗过程中,对患者进行的诸如检验、摄片、手术、给药等工作,均可以通过"RFID腕带"确认患者的信息,并记录各项工作的起始时间,确保各级、各类医护及检查人员执行医嘱到位,不发生错误,从而对整个诊疗过程实施全程质量控制。

患者可通过"RFID腕带"在指定的读写器上随时查阅医疗费用的发生情况,并可自行打印费用结果,以及医保政策、规章制度、护理指导、医疗方案、药品信息等内容,从而提高患者获取医疗信息的容易度和满意度。

(四) 物联网在医疗照护应用上的技术难题

目前物联网的医疗照护应用仍有几个技术难题需要解决。

1. 动态组网与大规模网络中节点移动性管理·当监护系统扩展到小区、城市甚至全国时,其网络规模巨大,并且监护节点与基站都具有一定的移动性。因此,必须设计一种合适的网络拓扑管理结构及节点移动性管理方法。

2. 数据完整性与数据压缩·节点有时需要长达24小时监测人体参数,所采集到的资料量大,而存储容量小,常采用压缩算法来减少数据的存储与传输量。然而,传统数据的压缩算法成本高不适合传感器节点。另外,压缩算法不能损坏原始数据,否则会造成误诊。

3. 数据安全性·无线传感器网络节点采用自组织方式组成网络,容易受到攻击,此外,患者的信息需要保密。传感器节点计算能力相当有限,传统的安全和加密技术都不适用。因此,必须设计一种适合传感器节点的加密算法。

总之,智能医疗提供多种服务,包括慢性疾病的长期治疗、预防和及早期检测三种方向,透过物联网技术,其发展到最终将会是建立一个联结医院内部到院外,甚至与患者相连的系统。

■ 四、互联网与无线网络技术

网络互连的目的是将多个网络互相连接,以实现在更大范围内的信息交换、资源共享和协同工作。

从距离上分有本地局域网互连(LAN‐LAN)和远程局域网互连(LAN‐WAN‐LAN)。从互连所采用的介质区分,有同轴细缆或粗缆(coaxial cable)、各类非屏蔽双绞线(unshielded twisted pair, UTP)和屏蔽双绞线(shielded Twisted pair, STP)、单模或多模光纤等(optical fiber)连接方式。

网络互连的前提是需在网络之间至少提供一条实现物理互通和链路控制的介质链路;这些链路在不同网络的进程间提供路径选择和传递数据;并提供各用户使用网络的记录和保持状态信息;在提供上述服务时,并不需要修改原有各网络的网络结构。

网络互连的基本功能指的是网络互连必需的功能,即使对类型相同的网络互连也应该具备的功能,它包括不同网络之间传送寻址和路径选择等。扩展功能,指的是当各种互连的网络提供不同的服务级别时所需要的功能,包括协议转换、分组的分段组合和重定向及差错检测。

■ 五、自媒体技术

自媒体又称"公民媒体"或"个人媒体",是指私人化、平民化、普泛化、自主化的传播者,以现代化、电子化的手段,向不特定的大多数或者特定的单个人传递规范性及非规范性信息的新媒体的总称。

在自媒体时代,各种不同的声音来自四面八方,"主流媒体"的声音逐渐变弱,人们不再接受被一个"统一的声音"告知对或错,每一个人都在从独立获得的资讯中,对事物做出判断。

自媒体有别于由专业媒体机构主导的信息传播,它是由普通大众主导的信息传播活动,由传统的"点到面"的传播,转化为"点到点"的一种对等的传播概念。同时,它也是指为个体提供信息生产、积累、共享、传播内容兼具私密性和公开性的信息传播方式。

早在20世纪,著名传播学家马歇尔·麦克卢汉就提出过"媒介即讯息"的相似理论。其含义是:媒介本身才是真正有意义的讯息,即人类只有在拥有了某种媒介之后才有可能从事与之相适应的传播和其他社会活动。媒介最重要的作用就是"影响了我们理解和思考的习惯"。因此对于社会来说,真正有意义、有价值的"讯息"不是各个时代的媒体所传播的内容,而是这个时代所使用的传播工具的性质、它所开创的可能性及带来的社会变革。

第二节 · 系统综合运维管理

如何有效进行医院IT运营管理?信息系统与其他IT项目具备共性,即具备完整的生命周期。对应IT项目生命周期的不同阶段,我们提供了两个框架:解决方案框架(MSF)和运营框架(MOF)。在初始阶段,MSF负责分析需求和建立高质量解决方案;在中间阶段,MSF和MOF协调流程和工作来部署解决方案;在后续维护阶段,MOF负责解决方案开始运营后的所有工作。

MOF团队模型将IT运营管理的工作组织成七个清晰的"角色簇",分别包含不同的运营管理领域或"功能角色"。MOF 的团队模型不会暗示或建议组织框架或职务,这是因为 IT 运营团队的组织往往彼此区别非常大,如规模、地域、系统边界不同等。团队模型的七个角色簇(表 6-1)对 IT 运营的任务和流程进行总体分类,定义了角色和责任,确定了具体功能组(功能角色)的工作目标。

表 6-1　团队模型的七个角色簇

角　　色	描　　述
发布(release)	跟踪变更和知识库中的经验教训 跟踪资产和配置管理数据库(CMDB)中的变化 作为变更开发团队和运行管理团队间的联系点;包含信息技术基础架构(information technology infrastructure library, ITIL)中关于配置管理及软件控制和分发的规则
基础架构(infrastructure)	定义物理环境标准 管理物理资产 维护 IT 基础架构,关注 IT 架构的发展 协调建筑和办公室搬迁、扩张、收购和物理环境变化,如布线、实验室空间、用户连接性等
支持 (support)	为内部和外部的客户提供技术支持,使用自动化的工具和知识管理系统来解决事件和问题 为业务生产系统提供生产支持 为开发和设计团队提供反馈
运行 (operation)	确保在具体的技术领域和生产系统环境下,每日的例行工作可靠进行 执行定时和循环的流程,比如数据备份、归档和存储、输出管理、系统监视和事件日志管理、文件和打印服务器管理
合作伙伴 (partner)	定义和管理合作关系,保证互惠和实惠 包括负责外部群体的关系的经理和外部群体本身
安全 (security)	确保数据保密性、数据完整性、数据可用性 影响业务条例,比如定义员工离职流程
服务 (service)	确定提供给客户的所有 IT 服务客户的需要 维护同客户的工作关系,理解客户对 IT 的需求,管理新服务的引入,服务改善,以及最终的服务削减和退役

为了提高信息系统的安全性、可靠性和可用性,完善的运营管理流程非常关键。任何规模的 IT 运营团队组织都可以将 MOF 流程模型作为原型,逐步建立和完善信息系统的运营管理流程。IT 运营团队的主要责任是管理 IT 环境中的变更,有效管理变更的方法是将有关联的变更组织成为一个包,称为"发布",即使用一个整体进行变更的计划和管理。图 6-1 显示了 MOF 流程模型中的 21 个服务管理功能和它们属于的象限。

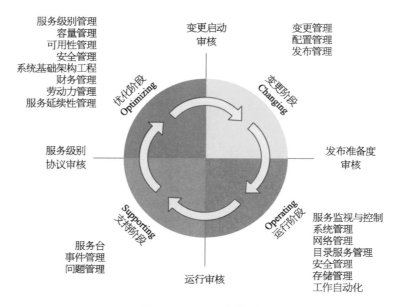

服务级别管理
容量管理
可用性管理
安全管理
系统基础架构工程
财务管理
劳动力管理
服务延续性管理

变更启动
审核

变更管理
配置管理
发布管理

优化阶段
Optimizing

变更阶段
Changing

服务级别
协议审核

发布准备度
审核

Supporting
支持阶段

Operating
运行阶段

服务台
事件管理
问题管理

运行审核

服务监视与控制
系统管理
网络管理
目录服务管理
安全管理
存储管理
工作自动化

图 6‐1   MOF 流程模型

■ 一、变更象限

变更象限包括了流程和步骤对变更进行分辨、审核、批准,将变更引入 IT 环境。变更包括软、硬件资产变更,也包括流程和步骤的变更。变更流程的目标是在 IT 环境中快速引入新技术、系统、应用、硬件、工具、流程、角色和责任变化,同时努力使服务中断最小化。

1. 变更管理·变更管理负责对 IT 环境的变更进行文档记录、评估影响、计划时间表、审核等流程。变更管理流程的关键目标是:变更涉及的各方,清晰地理解临近的变更对他们的影响。由于系统的复杂性,任何部分的变更可能对其他部分产生深远影响,变更管理要分辨所有受影响的系统,在变更部署前减少负面影响。

2. 配置管理·配置管理负责分辨和用文档记录 IT 环境组件和它们之间的关系。配置管理的目标是保证 IT 环境的当前状态可知,仅允许经过授权的组件(配置单元,CI)在 IT 环境中使用,对配置单元的所有变更要被记录和跟踪。每个 CI 有自己的属性,一般包括 CI 描述、版本、关键组件、与其他 CI 的关系、地点、指派、当前状态等。

3. 发布管理·发布管理的主要工作是推动将软件和硬件引入 IT 环境中,保证所有的变更能够成功部署。发布管理是开发发布团队和运营管理团队之间的协调点,负责将发布部署到生产环境。

■ 二、运行象限

运行象限包括了 IT 运营的标准、流程和操作步骤,以获得预期的服务级别。文档化的操作指南提供了描述性的指南,包括任务和一步步的操作步骤来保证服务的可用性。运行象限的目标是:可预测地执行每日任务,包括手工的和自动的。

1. 系统管理 · 系统管理好像一把大伞似的流程,总体负责 IT 系统的运行。系统管理服务功能管理集中的和分散的环境,经常跨越运行和支持的多个层次。系统管理一般指大型组织的管理任务。系统管理的责任包括:应用管理、操作系统管理、消息管理、数据库管理、Web 服务器管理、电信系统管理等。

2. 安全管理 · 运行象限的安全管理服务功能负责维护一个安全的计算环境。安全管理处理日常调整安全基础架构的工作。概括起来,包括日常风险管理、基于平台和技术的安全管理、补丁管理、安全事件管理、审计和入侵检测等。对于安全方针和计划,我们将在优化象限中的安全管理中说明。

3. 目录服务管理 · 通过目录服务用户或者应用软件可以发现网络资源,如用户、服务器、应用、工具、服务和其他信息。目录服务管理负责对企业目录服务的日常操作、维护和支持。目录服务管理的目标是确保请求方通过网络可以获得信息。

4. 网络管理 · 网络管理包含的流程负责管理和运行企业所有的网络。网络管理负责管理和维护构成网络的物理组件,如服务器、路由器、交换机、防火墙。网络管理必须确保网络全时有效工作,避免对企业运行的负面影响。网络管理同基础架构工程服务管理(在优化象限)密切协作,基础架构工程定义了架构、拓扑和组件。

5. 服务监视与控制 · 服务监视可以实时监视 IT 服务的健康。在分布式环境中,准确地监视系统很复杂,需要同合作伙伴和供应商一起整合系统。除了需要知道服务的当前健康状态或者发现服务中断,运营管理团队还需要知道如何解决问题,或者至少通知相关的团队采取反应式行动或主动式行动,这是"控制"的含义。

6. 存储管理 · 存储管理包括很多组件,如服务器、存储硬件、存储软件、工具和操作流程,这些组件需要无缝地工作在一起,保护数据的可靠性,并且应付企业海量的数据增长。确保这些系统和存储的数据正常是业务计划的关键部分。

7. 工作自动化 · 工作自动化将组织的批处理任务和进程组织成最为有效的序列,最大化系统吞吐量和使用效率,符合服务级别协议(SLA)的要求。工作自动化服务管理功能同网络管理和服务监视与控制紧密结合。

■ 三、支持象限

支持象限包括了流程、步骤、工具和人员在服务级别协议的规定下,对事件和问题进行分辨、指派、诊断、跟踪和解决,响应用户/客户请求。支持象限的关键目标是对事件、问题和用户的请求的及时解决。支持象限包括下面的服务管理功能(SMF):服务台、事件管理、问题管理。

1. 服务台 · 服务台是在最终用户和 IT 服务提供者之间的唯一接口,它负责协调有关事件、问题和用户查询的所有任务和沟通工作。请求由服务台接受来解决问题,这些问题也许会涉及很多应用、通信系统、桌面配置、设施等。服务台的核心领域有两个：执行支持象限的服务管理功能和优化服务台流程。

2. 事件管理·事件管理是管理和控制错误和服务中断，快速恢复服务的流程。有效地管理事件是一个复杂的流程，需要与其他服务管理功能交互，如问题管理、配置管理、变更管理。

3. 问题管理·问题管理的关键目标是保证稳定性，分辨和记录 IT 基础架构中的错误，通过迂回方法或者激发变更来针对问题的根本原因，解决根本问题。问题管理负责一个提升流程：调查、诊断、解决、问题关闭。问题管理与事件管理密切相关，为了更好地理解事件管理和问题管理之间的关系，我们需要区分一些重要概念：事件、问题、已知错误（表 6-2）。

表 6-2　问题管理的一些重要概念

概　念	定　义
事件	事件发生时，系统或者服务的状态和期望的状态不一致
问题	有共同症状的多个事件或一个单独事件指示的单个错误，但原因不详
已知错误	对问题的根本原因已经成功诊断，某个 CI 错误，已经存在临时或最终的修复方案或迂回方法

■ 四、优化象限

优化象限计划和改善 IT 服务管理的所有方面，以主动、长期、全盘的观点来看 MOF 流程模型中的所有流程。这个象限的工作包括事件审核；检查成本结构、员工评估和可用性；性能分析和容量预测。优化象限的目的是通过优化运行中的成本、性能、容量和可用性来增加业务价值。

优化象限有八个服务管理功能（SMF）：服务级别管理、财务管理、容量管理、可用性管理、IT 服务延续性管理、劳动力管理、安全管理、基础架构工程。

前五个服务管理功能以 ITIL 为基础并经过扩展；劳动力管理基于业界和最佳实践；后两个服务管理功能——安全管理和基础架构工程是 MOF 3.0 版本增加的内容，基于客户和合作伙伴对 MOF 原有版本的使用经验和建议。

1. 服务级别管理·服务级别管理为消费者和 IT 服务提供者提供了一个结构化的方法讨论和评估服务的质量，它的主要目标可以总结为：设定清晰的客户期望值，IT 服务的业绩通过这些要求来衡量。

2. 财务管理·MOF 财务管理的重要性在于全面控制 IT 成本，有效地应用 MOF 和 ITIL 的最佳实践和指南将可以降低 IT 的花销。财务管理的主要活动包括：预算、IT 会计、计费、系统退役。付费对 IT 项目的业务价值有了更高的要求,项目负责人必须降低花销同时证明项目带来的利益。此模型为 IT 组织带来更大的压力,即运行更有效和更高效。对于 IT 外包,计费模型已经成为运行整体的一部分。

3. 容量管理・容量管理是一系列流程,包括计划、容量计算、控制业务、服务方案、资源容量,依据容量计划和服务级别协议,满足用户的性能需要。

4. 可用性管理・可用性管理的目的是保证客户在需要时能够使用所需 IT 服务。实现最大可用性是任何运营管理团队有价值的目标。为了得到高可用性,必须从软件或者服务开发的流程开始。这里,MSF 的流程对 MOF 是一个很好的补充。如果服务解决方案的结构符合高可用性的需求,那么运营管理流程和拥有足够技能的人就是必需的了,可通过可用性服务管理功能来完成。

5. IT 服务延续性管理・IT 服务延续性管理在 ITIL 中称为突发管理,在业务中断的情况下,支持业务延续性管理流程,按照双方预先商定的时间段恢复 IT 服务。IT 服务延续性管理和可用性管理关系密切,但是有不同的需要。可用性管理关心的是在设计和建造服务时具备适当的可用性特点,是在日常操作情况下,可预期的停机时间和维护时间。IT 服务延续性管理关心的是预先准备和管理业务中断,是意外的或者灾难情况。两个服务管理功能都要应用风险管理。

6. 劳动力管理・为了达到运营管理目标,人员必须具备充分的技能和经过必要的培训。根据经济环境的变化持续地评估对 IT 团队的影响,进行适当的投资和调整,包括招募、发展技能、知识传递、资格级别、团队建设、流程改善、资源部署。劳动力管理是 MOF 团队模型的补充,团队模型描述了角色和他们所对应的流程模型的活动,劳动力管理则侧重人事方面,如员工发展、培训等。

7. 安全管理・优化象限中的安全管理区别于运行象限中的安全管理。运行象限中的安全管理强调日常的安全操作,没有说明高层次的安全策略和指南。在优化象限中,安全管理的目标是定义和沟通组织的安全计划、策略、指南,参考组织外部相关的政府和行业安全法规和规定。安全管理需要确认采用了有效的安全方法并应用到组织的不同层次,从整体保证这些安全方法得到正确使用,并将安全活动报告到管理层。

8. 基础架构工程・基础架构工程在 IT 运营管理的条件下,流程主要包含项目管理和协调。基础架构工程几乎和其他所有服务管理功能有关联,沟通和实施工程规则和标准。

第三节・项目建设中的质量管理

■ 一、开发过程总体描述

软件开发过程是指软件产品开发活动中所有阶段、任务的组合。该过程可划分为一系列子过程,包括系统分析、软件需求分析、设计、编码、测试、验收、维护。每个子过程又由一系列任务和活动组成,如设计过程又可分为结构设计和详细设计。

本书描述公司通用的软件开发过程的组成(称之为"过程元素")、彼此之间的关系(输入、输出接口),以及相应的裁剪指南。具体的软件开发项目可以根据其范围、规模和复杂度,确定软件生命周期模型;然后根据通用的软件开发过程和裁剪指南,确定项目具体的软件开发过程。

本书涉及的裁剪指南分为两个层次,一层为过程级,主要针对不同的项目所采取的过程的剪裁,以定义不同的典型过程;另一层为过程元素内部,主要针对元素内部的各个任务的剪裁。

本书所描述的软件开发过程的元素的组成见表 6-3,过程级裁剪见表 6-4。

表 6-3　软件开发过程的元素的组成

过程元素 阶段	需 求 分 析	设　计	实　现	测　试	验　收	维　护
系统分析	√					
软件需求分析	√					
结构设计		√				
详细设计		√				
编　码			√			
集成测试			√	√		
系统测试				√		
验　收					√	
维　护						√

表 6-4　过程级裁剪

活　　动	可裁剪属性	选　择	裁剪指导方针
		开发过程	
全过程	执行	执行	针对中大型软件工程项目或 系统需求明确完全自行设计、实现的项目
简化过程 1-1	执行	执行	针对中小型软件工程项目 自编/移植软件

续 表

活 动	可裁剪属性	选 择	裁剪指导方针
简化过程 1-2	执行	执行	针对中小型软件工程项目 自由软件
简化过程 2-1	执行	执行	针对小型软件工程项目 自编/移植软件
简化过程 2-2	执行	执行	针对中小型软件工程项目 自由软件

■ 二、过程元素

(一) 系统分析

1. 元素概述·系统分析的目的是形成一个清楚的、完整的、一致的和可验收测试的系统需求规格说明书,与其他过程元素的关系如图 6-2 所示。

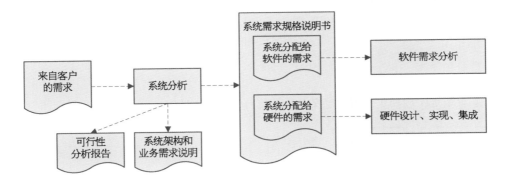

图 6-2　系统分析与其他过程元素的关系

来自客户的需求可以是招标书、项目说明书或意向书等任何形式的客户需求。系统分析是整个软件生命周期的开始,应分析待开发系统特定的预期使用要求,以规定系统需求。

在此阶段,系统工程组要用一种反复迭代的方法逐渐扩充、完善系统需求,使其达到完整;对系统结构进行设计,建立系统的顶层结构,并标出硬件部分、软件部分和人工操作部分。应确保所有系统需求分配到各部分中。分配以各部分的系统需求及其相关系统结构应形成文档,对软件必须要实现的每个功能和每个要满足的关键点进行详细描述。

通过实施本过程元素,完成《系统架构和业务需求说明书》《可行性分析报告》和《系统需求规格说明书》,为软硬件开发人员正确建立所要求的系统提供基础。

如图 6-2 所示,《系统需求规格说明书》应包括分配到软件部分的需求和分配到硬件部分的需求两部分。但在本书中,如无特别说明,系统需求均指系统分配给软件部分的需求,也属于客户需求;《系统需求规格说明书》均指系统分配给软件部分的需求的规格说明书。

2. 入口准则和出口准则

(1) 入口准则：见表6-5。

表6-5 入口准则

要 素	判 断 准 则
招标书、项目说明书或意向书等客户需求	已接受

(2) 出口准则：见表6-6。

表6-6 出口准则

要 素	判 断 准 则
可行性分析报告	经过评审并批准执行
系统架构和业务需求说明书 系统需求规格说明书	进行了评审并经批准作为客户需求基线
评审发现的问题	已关闭

3. 任务

(1) 系统架构和业务需求定义及系统可行性分析：具体过程如图6-3所示。

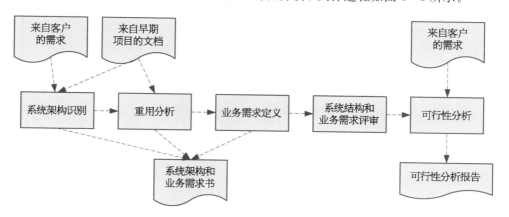

图6-3 系统架构和业务需求定义及系统可行性分析过程

● 系统架构识别：① 收集和逐条列出所有系统的高层需求（指最高层的产品业务目标）。② 描述满足这些高层需求系统必须实施的基本功能,着重从系统寿命（使用期限）、性能、安全、可靠性和数据项等方面的问题去考虑。③ 通过这些功能描述,得到识别软件程序和所有主要接口的系统架构。④ 详细说明所有主要数据接口的格式（如文件、显示、打印输出等)。

- 重用分析：① 如果客户要求的功能与已有的产品很相似，则可评审已有的产品的《系统架构和业务需求说明书》《系统需求规格说明书》《用户手册》和相关源代码等来识别重用候选项。选择较强的候选项并估算相应的成本，评价其可靠性等，根据将开发项目的具体情况，对是否选用重用项作出一个相对折中的选择。② 调整体系结构来说明采用的可重用软件，把所有重用分析的结果以重用建议的形式记录下来，写入《系统架构和业务需求说明书》文档中。

- 业务需求定义：① 清楚地定义系统必须如何在其业务环境下运行，包括针对所有主要业务模式的业务方案脚本，又称使用实例。形成的描述写入《系统架构和业务需求说明书》文档。② 由于最终用户是系统的直接使用者，需要时可请他们作为产品代表，帮助建立业务方案脚本。

- 系统架构和业务需求的评审：就系统架构和业务需求请系统和领域专家进行评审。

- 可行性分析：① 在上述结果的基础上，进一步分析高层需求，从技术、经济、商业以及管理等方面进行可行性研究。② 对可行性分析报告进行评价，作出项目是否可行的判断和决策。如果项目可行，则进入下一过程；否则终止系统分析。

（2）开发系统需求

- 细化需求：① 基于高层需求和系统概念及体系结构，向下定义子系统层的所有需求，即细化的用户工作流程。如果系统很大（有很多子系统）或如果将与其他系统接口，就要清楚地定义所有外部接口。② 确定系统性能和可靠性需求。如果某个接受准则对应到某条需求（如满足特定的响应时间），则需说明这条需求的测试准则。

- 编写系统需求规格说明书：① 在用户已有业务系统的层面，识别需要满足需求的输入和输出的数据，用结构化或面向对象的分析方法，派生出软件必须实施的底层功能和算法。定义所有的文件、报告和显示等，并指出哪些数据用户必须能够修改等。② 保持设计和语言的中立性，即集中在软件需要做什么方面，而不是怎么做。③ 创建一个追溯矩阵来映射每个底层的功能或数据说明使其能够得到实现。④ 将上述结果形成文件，完成《系统需求规格说明书》的编写，作为软件开发的基础。

（3）详细剪裁：见表6-7。

表6-7 系统分析的详细剪裁

活　　动	可裁剪属性	选　择	裁剪指导方针
系统构架和业务需求定义及系统可行性分析			
系统架构识别	执行	执行	新项目或有新的需求的项目
		不执行	无需修改客户需求的项目

续　表

活　动	可裁剪属性	选　择	裁剪指导方针
进行重用分析	执行	执行	有可重用构件库或是已有版本的产品
		不执行	新产品或无可重用构件库
业务需求定义	执行	执行	新项目或要修改业务需求定义的项目
		不执行	无需修改业务需求定义的项目
	文档	编写	规模较大的、复杂的项目
		不编写	规模较小的项目或快速原型开发可与系统需求规格说明书合并
系统架构和业务需求说明书评审	执行	执行	规模较大的、复杂的项目
		不执行	规模较小的项目可不进行,将其放到系统需求说明规格说明书中一起评审
可行性分析	执行	执行	对系统需求能否实现不清楚
		不执行	对系统需求能否实现清楚
	文档	编写	规模较大、较复杂的项目上,执行了可行性分析活动,要求出此报告
		不编写	规模较小、无需执行可行性分析活动;或规模较大、较复杂的项目,执行了可行性分析活动,但不要求单独出此报告,可合并到系统需求规格说明书中
		开发系统需求	
细化需求	执行	执行	新项目或需求需要进一步细化的项目
		不执行	针对旧项目,细化的需求已存在

(二) 软件需求分析方式

1. 元素概述 · 软件需求分析是按照项目定义的软件开发过程,根据系统分配给软件的需求,进行软件质量特性规格说明的过程。该过程包括进一步明确软件运行环境,明确对软件的功能、性能和数据要求,以及软件与硬件、软件与软件之间的接口要求等,并对软件需求进行验证和文档化,即完成对软件需求的分析与规格定义。

本元素在整个过程中的位置如图 6-4 所示。

2. 入口准则和出口准则

(1) 入口准则:见表 6-8。

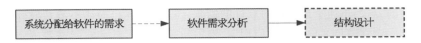

图6-4 软件需求在整个过程中的位置

表6-8 软件需求入口准则

要 素	判 断 准 则
客户需求(《系统需求规格说明书》)	已由 SCCB 批准为基线 已进入配置库

(2)出口准则:见表6-9。

表6-9 软件需求出口准则

要 素	判 断 准 则
软件需求规格说明书	已经过审查 已批准为开发基线 已进入配置库
系统测试计划	已经过审查 已获得批准
系统测试案例	已进入配置库
用户手册(概要)	已编写

3. 任务·各工作阶段如图6-5所示。

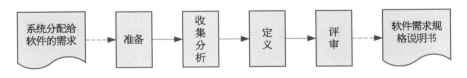

图6-5 软件需求各工作阶段

(1)准备阶段:必要时对软件需求分析员进行相关培训(包括有关的技术和业务知识培训,以及有关的工具使用培训)。审查客户需求,识别并解决影响软件需求的问题。

选择适当的需求分析方法,并准备相应的分析工具。建议采用的需求分析方法包括:结构化分析法、面向对象分析法和快速原型法等。① 结构化分析法:采用结构化的分析技术。后续过程(设计、实现)通常也应该采用结构化技术。适用于中、小规模的软件项目。② 面向对象分析法:采用面向对象的分析技术。后续过程(设计、实现)通常也应该采用面向对象技术。适用于各种规模的软件项目。③ 快速原型法:借助快速开发工具,以提供原型的方式,迅速掌握客户对软件的需求。适用于客户描述不清楚对软件的全部或部分需求。建立满足客户需求的原型后,根据所采用的工具和实际需要确定是否重新进行软件需求规格定义。快速原型不能作为唯一的软件需求规格表达方式,必须辅之以适当的软件需求规格说明书。快速原型法可以与结构化分析或面向对象分析技术结合使用。

(2)收集、分析阶段:本阶段需要与客户不断接触、协商。通过对收集到的信息进行分析、归纳,界定出对软件的需求,明确在目标产品中需要什么和以什么形式来表现。

与客户交流的基本形式通常有两种:客户访谈调查(正式的和非正式的)、书面调查(书面报告和调查表)。此外,通过对客户使用的表格和所处的情景进行分析,从而获取需求,也是常用的方法。这些方法对前面推荐的三种需求分析中采用的分析法与后续过程的设计和实现方法有一定的关联关系,通常应该保持所选用的表达方法一致。

除了调查客户正常业务处理要求以外,特别需要关注的是异常处理和例外处理要求。这些处理要求往往在软件需求中占有很大的比例,却容易被忽视。收集、分析可重用的软件或功能模块,确定可用项。

本阶段的工作步骤如下:① 编制工作计划,特别是与受访者协商确定调查、访谈日程安排。② 运用选定的需求分析方法,收集、识别、导出软件需求。③ 收集、筛选、确定可能重用的软件或功能模块。

(3)定义阶段:根据软件需求分析结果,选择适当的实现方案并说明选择理由,形成软件系统的初步设计方案(包括对系统体系结构、数据体系结构和接口的初步设计)。描述软件需求规格,编制《软件需求规格说明书》。

(4)评审阶段:① 对软件需求的评审准则包括:系统需求和系统设计的可追溯性;与系统需求的外部一致性;内部一致性;可测试性;软件设计的可行性;运作和维护的可行性。② 对软件需求中的问题,与系统工程组或客户一起确定和审查,并对客户需求和软件需求做出适当的更改。③ 对软件需求规格说明书进行同行评审。④ 审查、批准软件需求规格说明书,必要时,对其进行设计评审。⑤ 将软件需求规格说明书置于配置管理之下。⑥ 当客户需求变更,需要对软件需求做相应的更改时,进行变更控制。

4. 职责 • 项目经理负责选择合适的软件需求分析员,组建软件需求工作组,确定是否需要对有关人员进行培训,负责软件需求规格说明书的审查和批准;软件需求分析员是软件需求阶段工作的主要承担者,负责完成本过程元素产生的所有工作产品;系统测试负责人负责组织软件系统测试组对软件需求进行分析,审查软件需求的可测试性,参与软件需求规格说明书的审查和批准;质量保证人员参与工作产品的审查,统计缺陷,并对软件需求分析过程进行审计;系统工程人员配合处理涉及客户需求的软件需求问题;系统工程负责人负责组织系统工程组对软件需求进行分析,审查软件需求的可测试性,负责协调处理涉及客户需求的软件需求问题,参与软件需求规格说明书的审查和批准;客户参与软件需求规格说明书的审查和批准。

5. 资源和能力要求・必要的培训资源、支持软件需求的设备、支持软件需求的工具。

6. 度量・需求状态统计、质量(同行评审缺陷统计)、完成本元素的工作所花费的工时。

7. 详细裁剪・见表 6-10。

表 6-10 软件需求分析的详细裁剪

活 动	可裁剪属性	选 择	裁剪指导方针
培训			
培训	执行	执行	如果软件需求分析人员对需求分析方法及有关的工具使用或对软件需求所针对领域的业务知识缺乏了解,则必须进行相关培训
		不执行	软件需求分析人员已经具备相关知识
软件需求分析			
软件需求分析	方法	结构化分析法	采用结构化的分析技术。后续过程(设计、实现)通常也应该采用结构化技术 适用于中、小规模的软件项目
		面向对象分析法	采用面向对象的分析技术。后续过程(设计、实现)通常也应该采用面向对象技术 适用于各种规模的软件项目
		快速原型法	借助快速开发工具,以提供原型的方式,迅速掌握客户对软件的需求 适用于客户描述不清楚对软件的全部或部分需求
评审			
设计评审	执行	执行	重要的或技术难度较高的软件项目
		不执行	其他软件项目
测试			
系统测试案例	文档	单独编写	规模较大的项目
		不单独编写	小型项目,可以与系统测试计划合并

(三) 结构设计

1. 元素概述・结构设计是指按照《软件需求规格说明书》,设计软件系统的体系结构,即模块结构,定义每个模块的主要功能和模板之间的联系(即接口),并确定软件系统的数据体系结构。

本元素在整个过程中的位置如图6-6所示。

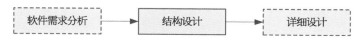

图6-6   结构设计在整个过程中的位置

2. 入口准则和出口准则

(1)入口准则:见表6-11。

表6-11   结构设计入口准则

要　素	判　断　准　则
软件需求规格说明书	经过审查 审查获得批准 进入配置库

(2)出口准则:见表6-12。

表6-12   结构设计出口准则

要　素	判　断　准　则
结构设计说明书 集成测试计划	经过审查 审查获得批准 进入配置库

3. 任务·各工作阶段如图6-7所示。

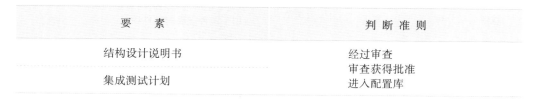

图6-7   结构设计各工作阶段

(1)准备阶段:根据《软件需求规格说明书》,对软件需求的分析结果进行评估。对软件需求阶段所产生的初步设计方案进行评估;检查重用软件,核实它们与整个系统需求是否相符;根据《软件需求规格说明书》,对未确定需求进行评估,确定对策。

(2)分析、设计阶段:对《软件需求规格说明书》进行分析的基础上,使用结构化或面向对象的方法进行结构设计。主要包括三个方面的工作-系统体系结构、数据体系结构及接口的设计。

- 系统体系结构设计：扩充软件需求阶段所提出的初步的系统体系结构。对扩展后的体系结构进行完善,降低那些使软件难于实现、测试、维护和重用的因素,形成高内聚、低耦合的系统体系结构。
- 数据体系结构设计：扩展软件需求阶段所提出的初步的数据体系结构,将其变换成实现软件所需的数据结构。
- 接口设计：扩展软件需求阶段所提出的初步的接口,将其变换成实现软件所需的接口;设计软件模块间的接口;设计人和计算机间的接口(即人机界面)。

(3) 编制阶段：① 根据分析和设计的结果,编制《软件结构设计说明书》。② 编制结构设计的验收准则：《集成测试计划》和《集成测试案例》,确定用于验证和确认结构设计是否得到满足的方法;包括集成步骤和方法。验证和确认的方法包括：演示、集成测试、验证测试、分析和审查等。③ 定义错误处理和恢复策略,确定用户的输入、显示,更新软件需求阶段建立的初步的《用户手册》。④ 填写追溯表。

(4) 评审、批准阶段：① 对《结构设计说明书》和《集成测试计划》进行同行评审。② 对结构设计中的问题,与软件需求分析人员一起确定和审查,并对结构设计进行适当的更改。③ 审查、批准《结构设计说明书》,必要时对其进行设计评审。④ 将《结构设计说明书》《集成测试计划》和《集成测试案例》置于配置管理之下。

4. 职责 · 项目经理负责选择合适的设计人员,组建结构设计工作组,负责《结构设计说明书》和《集成测试计划》的审查和批准。结构设计人员是结构设计阶段工作的主要承担者,负责完成本过程元素产生的所有工作产品。系统分析员配合处理涉及软件需求的问题。系统工程负责人负责组织系统工程组对结构设计进行分析,审查结构设计的可测试性,负责协调处理涉及软件需求的问题。软件测试负责人负责组织软件测试组对结构设计进行分析,审查结构设计的可测试性。

5. 资源和能力要求 · 结构设计所需要的人力、结构设计所需要知识的培训、结构设计所需要的设备、支持结构设计的开发工具。

6. 度量 · 质量(评审发现的缺陷数、缺陷的检出率)、完成本元素的工作所花费的工时。

7. 详细裁剪 · 见表 6-13。

表 6-13　结构设计的详细裁剪

活　　动	可裁剪属性	选　　择	裁剪指导方针
组建设计组			
培训	规模	多个小组	系统规模大、技术难度高
		单一小组	系统规模小、技术难度一般

续　表

活　　动	可裁剪属性	选　择	裁剪指导方针
结构设计			
系统体系结构的结构设计	执行	不执行	如果软件需求阶段所获得初步的系统体系结构已经足够满足需要 已由客户获得 旧系统改造、系统体系结构不需更改
		执行	其他情况
重用构件的性能模拟	执行	不执行	系统响应要求不高
		执行	其他情况
评审			
设计评审	执行	执行	重要的或技术难度较高的软件项目
		不执行	其他软件项目
测试			
集成测试案例	文档	单独编写	复杂软件集成
		不单独编写	简单软件集成,可以与集成测试计划合并

(四) 详细设计方式

1. 元素概述·详细设计是根据《结构设计说明书》进行模块设计,将结构设计所获得的模块按照单元、程序、规程的顺序逐步细化。详细定义各个单元的数据结构、程序的实现算法以及程序、单元、模块之间的接口

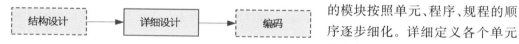

图 6-8　详细设计在整个过程中的位置

等,作为以后编码工作的依据。

本元素在整个过程中的位置如图 6-8 所示。

2. 入口准则和出口准则

(1) 入口准则:见表 6-14。

表 6-14　详细设计入口准则

要　　素	判 断 准 则
结构设计说明书	经过审查 审查获得批准 进入配置库

（2）出口准则：见表6-15。

表6-15 详细设计出口准则

要　素	判　断　准　则
详细设计说明书	经过审查 审查获得批准
单元测试计划	进入配置库

3. 任务·各工作阶段如图6-9所示。

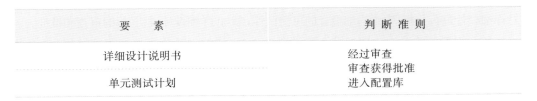

图6-9 详细设计各工作阶段

根据已批准的《结构设计说明书》，详细定义各个模块的数据结构、算法、接口等，编写《详细设计说明书》。

（1）准备阶段：根据《结构设计说明书》，对结构设计的设计方案进行评估。

（2）分析、设计阶段：① 根据《结构设计说明书》，扩展结构设计阶段所定义的系统体系结构。按照单元、程序、过程的顺序逐步细化，将各个子系统成功地细化到每个元素构件实现一个简单的功能，并且能被编写成为一个单一的单元。设计内容还包括对程序、单元、模块各部分逐步构造成一个完整系统的要求，即按照程序、单元、模块的顺序确定集成方法。② 确定每个单元的实现算法，确定每个单元所包含程序的实现算法和处理流程。③ 重用单元的检查，识别来自软件重用库的单元是否重用，根据必要修改这些单元的算法和处理流程。

（3）编制阶段：① 根据分析和设计的结果，编制《详细设计说明书》，验证和确认的方法包括：演示、集成测试、验证测试、分析和审查等。② 审查、批准《详细设计说明书》，必要时，对其进行设计评审。③ 更新《用户手册》，对于每个子系统指定详细的输入和输出格式，如显示、打印机和描图仪的输出及数据储存等。

（4）评审、批准阶段：① 对《详细设计说明书》可进行审查或（和）同行评审。② 对详细设计中的问题，与结构设计人员一起确定和审查，并对详细设计做出适应的更改。③ 审查、批准《详细设计说明书》，必要时对其进行设计评审。④ 将《详细设计说明书》置于配置管理之下。

4. 职责·项目经理负责选择合适的设计人员，组建详细设计组，负责《详细设计说明书》的审查和批准。详细设计人员：详细设计阶段工作的主要承担者。负责完成本过程元素产生的所有工作产品。系统分析员：配合处理涉及软件需求的问题。系统工程负责人负责组织系统工程组对详细设计进行分析，审查详细设计的可测试性，负责协调处理涉及软件需求的问题，参与《详细设计说明书》的审查和批准。软件测试经理负责组织软件测试组对详细设计进行分析，审查详细设计的可测试性，参与《详细设计说明书》的审查和批准。

5. 资源和能力要求·详细设计所需要的人力、详细设计所需要知识的培训、详细设计所需要的设备、支持详细设计的开发工具。

6. 度量·工时、质量（评审缺陷统计）。

7. 详细裁剪·见表 6-16。

表 6-16　详细设计的详细裁剪

活　　动	可裁剪属性	选　　择	裁剪指导方针
组建设计组			
设计组规模	规模	多个小组	系统规模大、技术难度高
		单一小组	系统规模小、技术难度一般
详细设计			
系统体系结构的详细设计	执行	不执行	如果结构设计阶段所获得系统体系结构已经足够满足需要 由客户获得 旧系统改造、系统体系结构不需更改
		执行	其他情况
数据体系结构的详细设计	执行	不执行	小项目，且数据体系结构足够满足需要 已由客户获得 旧系统改造、数据体系结构不需更改
		执行	其他情况
评审			
审查或（和）同行评审	方法	走查	小型、简单软件项目
		同行评审	大中型、一般软件项目
		审查和同行评审	重要软件项目
设计评审	执行	执行	重要的或技术难度较高的软件项目
		不执行	其他软件项目

续　表

活　　动	可裁剪属性	选　择	裁剪指导方针
测试			
单元测试计划	文档	编写	由独立的单元测试人员进行单元测试
		不编写	由编程人员自己进行单元测试
单元测试案例	文档	单独编写	复杂功能单元
		不单独编写	简单功能单元,可以与单元测试计划合并

■ 三、开发过程中的质量控制

在可管理级的软件开发过程平台上,量化质量目标。质量管理和软件开发一体化:开发过程中使用固化的设计模式、采用先进的复用技术、引入自动化测试工具、资深的配置管理人员和配置工具的使用、周期性的人员培训等,使产品质量在生产过程中得到保证。

将软件质量管理贯穿软件开发的全过程,而不仅仅是软件本身。我们在软件开发中,依靠流程管理(如缺陷处理过程、开发文档控制管理、发布过程等),严格按软件工程执行,来保证质量。软件的质量可以从六个方面来衡量:功能性、可靠性、可用性、效率、可维护性以及可移植性。主要从以下的过程控制来确保软件的质量:① 通过从"需求用例确认"到"模型分析设计"过程的过程定义、控制和不断改善,确保软件的"功能性"。② 通过测试部门的"系统测试"、"回归测试"过程的定义、执行和不断改善,确保软件的"可靠性"和"可用性"。③ 通过测试部门的"性能测试",确保软件的"效率"。④ 通过引入敏捷的开发方式的编程方法以及面向对象的设计,确保软件的"可移植性"等。⑤ 同时,质量管理部门在开发过程中对开发文档严格的评审也保证了最终软件产品的质量。

(一) 代码的管理

1. 元素概述·编码阶段主要完成的工作是根据详细设计说明书编写程序源代码,包括必要的数据文件,并进行单元测试,单元测试的内容包括模块内程序的逻辑、功能、参数传递、变量引用、出错处理等方面。

本元素在整个过程中的位置如图 6-10 所示。

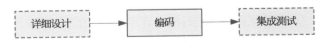

图 6-10　代码的管理在整个过程中的位置

2. 入口准则和出口准则

(1) 入口准则:见表 6-17。

表 6-17　代码的管理入口准则

要　素	判　断　准　则
详细设计说明书 单元测试计划	经过审查 审查获得批准 进入配置库

（2）出口准则：见表 6-18。

表 6-18　代码的管理出口准则

要　素	判　断　准　则
源代码文件 源代码文件清单	源代码文件获得批准 源代码文件进入配置库的源代码区
单元测试报告	提交测试负责人
软件问题报告单	提交问题管理渠道

3. 任务·代码的管理各工作阶段如图 6-11 所示。

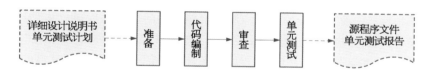

图 6-11　代码的管理各工作阶段

（1）准备阶段：① 培训：根据人员的实际水平进行有关编程语言、编程规范、编程方法、编程工具、调试方法、配置管理等方面的培训；根据测试人员的实际水平进行有关测试方法、测试工具、问题汇报方法等方面的培训；有关被测产品的功能培训。② 准备开发及测试工具和环境，如有必要在各编码组内对临时的编译环境和调试方法进行约定。

（2）编制阶段：① 程序员依据详细设计，进行程序单元的编制工作（包括建立相关的构造环境），并自行检查；在无特殊要求下，单元测试也可由编程者进行，参见裁剪指南。将编制的源代码文件提交审查。② 在更正测试问题时，修改源码，提交新的源码文件。

（3）审查阶段：① 对源代码文件进行同行评审，主要的方法为对照详细设计说明书对代码进行查阅，也可根据编程者的经验或程序的难度、重要程度，选择审查评审方式，但目的都是发现程序存在的问题。② 在更正测试问题的情况下，在更正发现的问题之后，对源代码文件进行批准，并将其提交配置库的源代码区中。

（4）单元测试阶段：① 从配置库获取源码文件，对照单元测试计划和测试用例进行测试,并将测试结果记录于测试报告。对源码文件进行的测试,视程序存在缺陷的情况,可能要重复进行,直至问题解决。② 将测试中发现的缺陷/问题记录于问题报告单,提交测试负责人,并进入问题管理渠道,以便相应的开发人员进行更正。③ 单元测试的执行者,一般情况下可由程序的编码者进行,特殊情况可由独立于编码者的测试人员进行。

4. 职责・项目经理负责建立编码组、测试组或相应岗位,并进行必要的培训,跟踪进度和问题解决状态,对提交的源代码进行批准(或指定负责人进行批准工作)。程序员编写和修改程序代码(包括自行测试),提交工作产品,批准后将其配置入配置区的源码库。单元测试人员测试源代码,提交测试报告和软件问题报告单。评审人员负责对指定源代码进行阅读,发现缺陷和问题,填写评审报告。

5. 资源和能力要求・编码及单元测试所需要的软硬件开发环境和编程/测试人员、必要的编程/测试培训。

6. 度量・项目经理负责统计源程序总量(总代码行数或功能点等规模测量值)、发现的缺陷总数、编码工时和审查工时。

7. 详细裁剪・见表 6-19。

表 6-19　代码管理的详细裁剪

活　　动	可裁剪属性	选　　择	裁剪指导方针
		培训	
编程语言、编程规范、编程方法、编程工具、调试方法、配置管理	执行	不执行	对开发环境和编程语言等有经验的团队
		执行	对开发环境和编程语言等缺乏经验的团队,或采用新的编程语言、工具的情况
测试方法、测试工具、问题汇报方法	执行	不执行	对单元测试有经验的团队
		执行	对单元测试缺乏经验的团队,或采用新的工具的情况
	不单独编写		简单功能单元,可以与单元测试计划合并

(二) 代码结构设计

1. 元素概述・结构设计是指按照《软件需求规格说明书》,设计软件系统的体系结构,即模块结构,定义每个模块的主要功能和模板之间的联系(即接口),并确定软件系统的数据体系结构。

本元素在整个过程中的位置如图 6-12 所示。

2. 入口准则和出口准则

(1) 入口准则:见表 6-20。

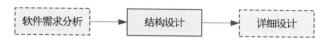

图 6 - 12   结构设计在整个过程中的位置

表 6 - 20   结构设计入口准则

要 素	判 断 准 则
软件需求规格说明书	经过审查 审查获得批准 进入配置库

（2）出口准则：见表 6 - 21。

表 6 - 21   结构设计出口准则

要 素	判 断 准 则
结构设计说明书	经过审查 审查获得批准
集成测试计划	进入配置库

3. 任务·结构设计各工作阶段如图 6 - 13 所示。

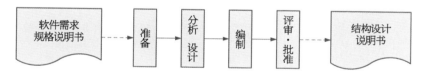

图 6 - 13   结构设计各工作阶段

（1）准备阶段：① 根据《软件需求规格说明书》，对软件需求的分析结果进行评估。② 对软件需求阶段所产生的初步设计方案进行评估。③ 检查重用软件，核实它们与整个系统需求是否相符。④ 根据《软件需求规格说明书》，对未确定需求进行评估，确定对策。

（2）分析、设计阶段：对《软件需求规格说明书》进行分析的基础上，使用结构化或面向对象的方法进行结构设计。主要包括三个方面的工作-系统体系结构、数据体系结构以及接口的设计。① 系统体系结构设计：扩充软件需求阶段所提出的初步的系统体系结构。对扩展后的体系结构进行完善，降低那些使软件难于实现、测试、维护和重用的因素，形成高内聚、低耦合的系统体系结构。② 数据体系结构设计：扩展软件需求阶段所提出的初步的数据体系结构，将其变换成实现软件所需的数据结构。③ 接口设计：扩展软件需求阶段所提出的初步的接口，将其变换成实现软件所需的接口；设计软件模块间的接口;设计人和计算机间的接口(即人机界面)。

(3)编制阶段:① 根据分析和设计的结果,编制《软件结构设计说明书》。② 编制结构设计的验收准则-《集成测试计划》和《集成测试案例》,确定用于验证和确认结构设计是否得到满足的方法;包括集成步骤和方法。验证和确认的方法包括:演示、集成测试、验证测试、分析和审查等。③ 定义错误处理和恢复策略,确定用户的输入、显示,更新软件需求阶段建立的初步的《用户手册》。④ 填写追溯表。

4. 职责·项目经理负责选择合适的设计人员,组建结构设计工作组,负责《结构设计说明书》和《集成测试计划》的审查和批准。结构设计人员:结构设计阶段工作的主要承担者,负责完成本过程元素产生的所有工作产品。系统分析员配合处理涉及软件需求的问题。系统工程负责人负责组织系统工程组对结构设计进行分析,审查结构设计的可测试性,负责协调处理涉及软件需求的问题,参与《结构设计说明书》和《集成测试计划》的审查和批准。软件测试负责人负责组织软件测试组对结构设计进行分析,审查结构设计的可测试性,参与《结构设计说明书》和《集成测试计划》的审查和批准。

5. 资源和能力要求·结构设计所需要的人力、结构设计所需要知识的培训、结构设计所需要的设备、支持结构设计的开发工具。

6. 度量·质量(评审发现的缺陷数、缺陷的检出率)、完成本元素的工作所花费的工时。

7. 详细裁剪·见表6-22。

表6-22　代码结构设计的详细裁剪

活　　动	可裁剪属性	选　　择	裁剪指导方针
组建设计组			
培训	规模	多个小组	系统规模大、技术难度高
		单一小组	系统规模小、技术难度一般
结构设计			
系统体系结构的结构设计	执行	不执行	如果软件需求阶段所获得初步的系统体系结构已经足够满足需要 已由客户获得 旧系统改造、系统体系结构不需更改
		执行	其他情况
重用构件的性能模拟	执行	不执行	系统响应要求不高
		执行	其他情况

续　表

活　　动	可裁剪属性	选　择	裁剪指导方针
		评审	
设计评审	执行	执行	重要的或技术难度较高的软件项目
		不执行	其他软件项目
		测试	
集成测试案例	文档	单独编写	复杂软件集成
		不单独编写	简单软件集成,可以与集成测试计划合并

■ 四、测试过程质量保证体系

我们使用规范化的质量保证(QA)手段:单元测试、集成测试、验收测试和压力测试。在每一次测试前,都会制定详细的测试计划、测试内容,并采集测试数据。测试计划→测试设计→测试开发→测试执行→测试评估完整的测试生命周期以便能够得到正确的度量和控制测试结果。

任何一个新版本在安装到用户运行环境之前,都需要经过产品版和客户版两轮详细的系统测试:① 产品版测试:产品更改测试→产品功能测试。② 客户版测试:客户环境下的功能测试。③ 使用规范化软件测试:单元测试、集成测试、验收测试、压力测试等。④ 使用统一的测试环境,并使开发地和应用地的测试环境同步。⑤ 使用有效的测试工具:如 LoadRunner、ServerTrace、iTracker 等,保证了测试的有效性。

(一) 集成测试

1. 元素概述 · 集成测试阶段主要完成的工作是集成和集成测试。集成是参考结构设计说明书并根据详细说明书中规定的系统集成方案将不同的测试的程序单元进行构造,并逐步构造成一个完整的软件产品的过程;集成测试则是在集成完成之后,对各单元、模块之间接口的正确性和集成后功能的正确性进行验证。对于大型软件,集成测试可以采取分步进行的方法,例如可以先对各子系统进行集成测试,然后在子系统之间进行集成测试。

本元素在整个过程中的位置如图 6 - 14 所示。

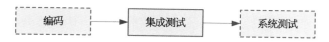

图 6 - 14　集成测试在整个过程中的位置

2. 入口准则和出口准则

(1) 入口准则:见表 6 - 23。

表 6-23　集成测试入口准则

要　　素	判　断　准　则
结构设计说明书 详细设计说明书 集成测试计划 源代码文件	经过审查 获得批准 进入配置库

（2）出口准则：见表 6-24。

表 6-24　集成测试出口准则

要　　素	判　断　准　则
集成的软件系统（完整 的源代码和目标代码）	获得批准 进入配置库
集成测试报告	提交集成测试负责人
软件问题报告单	已进入软件问题管理流程

3. **任务**·集成测试各工作阶段如图 6-15 所示。

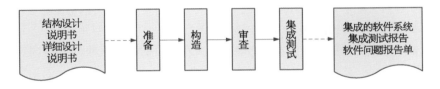

图 6-15　集成测试各工作阶段

（1）准备阶段：① 培训：根据编程人员的实际水平进行有关程序语言、集成方法、版本控制工具、构造工具和配置管理工具的培训。根据测试人员的实际水平进行有关测试方法、测试工具、测试问题汇报方法等方面的培训。② 准备构造环境。③ 向项目组发布集成日程及源码库冻结时间表。④ 准备测试工具和环境。

（2）构造阶段：① 在每次集成前，根据详细设计中的集成方法和步骤（如自顶向下、自底向上、面向对象等集成方法），集成负责人负责制定集成工作表单，其中列出分步集成的程序清单、配置区的获取源、集成时间表、源码库冻结计划、集成结果的版本号或标识名，并将该工作表单发布给所有项目的开发人员和管理人员。② 冻结相关的源代码库。③ 分步骤将各部分的程序源代码导入集成环境，进行编译和链接或等同的构造操作（针对非过程化的编程语言）。④ 记录构造过程中出现的问题。如果问题属构造环境不完善，则完善构造环境；如果问题属于源代码文件级（包括局部构造环境）的问题，则填写软件问题报告单,汇报出现的问题;问题解决后,重复构造过程,直至构造完成;每次构造需标识每次构造的版本号。⑤ 构造结束或源代码导入集成环境的过程结束(取决于代码配置管理机制),开放源代码库。⑥ 将工作产品提交审查。

(3)审查阶段:① 核查集成状态和结果,并进行批准。② 批准后,将目标程序和程序清单进入目标代码库。

(4)集成测试阶段:① 在每次集成测试前,集成测试负责人负责制定集成测试工作表,其中列出当次集成测试的类型、程序名及标识号(对应集成结果)、范围、时间表、参加人员和分工,并将该工作表单发布给所有项目的开发人员和管理人员。② 从目标代码库获取程序目标码,对照集成测试计划进行测试,并将测试结果记录于测试报告。③ 将测试中发现的缺陷/问题记录于软件问题报告单,提交测试负责人,并进入软件问题管理流程,以便由相关的开发人员进行更正。④ 集成测试视程序存在缺陷的情况,可能要重复进行,直到问题解决;每当测试软件或软件的环境发生变化时,应适当进行回归测试。

4. 职责 · 项目经理建立集成组、集成测试组或相应岗位,并进行必要的培训;跟踪进度和问题解决状态;对集成后的系统目标码进行批准(或指定负责人进行批准工作)。集成负责人员负责集成过程的实施。集成人员负责环境构建,集成的过程操作,并将集成后的目标代码提交批准。程序员和设计人员修改源码或设计,解决集成过程中出现的与源码有关的问题。测试人员测试系统目标码,将测试报告和软件问题报告单提交测试负责人。

5. 资源和能力要求 · 集成环境、测试工具、人力设备资源、相关的版本维护管理的培训、集成策略及目标代码的版本维护。

6. 度量 · 项目经理负责统计发现的缺陷总数及解决的缺陷总数、集成及集成测试的工时、进度完成情况。

7. 详细裁剪 · 见表 6 - 25。

表 6 - 25　集成测试的详细裁剪

活　　动	可裁剪属性	选　　择	裁剪指导方针
培训			
程序语言、集成方法、版本管理工具、构造工具和配置管理工具的培训	执行	不执行	有集成背景的团队
		执行	对开发环境和编程语言等缺乏经验的团队,或采用新的编程语言、工具的情况
培训			
测试方法、测试工具、问题汇报方法	执行	不执行	对单元测试有经验的团队

(二) 系统测试

1. 元素概述・系统测试的主要任务是从系统需求的角度对系统运行的正确性和性能进行验证。系统测试的依据为系统测试计划。

本元素在整个过程中的位置如图 6 - 16 所示。

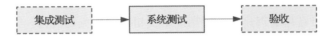

图 6 - 16   系统测试在整个过程中的位置

2. 入口准则和出口准则

(1) 入口准则：见表 6 - 26。

表 6 - 26   系统测试入口规则

要　素	判 断 准 则
系统需求 系统的目标代码 系统测试计划	经过审查 获得批准 进入配置库
用户手册	编写完成

(2) 出口准则：见表 6 - 27。

表 6 - 27   系统测试出口规则

要　素	判 断 准 则
系统测试报告 软件问题报告单	获得批准

3. 任务・系统测试各工作阶段如图 6 - 17 所示。

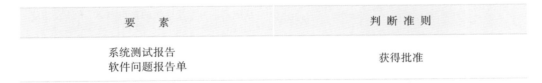

图 6 - 17   系统测试各工作阶段

(1) 准备阶段：① 培训：根据测试人员的实际水平进行有关测试方法、测试工具、测试流程、问题汇报方法等方面的培训；有关被测产品的功能培训。② 安排测试日程。

③ 准备测试工具和环境。④ 准备必要的测试数据。

（2）测试阶段：① 从目标代码库获取程序目标代码，对照系统测试计划并参考用户手册进行测试，将测试结果记录于测试报告。② 将测试中发现的缺陷/问题记录于问题报告单，并提交测试负责人，进入软件问题管理流程。③ 集成测试视程序存在缺陷的情况，可能重复进行，直至问题解决。

4. 职责·项目经理负责建立系统测试组或相关的岗位，并进行必要的培训；跟踪进度和问题解决状态，对最终的目标代码进行批准（或指定负责人进行批准工作）。程序员和设计人员修改源码或设计，解决集成过程中出现的与源码有关的问题。测试人员：测试系统目标码，将测试报告提交测试负责人，将软件问题报告单提交问题管理渠道。

5. 资源和能力要求·执行测试的软硬件环境和测试人员、必要的测试工具、必要的培训。

6. 度量·项目经理负责统计发现的缺陷总数及解决的缺陷总数、进度完成情况。

7. 详细裁剪·见表 6-28。

表 6-28　系统测试的详细裁剪

活　动	可裁剪属性	选　择	裁剪指导方针
培训：测试方法、测试工具、问题汇报方法	执行	不执行	对单元测试有经验的团队
		执行	对单元测试缺乏经验的团队，或采用新的工具的情况
系统测试	执行	不执行	集成测试中已包含对系统功能的测试
		执行	集成测试只涉及模块的接口测试，不涉及功能测试

五、验收过程质量控制

验收阶段主要由验收测试、验收测试问题改正和验收三部分组成。

（一）验收测试

1. 元素概述·① 验收测试的主要目的是验证所开发的系统在用户的使用环境下（或模拟的用户使用环境下）是否满足系统需求，从用户的角度验证整个系统进行的正确性。② 验收测试问题改正是对验收测试中发现问题进行修改。③ 验收则是在验收测试的基础上，依据项目合同或项目任务书对项目的完成情况进行综合评价。

本元素在整个过程中的位置如图 6-18 所示。

2. 入口准则和出口准则

（1）入口准则：见表 6-29。

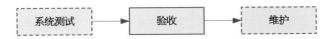

图 6 - 18　验收测试环节在整个过程中的位置

表 6 - 29　验收测试环节入口规则

要　素	判 断 准 则
验收测试计划	已评审
测试(系统测试、集成测试、单元测试)	已完成

(2) 出口准则:见表 6 - 30。

表 6 - 30　验收测试环节出口规则

要　素	判 断 准 则
验收测试报告	已提交
验收测试问题报告单	已关闭
验收报告	已提交

3. 任务

(1) 验收测试:验收测试流程图如图 6 - 19 所示。

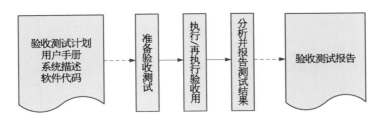

图 6 - 19　验收测试流程图

　　由验收测试组完成以下活动:① 准备验收测试:测试人员从配置库提取验收测试计划和被测试系统的目标代码,根据测试计划建立测试环境,必要时准备测试数据和编写测试用例程序,同时参考用户手册。② 执行/再执行验收测试用例:按验收测试计划反复执行验收测试用例。将测试发现的问题填写到《软件问题报告单》,通过测试问题管理渠道提交给相应的开发人员进行更正,并重复测试过程,直至问题得到解决。③ 分析并报告测试结果：分析测试结果并形成验收测试报告。

（2）验收：

● 组织验收：验收在验收测试的基础上由验收组进行，验收组通常应有客户代表和SCCB的成员参加。验收内容一般包括以下方面：对项目实施的技术路线、采用的关键技术进行评价；对应产生的工作产品的完整性、正确性进行评价；对验收测试的结果进行评价；依据项目合同或项目任务书对项目的完成情况进行综合评价。

在上述评价的基础上，给出验收结论，并形成验收报告。验收结论分为：通过验收；需要复评；不通过验收。其中：基本符合项目合同或项目任务书的要求按期保质完成的，可视为通过验收。由于提供文件资料不详，难以判断，或任务完成不足80％且原因难以确定导致较大争议的，可视为需要复评；属以下情况之一者，可视为不通过验收；任务未能按合同或项目任务书的要求完成；应产生的工作产品不完整或不真实；由于采用未经批准的技术路线，导致开发成果已无实用价值。

● 发布已通过验收的产品：通过验收的产品（系统）经 SCCB 批准后，由 SCM 负责人将经客户验收确认的最终版配置到客户区，并形成运行基线。

4. 职责 · 验收测试组负责验收测试的各项活动。开发组人员负责验收测试中发现问题的改正和测试辅助。项目管理人员负责指派验收测试责任和完成测试规程；确保测试质量和进度；确保组间协调。验收组具体进行验收。SCCB 批准运行基线。

5. 资源和能力要求 · 验收测试和验收环境的保证。验收测试人员接受过验收测试的培训。公司为验收提供充足的资源和资金。

6. 度量 · 验收测试人员：验收测试所花费的工时；开发组人员：改正验收测试中发现的问题所花费的工时；验收组：验收所花费的工时；项目管理人员：验收管理所花费的工时与验收问题状态跟踪。

7. 详细裁剪 · 见表 6-31。

表 6-31　验收测试的详细裁剪

活　　动	可裁剪属性	选　　择	裁剪指导方针
验收测试	执行	执行	非自主开发的产品
		不执行	自主开发的产品

（二）完全验收

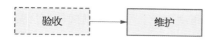

图 6-20　完全验收在整个过程中的位置

1. 元素概述 · 软件产品交付发布后，就进入软件运行、维护阶段，直至下一个版本的发布或维护期终止。

本元素在整个过程中的位置如图 6-20 所示。

维护包括以下几种类型：① 改正性维护，为识别和纠正软件错误、改正软件性能上的缺陷所进行的诊断和改正错误的过程。② 适应性维护，因外部环境或数据环境发生变化而修改软件的过程。③ 完善性维护，为满足用户扩充软件功能、增强软件性能、改进工作效率等新的需求而修改或开发软件的过程。④ 预防性维护，提高软件可维护性、可靠性等，为进一步改进软件打下基础的修改过程。

2. 入口准则和出口准则

(1) 入口准则：见表 6-32。

表 6-32　完全验收入口规则

要　　素	判 断 准 则
软件产品	已交付用户使用

(2) 出口准则：见表 6-33。

表 6-33　完全验收出口规则

要　　素	判 断 准 则
软件产品(自主开发产品)	已退役
合同要求的维护期限(合同项目)	已到期

3. 任务·本过程元素仅对软件产品的一部分维护要求进行描述。软件产品的维护可能存在多种情况。由于情况不同，其处理方针也不同，因此，不同情况的维护要求可能分别在不同的程序文件中进行描述。

表 6-34 给出了可能发生的软件产品的维护要求情况，以及相应的处理方针。

表 6-34　可能发生的软件产品的维护要求情况

序　　号	维护要求情况	维护处理方针
(a)	合同类项目，产品交付后，属于用户支持性质的维护活动	由于服务程序中的用户支持包括维护，因此在服务程序中考虑
(b)	合同类项目，合同规定产品交付后需要有一个维护期	在本过程元素中考虑。在项目策划时，应同时对产品交付后的维护进行策划
(c)	自主开发产品，产品上市后，属于用户支持性质的维护活动	由于服务程序中的用户支持包括维护，因此在服务程序中考虑

序　号	维护要求情况	维护处理方针
(d)	自主开发产品,产品上市后进行的主动性维护活动	在本过程元素中考虑
(e)	自主开发产品,产品上市后,发生的维护要求属于重大的功能性改进,需要引发新的开发项目	按新项目的要求考虑

由表 6-34 可见,本过程元素只考虑情况(b)和情况(d)两种情况。

情况(b)和情况(d)的主要区别是:前者是合同要求,因此产品(系统)交付后的维护活动属于项目活动的组成部分;后者则是自主开发产品上市后主动进行的改进性维护活动,但不一定是项目活动的组成部分。对于情况(b),在项目策划时,在进行开发策划的同时应对交付后的维护活动也进行初步策划,并反映到开发计划中;产品交付后,负责维护的小组根据项目维护的初步策划,进一步制订维护实施计划。对于情况(d),则一般在产品上市后,由负责维护的小组独立制订属于改进性质的维护计划。

通常在软件产品通过验收交付、进行项目总结后,就可以认为项目已经结束了,其后的维护是一个相对独立的维护阶段;维护阶段的时间有可能很长,甚至直到产品退役。情况(b)中的维护阶段可以视为项目的延伸,但维护人员只需要保持少数项目成员,且维护阶段的时间一般不会很长,且应在合同中作出规定。

维护阶段的任务如下:

(1)建立软件维护小组:软件维护小组的组成可以是项目组的成员,也可以不是项目组的成员。

(2)制订维护实施计划:由软件维护小组负责人负责该计划的编制。内容包括维护小组的组成及职责,规定维护工作流程、维护过程信息记录与统计等。维护实施计划编制后应进行评审。

(3)实施软件维护:软件产品维护的具体实施按规定的维护工作流程进行。在软件维护期,维护负责人通过《软件问题报告单》获取问题,判定维护类型(改进性、完善性、适应性),并根据问题的严重程度或申请的轻重缓急将维护任务分配给维护小组的成员。对于紧急维护任务,应优先安排人力,执行维护任务,解决完问题再进行问题登记;对于紧急程度低的任务,可以列入维护计划,按计划执行维护任务。

由于维护工作实际是排除错误、功能修改和开发新功能等过程,所维护的问题可能涉及软件开发的各个过程,包括软件需求规格说明、设计、编码、测试等。所有涉及对上述过程的配置项的修改,必须严格按照软件配置管理的要求进行。软件配置管理人员应对维护中的配置项的状态进行跟踪。

为评价维护的有效程度,确定维护的实际人工时,维护人员在维护过程中应记录以下信息：软件问题报告单编号、维护类型、程序语言类型、所属功能模块、代码文件名称、维护所付出的人工时和累计人工时、维护开始日期和结束日期、维护人员等。同时对维护阶段所发现的缺陷数进行统计。

在维护期间，维护记录应由维护组负责保存，并定期提交所在总部的软件质量保证组。

4. 职责·维护负责人制定软件维护实施计划，确认维护类型，分配维护任务，追踪任务的完成情况。软件维护人员负责进行软件维护任务的执行。

5. 资源和能力要求·需要被维护软件产品的全部开发文档、源代码、开发工具、资源环境等；对合作伙伴（软、硬件开发商）应进行本公司软件维护工作流程的培训；根据维护工作需要，对软件维护人员进行相应的需求管理、分析与设计、配置管理、错误跟踪等计算机辅助软件（computer assisted software engineering，CASE）工具的培训。

6. 度量

（1）软件维护负责人：定期统计各类维护所花费的人工时，定期统计在维护过程中发现缺陷的引入阶段、数量和解决情况，见表6‐35。

表6‐35 定期统计在维护过程中发现缺陷的引入阶段、数量和解决情况

缺陷统计　　产生阶段	需　　求	设　　计	实　　现	测　　试
维护期间发现的缺陷个数				
维护期间解决的缺陷个数				

（2）软件维护人员：在个人周报中按维护类分类统计维护工作花费人工时。

7. 详细裁剪·见表6‐36。

表6‐36 完全验收的详细裁剪

活　　动	可裁剪属性	选　　择	裁剪指导方针
制订维护实施计划			
制定维护实施计划	文档	编写	其他情况
		不编写	项目定义过程有维护阶段并已经在项目开发计划中做出详细规定的项目
建立软件维护小组			
维护小组成员	角色	只安排一人	对小项目或仅有一般商业意义的项目
		专门的维护组	其他

活　　动	可裁剪属性	选　　择	裁剪指导方针
		实施软件维护	
执行维护任务	步骤	可先于"维护任务分配"	对紧急维护任务
		按规定顺序执行	其他类型问题或申请

■ 六、开发文档的管理

遵照已定义的文档管理过程输出文档,并使用标准文档模版,保证文档完整、标准、清晰、准确。文档编制过程中使用自动生成工具。尤其是完备的数据字典,可以给用户提供包括数据表格定义和实体联系图(ER－Diagram)的完整文档,解除医院后顾之忧。

■ 七、项目质量保证

(一)项目启动阶段

本阶段,质量保障负责人主要负责协助项目经理完成项目策划、支持客户需求基线的建立;同时,通过监督、检查确保项目策划活动有效执行。

执行项目策划时,质量保证负责人协助项目经理选择合适的生命周期,结合项目的具体特点对公司的标准软件过程进行裁剪,形成适合项目实际情况的软件过程;从规范的角度推进项目成本和进度的估算。

质量保证负责人对客户需求的定义和评审负有检查的责任,参与对客户需求基线的评审,保证客户需求的完整性和规范性。

质量保证负责人在协助项目经理准备开发计划的同时,准备项目质量保证计划,用来指导质量保证组的工作。在了解项目的背景及客户需求的前提下,保证负责人充分地与客户沟通项目的质量保证计划,定义与项目质量相关的活动,这些活动都将在后续的项目执行过程中被贯彻执行。

质量保证的主要目的是保证项目的可交付产品符合合同的要求,另外一个目的是保证符合国际质量体系标准要求;针对项目制订的质量保证计划即为项目的质量保证人员提供了工作执行标准,同时又增强了客户及项目相关人员实现质量目标的信心。

(二)客户化开发阶段

质量保证工作贯穿于项目整个生命周期。在项目开发阶段,质量保证人员的主要工作是依照项目质量保证计划,对项目的各项活动作支持与监控工作;确保项目组按照计划并依照标准实现项目目标,确保项目组完成的可交付物已按照客户需求和相关标准开发,并通过相应的测试,验证一致性之后提交给客户;保证项目开发的各个环节都经过质量审查;保证在执行下一里程碑或重要过程之前,对目前的过程及过程产品作适当的测试及审查,确认本阶段出现的问题已被妥善解决,保证在目前的开发环境下,能够顺利执行下一阶段的计划并达到预定的目标。

1. 促进评审活动・在项目开发过程中质量保证负责人根据质量保证计划及项目的实际需要协助项目工程组进行项目要求的各类评审,保证评审的有效性。例如,客户需求的评审,主要验证是否正确理解了客户的原始需求,工程人员的需求分析结果是否满足了客户的需要,从而减少需求的不符合性及后期的需求变更等。

2. 统计分析质量数据・质量保证负责人协助项目经理统计、分析项目的质量数据,包括评审产生的数据、项目管理需要的数据及分析结果,通过数据分析的结果,提前为后续的项目管理及质量管理活动做出准备,降低问题出现的概率等。

3. 过程评审・过程评审是质量保证活动中最重要的工作,通过对项目过程的评审,发现过程中存在的与标准不符合的项,及时采取纠正措施,以确保项目的过程质量,从而保证项目成果的质量。例如在评审项目的需求调研过程中,发现需求的追溯没有按照标准来执行,若不及时纠正的话,可能产生的后果是需求的不可回溯性,这样在后期的执行过程中会导致系统某些功能的不确定性,并且增加返工成本等。

4. 产品审计・产品审计主要是确保项目实施过程中产生的工作产品的质量,验证项目过程产品是否符合标准,保证提交给客户的过程产品是经过质量审计的。质量保证人员在执行上述任务的同时,将发现的不符合项与项目经理沟通,并跟踪问题的解决情况,直至问题关闭。

5. 项目收尾阶段・项目收尾阶段通常是指项目的验收和总结过程。在这一阶段,质量保证人员主要验证项目定义的各个阶段是否按计划执行,是否符合质量标准;项目过程产品是否齐全并按照要求完成,是否所有的都通过产品审计;另外在项目验收之后,结合项目执行中采集的数据,协助项目经理完成项目总结工作。

在项目具体开展过程中,项目组及相关人员将严格按质量管理体系要求的工作流程执行各项活动,确保项目质量保证的过程质量;在质量保证人员遇到不能解决的质量管理问题时,会及时地得到公司的 SEPG 及质量保证专家的支持,从而保证项目的质量保证活动的顺利执行。质量保证负责人在对项目进行评审的同时,适当情况下也要接受客户和质量保证专家的评审,同时也接受质量保证经理的管理。

第四节・信息安全与数字认证体系建设

■ 一、信息网络安全建设

随着信息化进程的深入和互联网的快速发展,网络化已经成为行业信息化的发展大趋势,信息资源也得到最大程度的共享。但是,紧随信息化发展而来的网络安全问题日渐突出,网络安全问题已成为信息时代人类共同面临的挑战,网络信息安全问题成为当务之急,如果不很好地解决这个问题,必将阻碍信息化发展的进程。

(一) 安全攻击、安全机制和安全服务

国际电信联盟电信标准分局(ITU - T for ITU Telecommunication Standardization Sector),将我们常说的"网络安全(network security)"进行逻辑上的分别定义,即安全攻击(security attack)是指损害机构所拥有信息的安全的任何行为;安全机制(security mechanism)是指设计用于检测、预防安全攻击或者恢复系统的机制;安全服务(security service)是指采用一种或多种安全机制以抵御安全攻击、提高机构的数据处理系统安全和信息传输安全的服务。三者的关系如表 6 - 37 所示。

表 6 - 37　安全攻击、安全机制与安全服务三者之间的关系

释放消息内容	流量分析	伪装	重放	更改消息	拒绝服务	安全服务	加密	数字签名	访问控制	数据完整性	认证交换	流量填充	路由控制	公证
		√				对等实体认证	√	√			√			
		√				数据源认证	√	√						
		√				访问控制			√					
√						机密性	√						√	
	√					流量机密性	√					√	√	
			√	√		数据完整性	√	√		√				
						非否认服务		√		√				√
					√	可用性				√	√			

(二) 网络安全防范体系框架结构

为了能够有效了解用户的安全需求,选择各种安全产品和策略,有必要建立一些系统的方法来进行网络安全防范。网络安全防范体系的科学性、可行性是其可顺利实施的保障。图 6 - 21 给出了基于 DISSP 扩展的一个三维安全防范技术体系框架结构。第一维是安全服务,给出了八种安全属性(ITU - T REC - X.800 - 199103 - I)。第二维是系统单元,给出了信息网络系统的组成。第三维是结构层次,给出并扩展了国际标准化组织(ISO)的开放系统互联(OSI)模型。

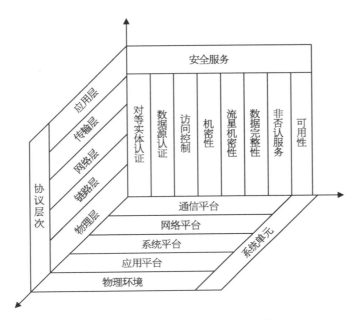

图 6‑21　网络安全防范体系框架结构

框架结构中的每一个系统单元都对应于某一个协议层次,需要采取若干种安全服务才能保证该系统单元的安全。网络平台需要有网络节点之间的认证、访问控制,应用平台需要有针对用户的认证、访问控制,需要保证数据传输的完整性、保密性,需要有抗抵赖和审计的功能,需要保证应用系统的可用性和可靠性。针对一个信息网络系统,如果在各个系统单元都有相应的安全措施来满足其安全需求,则我们认为该信息网络是安全的。

(三) 网络安全防范体系层次

作为全方位的、整体的网络安全防范体系也是分层次的,不同层次反映了不同的安全问题,根据网络的应用现状情况和网络的结构,我们将安全防范体系的层次(图6‑22)划分为物理层安全、系统层安全、网络层安全、应用层安全和安全管理。

1. 物理环境的安全性(物理层安全)。该层次的安全包括通信线路的安全、物理设备的安全、机房的安全等。物理层的安全主要体现在通信线路的可靠性(线路备份、网管软件、传输介质)、软硬件设备安全性(替换设备、拆卸设备、增加设备)、设备的备份、防灾害能力、防干扰能力、设备的运行环境(温度、湿度、烟尘)、不间断电源保障等。

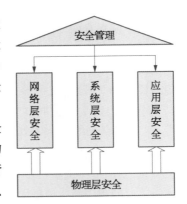

图 6‑22　网络安全防范体系层次

2. 操作系统的安全性(系统层安全)。该层次的安全问题来自网络内使用的操作系统的安全,如 Windows 系统、LINUX 系统等。主要表现在三方面:一是操作系统本身的缺陷带来的不安全因素,主要包括身份认证、访问控制、系统漏洞等;二是对操作系统的安全配置问题;三是病毒对操作系统的威胁。

3. 网络的安全性(网络层安全)·该层次的安全问题主要体现在网络方面的安全性,包括网络层身份认证、网络资源的访问控制、数据传输的保密与完整性、远程接入的安全、域名系统的安全、路由系统的安全、入侵检测的手段、网络设施防病毒等。

4. 应用的安全性(应用层安全)·该层次的安全问题主要由提供服务所采用的应用软件和数据的安全性产生,包括 Web 服务、电子邮件系统、域名系统(domain name system, DNS)等。此外,还包括病毒对系统的威胁。

5. 数据安全·介质与载体安全保护;数据访问控制(系统数据访问控制检查、标识与鉴别);数据完整性;数据可用性;数据监控和审计;数据存储与备份安全。

6. 管理的安全性(管理层安全)·安全管理包括安全技术和设备的管理、安全管理制度、部门与人员的组织规则等。管理的制度化极大程度地影响着整个网络的安全,严格的安全管理制度、明确的部门安全职责划分、合理的人员角色配置都可以在很大程度上降低其他层次的安全漏洞。

(四) 网络安全防范体系设计准则

根据防范安全攻击的安全需求、需要达到的安全目标、对应安全机制所需的安全服务等因素,参照系统安全工程能力成熟模型(SSE‐CMM)和信息安全管理标准(ISO17799)等国际标准,综合考虑可实施性、可管理性、可扩展性、综合完备性、系统均衡性等方面,网络安全防范体系在整体设计过程中应遵循以下 9 项原则。

1. 网络信息安全的木桶原则·网络信息安全的木桶原则是指对信息均衡、全面的保护。"木桶的最大容积取决于最短的一块木板"。网络信息系统是一个复杂的计算机系统,它本身在物理上、操作上和管理上的种种漏洞构成了系统的安全脆弱性,尤其是多用户网络系统自身的复杂性、资源共享性使单纯的技术保护防不胜防。攻击者使用的"最易渗透原则",必然在系统中最薄弱的地方进行攻击。因此,充分、全面、完整地对系统的安全漏洞和安全威胁进行分析,评估和检测(包括模拟攻击)是设计信息安全系统的必要前提条件。安全机制和安全服务设计的首要目的是防止最常用的攻击手段,根本目的是提高整个系统的"安全最低点"的安全性能。

2. 网络信息安全的整体性原则·要求在网络发生被攻击、破坏事件的情况下,必须尽可能地快速恢复网络信息中心的服务,减少损失。因此,信息安全系统应该包括安全防护机制、安全检测机制和安全恢复机制。安全防护机制是根据具体系统存在的各种安全威胁采取的相应的防护措施,避免非法攻击的进行。安全检测机制是检测系统的运行情况,及时发现和制止对系统进行的各种攻击。安全恢复机制是在安全防护机制失效的情况下,进行应急处理和尽量、及时地恢复信息,减少供给的破坏程度。

3. 安全性评价与平衡原则·对于任何网络,绝对安全难以达到,也不一定是必要的,所以需要建立合理的实用安全性与用户需求评价与平衡体系。安全体系设计要正确处理需求、风险与代价的关系,做到安全性与可用性相容,做到组织上可执行。评价信息是否安全,没有绝对的评判标准和衡量指标,只能决定于系统的用户需求和具体的应用环境,具体取决于系统的规模和范围,系统的性质和信息的重要程度。

4. 标准化与一致性原则·信息系统是一个庞大的系统工程,其安全体系的设计必须遵循一系列的标准,这样才能确保各个分系统的一致性,使整个系统安全地互联互通、信息共享。

5. 技术与管理相结合原则·安全体系是一个复杂的系统工程,涉及人、技术、操作等要素,单靠技术或单靠管理都不可能实现。因此,必须将各种安全技术与运行管理机制、人员思想教育与技术培训、安全规章制度建设相结合。

6. 统筹规划,分步实施原则·由于政策规定、服务需求的不明朗,环境、条件、时间的变化,信息手段的进步,安全防护不可能一步到位,可在一个比较全面的安全规划下,根据网络的实际需要,先建立基本的安全体系,保证基本的、必须的安全性。今后随着网络规模的扩大及应用的增加,网络应用和复杂程度的变化,网络脆弱性也会不断增加,调整或增强安全防护力度,保证整个网络最根本的安全需求。

7. 等级性原则·等级性原则是指安全层次和安全级别。良好的信息安全系统必然是分为不同等级的,包括对信息保密程度分级,对用户操作权限分级,对网络安全程度分级(安全子网和安全区域),对系统实现结构的分级(应用层、网络层、链路层等),从而针对不同级别的安全对象,提供全面、可选的安全算法和安全体制,以满足网络中不同层次的各种实际需求。

8. 动态发展原则·要根据网络安全的变化不断调整安全措施,适应新的网络环境,满足新的网络安全需求。

9. 易操作性原则·首先,安全措施需要人为去完成,如果措施过于复杂,对人的要求过高,本身就降低了安全性。其次,措施的采用不能影响系统的正常运行。

(五)总结

由于互联网络的开放性和通信协议的安全缺陷,以及在网络环境中数据信息存储和对其访问与处理的分布性特点,网上传输的数据信息很容易泄露和被破坏,网络受到的安全攻击非常严重,因此建立有效的网络安全防范体系就更为迫切。实际上,保障网络安全不但需要参考网络安全的各项标准以形成合理的评估准则,更重要的是必须明确网络安全的框架体系、安全防范的层次结构和系统设计的基本原则,分析网络系统的各个不安全环节,找到安全漏洞,做到有的放矢。

■ 二、数字认证体系建设

数字认证是网络安全解决方案的一部分,面向不同行业的客户提供电子认证服务、安全集成、安全咨询与运维服务,涉及政务、金融、医疗卫生、教育、交通等领域。

电子认证服务主要包括数字证书和电子签名两类服务。数字证书服务是为用户提供数字证书的生产和管理。数字证书是基于密码技术生成的一种电子文件,在网络世界中作为身份认证、电子签名和信息保护的基础。

电子签名服务主要向客户提供电子签名生成、电子签名验证、电子签名信息管理等服务,并在此基础上向用户提供电子合同管理、证据保全、司法鉴定等解决方案。

(一)数字证书

1. 概述·数字证书从本质上来说是一种电子文档,是由电子商务认证中心(以下简称为 CA 中心)所颁发的一种较为权威与公正的证书,对电子商务活动有重要影响,例如我们在各种电子商务平台进行购物消费时,必须要在电脑上安装数字证书来确保资金的安全性。

CA 中心采用的是以数字加密技术为核心的数字证书认证技术,通过数字证书,CA 中心可以对互联网上所传输的各种信息进行加密、解密、数字签名与签名认证等各种处理,同时也能保障在数字传输的过程中不被不法分子所侵入,或者即使受到侵入也无法查看其中的内容。

如果用户在电子商务的活动过程中安装了数字证书,那么即使其账户或者密码等个人信息被盗取,其账户中的信息与资金安全仍然能得到有效的保障。数字证书就相当于社会中的身份证,用户在进行电子商务活动时可以通过数字证书来证明自己的身份,并识别对方的身份,在数字证书的应用过程中 CA 中心具有关键性的作用,作为第三方机构,必须要保证其具有一定的权威性与公平性,当前阶段我国的 CA 中心的从业资格是由中国工业和信息化部所颁发,全国范围内只有约 50 家企业具有数字认证的从业资格。

2. 数字证书原理·数字证书的基本架构是公开密钥 PKI,即利用一对密钥实施加密和解密。其中密钥包括私钥和公钥,私钥主要用于签名和解密,由用户自定义,只有用户自己知道;公钥用于签名验证和加密,可被多个用户共享。

数字证书的基本工作原理主要体现在:

第一,发送方在发送信息前,需先与接收方联系,同时利用公钥加密信息,信息在进行传输的过程当中一直是处于密文状态,包括接收方接收后也是加密的,确保了信息传输的单一性,若信息被窃取或截取,也必须利用接收方的私钥才可解读数据,而无法更改数据,这也有利于保障信息的完整性和安全性。

第二,数字证书的数据签名类似于加密过程,数据在实施加密后,只有接收方才可打开或更改数据信息,并加上自己的签名后再传输至发送方,而接收方的私钥具唯一性和私密性,这也保证了签名的真实性和可靠性,进而保障信息的安全性。

数字证书有很多格式版本,主要有 X.509v3(1997)、X509v4(1997)、X.509v1(1988)等。比较常用的版本是 TUTrec.x.509V3,由国际电信联盟制订,内容包括证书序列号、证书有效期和公开密钥等信息。不论是哪一个版本的数字证书,只要获得数字证书,用户就可以将其应用于网络安全中。

3. 数字证书特征·数字证书主要具以下三方面特征。

（1）安全性：用户申请证书时会有两份不同证书，分别用于工作电脑及用于验证用户的信息交互。若所使用电脑不同，用户就需重新获取用于验证用户所使用电脑的证书，而无法进行备份，这样即使他人窃取了证书，也无法获取用户的账户信息，保障了账户信息。

（2）唯一性：数字证书依用户身份不同给予其相应的访问权限，若换电脑进行账户登录，而用户无证书备份，其是无法实施操作的，只能查看账户信息，数字证书就犹如"钥匙"一般，所谓"一把钥匙只能开一把锁"，就是其唯一性的体现。

（3）便利性：用户可即时申请、开通并使用数字证书，且可依用户需求选择相应的数字证书保障技术。用户不需要掌握加密技术或原理，就能够直接通过数字证书来进行安全防护，十分便捷高效。数字证书是由 CA 中心所签发的，CA 中心是一个具权威性、依赖度极高的第三方，其资格证书经国家颁发，可有效保障网络数据信息的安全性，使数据信息处于国家掌握当中。用户在浏览网络数据信息或进行网上交易时，利用数字证书可保障信息传输及交易的安全性。

4. 数字证书颁发·数字证书的颁发即是用户对自己的公钥及身份信息传输至验证中心进行验证的过程。所颁发的数字证书当中包含了用户基本信息及公钥信息，部分还会附上经认证中心签名的相关信息。在获得数字证书后，用户即可利用数字证书实施一些自己想要实施的活动。但每个数字证书都是不同的，且每个证书的可信度也存在一定差异，因此，申请者所获得的数字证书都是唯一的。

（二）电子签名

1. 简介·电子签名并非书面签名的数字图像化。它其实是一种电子代码，利用它，收件人便能在网上轻松验证发件人的身份和签名。它还能验证出文件的原文在传输过程中有无变动。如果有人想通过网络把一份重要文件发送给外地的人，收件人和发件人都需要首先向一个许可证授权机构［如 CA 中心和 SSL 数字证书提供商（GlobalSign）］申请一份电子许可证。这份加密的证书包括了申请者在网上的公共钥匙即"公共电脑密码"，用于文件验证。

发件人使用 CA 发布的收件人的公钥对文件加密，并用自己的密钥对文件进行签名。当收件人收到文件后，先用发件人的公钥对解析签名，证明此文件确为发件人发的。接着用自己的私钥对文件解密并阅读。

电子签名是现代认证技术的泛称，美国《统一电子交易法》规定，"电子签名"泛指"与电子记录相联的或在逻辑上相连的电子声音、符号或程序，而该电子声音、符号或程序是某人为签署电子记录的目的而签订或采用的"；联合国《电子商务示范法》中规定，电子签名是包含、附加在某一数据电文内，或逻辑上与某一数据电文相联系的电子形式的数据，它能被用来证实与此数据电文有关的签名人的身份，并表明该签名人认可该数据电文所载信息;欧盟的《电子签名指令》规定,"电子签名"泛指"与其他电子记录相连的或在逻辑上相连并以此作为认证方法的电子形式数据"。

从上述定义来看,凡是能在电子通信中,起到证明当事人的身份、证明当事人对文件内容的认可的电子技术手段,都可被称为电子签名,电子签名即现代认证技术的一般性概念,它是电子商务安全的重要保障手段。

2. 基本功能·从电子签名的定义中,可以看出电子签名的两个基本功能:识别签名人、表明签名人对内容的认可。

法律上在定义电子签名时充分考虑了技术中立性,关于电子签名的规定是根据签名的基本功能析取出来的,认为凡是满足签名基本功能的电子技术手段,均可认为是电子签名。由电子签名和数字签名的定义可以看出,两者是不同的:电子签名是从法律的角度提出的,是技术中立的,任何满足签名基本功能的电子技术手段,都可称为电子签名;数字签名是从技术的角度提出的,是需要使用密码技术的,主要目的是确认数据单元来源和数据单元的完整性。

电子签名是一种泛化的概念,数字签名可认为是电子签名的一种实现方式,数字签名提供了比电子签名基本要求更高的功能。

3. 加密技术

(1) 签名和加密技术:电子签名和加密技术,电子签名技术的实现需要使用到非对称加密(RSA算法)和报文摘要(HASH算法)。非对称加密是指用户有两个密钥,一个是公钥,一个是私钥,公钥是公开的,任何人可以使用,私钥是保密的,只有用户自己可以使用,公钥和私钥是对应关系。用户可以用对方的公钥加密信息,并传送给对方,对方使用自己的私钥将密文解开。公私钥是互相解密的,而且绝对不会有第三者能插进来。报文摘要利用HASH算法对任何要传输的信息进行运算,生成128位的报文摘要,而不同内容的信息一定会生成不同的报文摘要,因此报文摘要就成了电子信息的"指纹"。有了非对称加密技术和报文摘要技术,就可以实现对电子信息的电子签名了。

(2) 签名的软件:文档电子签名软件是一种电子盖章和文档安全系统,可以实现电子盖章(即数字签名)、文档加密、签名者身份验证等多项功能。对于签名者的身份确认、文档内容的完整性和签名不可抵赖性等问题的解决具有重要作用。例如使用数字证书对Word文档进行数字签名,保证签名者的签名信息和被签名的文档不被非法篡改。签名者可以在签名时对文档签署意见,数字签名同样可以保证此意见不被篡改。

软件应嵌入Word环境,集成为应用组件,使用简便,界面友善。操作生成的数字签名和意见以对象方式嵌入Word文档,直观明了。

软件还应支持多人多次签名,每个签名可以在文档中的任意位置生成,完全由签名者控制。

软件避免采用宏技术,从而避免因用户禁用宏而导致软件失效。数字签名使用的数字证书可以存储在智能卡和通用串行总线(USB)电子令牌之类的硬件设备中,这些存储介质自身有安全性高、携带方便等特点,进一步提高了系统的安全性。

在企业中,对于往来的需审批的重要文档,必须保持其安全、有效,并要求留下审批者的意见及签名,如果采用传统的方法如传真,势必造成大量的扫描文件需要存储,且不好管理,而电子签名在安全体系的保证下,将显著提高文档管理的效率。由此看来,采用先进的 IT 技术,能推动我们的办公无纸化进一步向前发展。

4. 电子签名与网络安全密匙(密钥)·"电子签名"是广义的提法,是以保障基于网络交易平台下交易各方的合法权益为目的,满足和替代传统签名功能的各种电子技术手段,并不是手工签字或印章的图像化,其中"交易"是指个人信息交换、电子商务和电子政务等基于网络平台的活动;"交易各方"指从事这些活动的各方"数字签名"是通过密码技术实现电子交易安全的形象说法,是电子签名的主要实现形式。它力图解决互联网交易面临的几个根本问题:数据保密;数据不被篡改;交易方能互相验证身份;交易发起方对自己的数据不能否认。

在密码学中,密码的本质是某种算法,由密码算法算出一把密钥(Key),然后使用该密钥对交易双方传送的数据加密。该数据通称"报文",加密前叫"明文报文",即明文;加密后叫"密文报文",即密文,密文没有密钥是不可读的。所有加密算法本身都是公开的,属于纯数学的范畴;密码学只关注密钥管理的问题,因为加密通信的安全性只与密钥有关。加密通信方式主要有对称加密和非对称加密两种。

5. 应用原则·由于电子签名的形式具有多样性,因采取的技术方案不同,其可靠性、真实性、稳定性可能会有较大的不同,因此导致了其法律效力也不应在同一水平上。而"功能等同原则"可以较好地解决这一问题,其基本模式有三个:第一,只有符合一定条件的电子签名才具有与传统签名同等的法律效力;第二,不同模式和特性的电子签名以其稳定性、可靠性、真实性为标准对应不同的法律效力;第三,达到相应要求的电子签名即可具备与传统签名等同的法律效力,而不管具体的技术解决方案是什么。以此作为判断电子签名是否具有法律效力的依据,减少了电子技术的多样性对电子签名效力造成的不稳定影响。

(三) 数字认证体系在电子病历中的应用

电子病历是获取患者个人健康信息的主要来源,涉及患者临床信息的采集、传输、存储、处理和利用等所有过程。同时,电子病历面临着患者健康隐私保护及用户身份认证、数据在网络中的传输安全、数据库中的存储安全、不可抵赖性等一系列不安全因素的威胁。通过合法有效电子签名和可信时间戳确保病历记录和修改都具有不可抵赖性。电子病历涉及个人隐私,CA 数字认证服务商提供加密传输服务保障患者个人电子病历的机密性。通过身份认证服务获取相应的病历操作权限,保障电子病历得到妥善保存,保证病历的完整性。上海市数字证书认证中心运营系统基本结构与服务见图 6-23 与图 6-24。

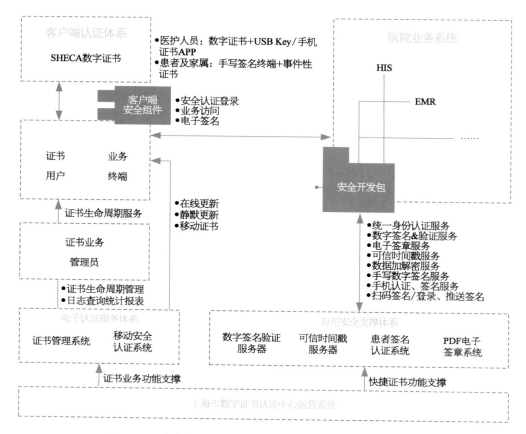

图 6-23 上海市数字证书认证中心运营系统医疗应用接入架构

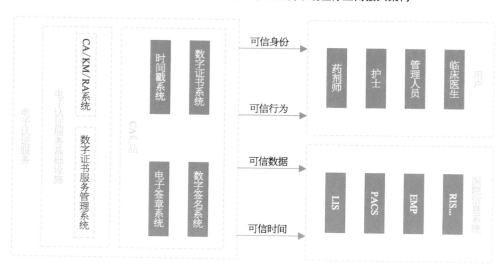

图 6-24 上海市数字证书认证中心运营系统基本结构与服务